D1667397

Zur Erinnerung an das
Expertengespräch in
Homburg 1991

H. Illig

Jöcker

Bad Oeynhausener Gespräche
über Grenzfragen der Medizin

Band 3

Fortschritt in der Medizin – Versuchung oder Herausforderung?

H. Kleinsorge, C.E. Zöckler (Hrsg.)

G. Rohrmoser
C.E. Zöckler
H. Schadewaldt
W. Forth
E.R. de Vivie
P. Neuhaus
U. Kanzow
A. Herz
H.E. Bock

H. Gareis
H.-L. Schreiber
D. Rössler
W. Hausmann
F. Hartmann

Zusammenfassung der
Diskussionen:
F. Henkel

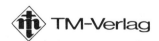 TM-Verlag

Die 3. Bad Oeynhausener Gespräche über Grenzfragen der Medizin wurden am 3. und 4. Februar 1984 im Dorint-Hotel Weserbergland, Hameln, von der Paul-Martini-Stiftung und dem TM-Verlag veranstaltet.

Alle Rechte, insbesondere das Recht der Vervielfältigung und Verbreitung sowie der Übersetzung in fremde Sprachen, vorbehalten. Kein Teil dieses Werkes darf in irgendeiner Form (Fotokopie, Mikrofilm oder ein anderes Verfahren) ohne schriftliche Genehmigung des Verlages reproduziert werden.

© 1984 by
TM-Verlag, Hameln, Osterstraße 29
ISBN 3-921936-02-0

Gesamtherstellung: C. W. Niemeyer-Druck, Hameln

Printed in Germany

INHALTSVERZEICHNIS

6

BEGRÜSSUNG UND EINFÜHRUNG

H. Kleinsorge

Meine Damen und Herren, ich darf Sie recht herzlich zu unserer Gesprächsrunde in Hameln begrüßen und hoffe, daß Ihre Erwartungen von unserem Symposium erfüllt werden. Es liegt mir am Herzen, zunächst unserem hiesigen Gastgeber, Herrn Zöckler, und seinen Mitarbeitern, besonders Herrn Kanis vom TM-Verlag, für diesen so freundlichen und warmen Empfang, den wir hier in Hameln genossen haben, zu danken. Ich danke auch Herrn Zöckler, daß er mit einem geradezu bewundernswürdigen Engagement und unermüdlicher, mühevoller Kleinarbeit weitgehend dazu beigetragen hat, daß diese Runde hier am Tisch sitzt.

Unabhängig von fachgebundenen Symposien, die im Bad Oeynhausener Raum durchgeführt wurden, ist es das dritte Mal, daß Herr Zöckler eine solche Diskussionsrunde angeregt hat, die in ihrer Thematik weit über den medizinischen Alltag hinausführt und dennoch aufs engste mit ihm verbunden ist. Ebenso wie die beiden vorhergehenden Diskussionen über medizinische Probleme am Krankenbett und im Krankenhaus werden wir zum Nachdenken gezwungen sein, aber neben Besinnung, sicher auch eine gewisse Unruhe nicht unterdrücken können.

Es wäre banal, wenn ich diesem erwählten Kreis über die Problematik von Fortschritt und Forschung eine Einführung geben würde. Ich glaube, jeder, der hier anwesend ist, weiß, wie viele Hoffnungen und Ängsten, weitreichende Perspektiven aber möglicherweise auch existentielle Bedrohungen für das Individuum, für die gesamte Menschheit und ihr Umfeld mit der Thematik unseres Symposiums verbunden sind. Lassen sich Fortschritt und Sicherheit auf Dauer miteinander verknüpfen? Der technische und therapeutische Bereich der Medizin und seine Errungenschaften wirft immer mehr Fragen auf. Seit einem Symposium mit ähnlicher Thematik vor vier Jahren auf Schloß Fuschl, an dem auch die hier anwesenden Herren Rohrmoser und Schmidt aktiv beteiligt waren, sind eine ganze Reihe weiterer Probleme der Ethik und Sicherheit in der Forschung angesprochen worden. Ich erwähne beispielsweise nur die aus einer Randproblematik entstandene Diskussion über den Einsatz computerisierter Datenerfassung in der Medizin und die damit verbundene Transparenz der persönlichen Sphäre eines Patienten.

Jeder Fortschritt der Forschung muß zwangsläufig Konflikte auslösen, aber heute scheinen die möglichen Grenzen eines dialektisch zu verstehenden ambivalenten Spannungsfeldes allenthalben zu verschwimmen.

Im persönlichen Bereich können wir vielleicht versuchen, dieses Geschehen zu verdrängen und uns dieser Bedrohung zu entrücken, wenn wir uns in die Erlebnisse und Hoffnungen, in die Träume unserer Kindheit zurückversetzen. Wie heil und wie konfliktlos erstrebenswert sahen die von der Technik geprägten naiven Zukunftsbilder aus, die uns z. B. in Jugendbüchern der Universumreihe vorgestellt wurden und die meine Phantasie zu den kühnsten Träumen für die Zukunft beflügelten. Mit welchem ungetrübten Enthusiasmus haben wir Mediziner uns auf das Medizinstudium, auf das Arztsein vorbereitet, eben mit der Hoffnung auf einen weiteren technischen und therapeutischen Fortschritt der Ende der 30er beziehungsweise in den 40er Jahren schon absehbar war. Auch unsere Lehrer haben uns die guten Seiten des Fortschritts der Forschung immer wieder vor Augen gehalten.

Wann kamen denn eigentlich die ersten Konflikte, Bedenken und Zweifel –, am Krankenbett, im Labor, im Kriegsgeschehen oder vielleicht auch in den Auseinandersetzungen mit dem, was wir persönliche Verantwortung und auch persönliche Freiheit nennen? Ich glaube, wir sollten versuchen, die Pressionen, die uns unsere wissenschaftliche und damit zwangsläufig auch persönliche Zukunft bereitet, aus unserem eigenen Erleben in der Rückerinnerung aufzubereiten. Aber das ist nur eine persönliche Möglichkeit zur Bewältigung einer solchen Situation, die von der Sache her kaum eine Lösung bringt.

In unseren ersten Gesprächen, lieber Herr Zöckler, haben wir uns vor mehr als drei Jahren über die möglichen Motivationen der medizinisch-pharmazeutischen Forschung unterhalten. Wir versuchten Gemeinsamkeiten und Unterschiede der Forschung an Kliniken, Universitätsinstituten und anderen wissenschaftlichen Institutionen einerseits sowie der zweckgebundenen, mehr systematisierten zielgerichteten Forschung in der pharmazeutischen Industrie, zu der auch die Erzielung eines Gewinns durch ein marktgängiges Präparat gehört, herauszustellen. Wir wollten das gegenseitige Verständnis fördern, Ressentiments abbauen und damit auf eine bessere und notwendige Koordination unter den zwangsläufig immer aufwendigeren ökonomischen Bedingungen dringen. In der jüngsten Zeit haben manche polemischen Veröffentlichungen unser Anliegen noch dringlicher werden lassen. Bedrohliche Beispiele unterstreichen die Umrisse der Versuchungen, denen der Forscher selber unterworfen ist und die ihm durch die Erwartungen der Umwelt aufgedrängt werden. Sollte nicht vielleicht das ärztlicherseits immer wieder hervorgehobene, besondere Erlebnis am Krankenbett – das Glücksgefühl, einem kranken Menschen zu helfen – Ausgangspunkt dafür sein, die Grundhaltung, die Grundlagen des Handelns des Forschers und deren ethischen Perspektiven zu betrachten? Fast scheint es, daß das Fortschrittsdenken, mitbestimmt, mitgeprägt durch die biotechnischen Entwicklungen gerade auch der letzten Jahre, in einer Dimension, die scheinbar Möglichkeiten und Perspektiven ohne Begrenzung eröffnet, diese Grundtöne unseres Handelns zum Verschwimmen und zum Verstummen zu bringen droht.

Gestern verbreiteten die Medien den Inhalt eines Papiers, in dem eine Gruppierung die Zunahme der Inhumanität im Krankenhaus anprangerte. Wirklichkeit oder politische Strategie auf dem Gebiet des Gesundheitswesens? Wie es auch sei, die Situation um uns drängt dazu, nachzudenken, die Grundlagen für Entscheidungen zu überdenken und aufzuzeigen, um letztendlich danach zu handeln. Ich hoffe, daß wir trotz dieses ernsten Hintergrundes, in einer freimütigen Diskussion im gegenseitigen Fordern, Geben und Nehmen auch einen persönlichen Gewinn von dieser Veranstaltung zurückbehalten. Ich glaube, die gastliche Atmosphäre um uns und die Stadt Hameln wird dazu beitragen. Jeder kennt Hameln, aber wer kennt eigentlich diese Stadt wirklich? So freuen wir uns auch, die Umgebung unseres Tagungsortes zu genießen und über die engere Diskussionsrunde hinaus die Gespräche im städtischen Rahmen zu erweitern.

FORTSCHRITTSGLAUBE IN DER MEDIZIN

ZUM FORTSCHRITTSBEGRIFF

G. Rohrmoser

Ich möchte einige Vorbemerkungen zum Stand der Diskussion machen, die wir um den Begriff Fortschritt mit all den irritierenden Aspekten, die mit ihm verbunden sind, führen. Wenn man dieser Diskussion, die ja mit einer ständig zunehmenden Heftigkeit geführt wird, folgt, dann hat man den Eindruck, daß es sich nicht um einen der vielen Reflexe handelt, die den Gang des Fortschritts im Grunde von seinem Anfang an begleitet haben, sondern um ein Symptom eines tiefergehenden, eines vielleicht sogar epochalen Umbruchs in der Geschichte und Entwicklung der wissenschaftlich-technischen Industriezivilisation. Sie deutet einen doch offenbar dramatischen Umschlag in wenigen Jahren an, durch den an die Stelle euphorischer Hoffnungen, einer von religiöser Intensität getragenen Gewißheit, daß man an der Schwelle der Vollendung des die Neuzeit bestimmenden Fortschrittsprozesses, daß man am Beginn des Aufbruchs zu neuen Ufern stehe, ein sich epidemisch ausbreitendes Gefühl der Angst getreten ist. Die euphorische Grundstimmung ist in wenigen Jahren fast in ihr Gegenteil umgeschlagen. Die Hoffnung auf eine mögliche Vollendung der im neu-

*) Es handelt sich um die Nachschrift eines freigehaltenen Referates. Siehe daher: Günter Rohrmoser: Krise der politischen Kultur. Von Hase & Köhler, Mainz 1983

11

zeitlichen Fortschrittsprozeß angelegten Logik der Utopie ist abgelöst worden von einer geradezu apokalyptischen Zeitdeutung, die von dem Gefühl inspiriert wird, daß eine unkorrigierte, eine weiter ungesteuerte Fortführung dieses im wesentlichen von Wissenschaft und Technik initiierten und programmierten Fortschritts uns nur noch in Katastrophen von unvorstellbaren Größenordnungen führen könne.

In etwas nüchterner Form wird in dieser Diskussion das Argument vorgetragen, die unbeabsichtigten, daher unerwarteten Nebenfolgen und nicht kalkulierten Konsequenzen des erfolgreich betriebenen Fortschritts werden bewirken, daß der Fortschritt immer mehr das Gegenteil von dem produzieren werde, was man ursprünglich von ihm erwartet hat. Während man vom Fortschritt eine analogielose Steigerung menschlicher Daseinsmöglichkeiten und Daseinschancen erwartete, hat man nun den Eindruck, daß die negativen Nebenfolgen und Konsequenzen die Kosten und den Aufwand, den der Fortschritt uns abverlangt, nicht mehr lohnen. Wenn man diesen Umschlag richtig einschätzen und beurteilen will, dann muß man am Anfang unserer Diskussion noch einmal die Frage stellen, was eigentlich in die Krise geraten ist, welche Hoffnungen und Antriebskräfte das Epochenprogramm der Neuzeit bestimmt haben? Im Übergang vom Mittelalter zur Neuzeit hat der britische Lordkanzler Francis Bacon die neue Perspektive, wie sie durch Wissenschaft und Technik eröffnet wurde, vielleicht am prägnantesten formuliert. Es war die Vorstellung, man könne durch Wissenschaft die Natur so effektiv beherrschen und kontrollieren, daß der Mensch aus der ihn in der bisherigen Geschichte versklavenden Abhängigkeit von der Natur befreit werden könne. Es gehört zu den theologischen Hintergründen und Inspirationen dieses Entwurfes der Glaube, der Mensch könne die durch den Sündenfall am Ursprung pervertierte und fehlgeleitete bisherige Geschichte korrigieren, ja aufheben, um durch die Verwirklichung der durch Wissenschaft und Technik eröffneten Möglichkeiten am Ende des Prozesses den paradiesischen Anfangszustand wieder herzustellen, also das, was Bacon mit der ihm eigenen Emphatik das regnum hominis, das Reich des Menschen genannt hat. Wenn wir uns heute die Projekte noch einmal ansehen, die sich Bacon ausgedacht hat, um die Wiederkehr des paradiesischen Anfangs in die stimulierende Nähe möglicher Realisierung zu rücken, so ist vieles über das hinaus verwirklicht worden, was sich vorzustellen die Phantasie Bacons nicht ausgereicht hat.

Die zweite große Phase in der Durchführung dieses Programms war die Vorstellung, man könne in Analogie zu der in ihrer Gesetzmäßigkeit erkannten Natur und ihrer auf sie beruhenden technischen Beherrschung auch die das gesellschaftliche Schicksal des Menschen beherrschenden und determinierenden Bedingungen erkennen und durch eine Art Sozialtechnologie die Gesellschaft mit dem Ziel umbauen, den Menschen von gesellschaftlich bedingter Herrschaft zu befreien. Was Proudhon die Defatalisierung des Schicksals nannte, ist nichts anderes als die Herstellung eines Zustandes, in welchem der Mensch von Ereignissen kontingent schicksalhafter Natur nicht mehr ernsthaft betroffen sein würde. In diesem Zusammenhang erhält die Medizin eine ebenso neue wie entscheidende gesellschaftliche und geschichtliche Funktion. Condorcet bringt diesen neuen geschichtlichen Auftrag nur auf den Begriff, wenn er prognostiziert, daß eine Verbesserung der menschlichen Handwerkszeuge die sozialen Sitten verbessern werde. Wir würden dann die psychischen Bedingungen des Menschen auch verbessern und schließlich durchstoßen zu einer Veränderung der physischen Organisation des Menschen, die es uns erlauben würde, wenn schon nicht den Tod abzuschaffen, aber doch jedem ein Leben von mittlerer Dauer zu garantieren. Condorcet fügte hinzu, daß es keine Grenzen im Verständnis dessen geben werde, was man jeweilig unter einer mittleren Lebensdauer verstehe. Es gehört bis zum heutigen Tag zu den selbstverständlichen, alltäglichen Lebenseinstellungen der Menschen, daß jeder ein einklagbares Recht auf diesen Zustand mit all den utopischen Gesundheitsdefinitionen hat, die ja allen bekannt sind.

Die dritte Phase hatte dann das Ziel, mit den von den entwickelten modernen Sozial- und Humanwissenschaften produzierten Erkenntnissen einen neuen Menschen hervorzubringen. Hinter allen Phasen und Knotenpunkten dieses im Kern durch Wissenschaft und Technik programmierten Fortschrittsprozesses stand die Vision einer befreiten, alle ihre Lebensbedingungen in Natur, Gesellschaft und Psyche kontrollierenden und beherrschenden Menschheit, die einmal nicht mehr gezwungen sein werde, das Schicksal unvorhersehbarer und unvordenklicher Kontingenz zu erleiden. In diesem Sinn war Fortschritt die große Ersatzreligion der Neuzeit. Sie war die Religion der Moderne und als solche eine Quelle der Legitimation eines jeden Handelns, das sich als ein Schritt auf dem vorgezeichneten Wege empfehlen konnte, war sie die Quelle der Motivation, aus der der Konsens für den Demokratisierungsprozeß vom Liberalismus bis zum Kommunismus fließen konnte, war sie die geistige Kraft, die beanspruchen konnte, alle Funktionen der Religion zu übernehmen, wie sie die Religion vorneuzeitlicher Herkunft einst ausgefüllt hatte. Wir können aber heute nicht übersehen, daß diese Ersatzreligion, diese inspirierende, legitimierende, motivierende, dynamisch die Menschheit in unbegrenzte Zukunft vorantreibende Kraft, in unserem Land vielleicht mehr als in anderen vergleichbaren Industriegesellschaften, einem Prozeß der Erosion, wenn nicht der Auflösung unterliegt. Viele Phänomene der Gegenwart, die wir beobachten, sind ja nichts anderes als die selber nicht reflektierten Auswirkungen und Konsequenzen dieses Zusammenbruchs. Am Ende ist nicht, das muß man einmal mit allem Nachdruck und mit aller Deutlichkeit sagen, der wissenschaftlich-technische Fortschritt selber. Wissenschaftlich-technischer Fortschritt im traditionellen Sinn ist nach wie vor ein Faktum. Wir stehen vor technologischen Innovationen mit kulturrevolutionären Konsequenzen für die Gesellschaft. Nicht also das Faktum wissenschaftlich-technischen Fortschritts ist umstritten, zusammengebrochen sind vielmehr die diesen Prozeß geschichtlich ermöglichenden religiösen, geistigen, kulturell sinngebenden Horizonte. Damit ist alles, was uns im Zusammenhang der Frage nach dem technischen wissenschaftlichen Fortschritt beschäftigen muß, letztlich philosophische Fragen. Auch Mediziner sind, wenn sie auf die sie bedrängenden Probleme stoßen, zur Philosophie verurteilt.

Es gibt nun drei Möglichkeiten, wenn ich es recht sehe, auf diesen krisenhaften Zusammenbruch des Fortschrittsglaubens zu reagieren. Einmal die These von Löwith: Der Fortschritt ist

zu einem Verhängnis geworden. Der Fortschritt ist ein sich selbst organisierender und steuernder, sich aus sich selbst speisender Prozeß, der sich so verselbständigt hat, daß wir, ob wir es wollen oder nicht, gezwungen seien, den jeweilig durch diesen Prozeß produzierten Sachzwängen zu gehorchen. Wir sind zu einem bloßen Reagieren auf diesen geschichtlich-gesellschaftlichen Globalprozeß verurteilt. Alle, die das nicht sehen und anerkennen, seien auf der Flucht vor dieser Wirklichkeit, sie geben sich romantischen Träumen hin und sehen nicht, wie die konsequente Durchführung der in diesen Strukturen begründeten Sachnotwendigkeiten und Zwängen unlösbar mit den Erhaltungsbedingungen tendenziell der menschlichen Gattung gekoppelt sind. Dies ist die eine Möglichkeit: Konsequente Fortführung des Prozesses der Naturbeherrschung. Natürlich läßt sich die hier angesprochene Struktur als eine Bestätigung der Marxschen These interpretieren, daß dem Menschen die Produkte seines erfinderischen, forschenden, denkenden Handelns so über den Kopf gewachsen sind, daß er sie nicht mehr in ein an vernünftigen und selbstgewählten Zwecken orientierten Handelns zurückholen kann. Daher die zweite Position – der Ausstieg. Da der Fortschritt unkorrigiert nur in die Katastrophe führen könne, gibt es nur den Ausstieg, den Widerstand, das Ziel der alternativen Bewegungen, eine Kultur jenseits dieser Zwänge zu verwirklichen, also die abstrakte, aber in ihren Konsequenzen totale Negation dessen, was noch vor wenigen Jahren als die Bedingung und Voraussetzung für eine auch libidinös befriedete und befreite Gesellschaft bejaht wurde. Beide Thesen leben von der Abstraktion der jeweilig anderen. Die Diskussion spaltet sich in eine Vertretung der Prinzipien, Bedingungen und Notwendigkeiten wissenschaftlich-technischen Handelns und der dieses Handeln bisher fundierenden Rationalität auf der einen und der abstrakten, ins Irrationale umschlagenden Negation, des diesem Fortschritt immanenten Rationalitätsprinzips auf der anderen Seite.
Es ist nun die Frage, ob nicht dieser aus verständlichen irrationalen Quellen genährte Widerstand, die Negation formal abstrakter Rationalität das selbst erzeugte Produkt der Vernunftlosigkeit ist, die man dort vermuten muß, wo sich die Rationa-

lität nicht mehr vernünftig begründen und ausweisen kann. Ist Irrationalität dann nicht auch eine Erscheinung der aus dem abstrakten Rationalitätsbegriff ausgetriebenen Vernunft? Die Frage muß dann lauten: Wie gewinnen wir die Vernunft im Umgang mit der Wirklichkeit und den Möglichkeiten des wissenschaftlich-technischen Fortschritts wieder zurück? Es ist ja die Herausforderung, vor der die Wissenschaftler und Verantwortlichen aller Institutionen der modernen, in ihre Krise geratenen Industriegesellschaft stehen, ob sie in der Lage sind, das, was sie tun, vernünftig und konsensfähig auch selber zu begründen. Ich teile weder die Position, die von einer uns übermächtigenden Zwangsläufigkeit des Fortschritts ausgeht, noch teile ich die Position, die dazu neigt, den Fortschritt überhaupt zu leugnen. Selbst in Diskussionen mit Medizinern begegnet man dem Selbstzweifel, der Probleme hat, die gewaltigen Fortschritte anzuerkennen, die nicht zuletzt die naturwissenschaftliche Medizin in den letzten 100 Jahren vollbracht hat. Dies ändert aber nichts daran, daß der Fortschritt heute in allen Bereichen begründungsbedürftig ist. Diejenigen, die ihn zu vertreten haben, stehen unter wachsendem Rechtfertigungsdruck. Auf die neue Lage gilt es sich durch besinnliche Nachdenklichkeit vorzubereiten. Ich hoffe, daß unser Kolloquium zu dieser Besinnlichkeit einen Beitrag leisten wird. Nietzsche sah eine Geschichte voraus, die der Logik des Schreckens folgen werde. Er sah heraufkommen den unheimlichsten aller Gäste, den Nihilismus. Das Schlimmste nannte er die Furcht, sich zu besinnen. Gefährlich ist die Besinnungslosigkeit, mit der wir den Fortschritt betreiben. Die Krise des Fortschritts ist eine Herausforderung der Vernunft. Gibt es keine Antwort der Vernunft, dann allerdings können sich typisch deutsche Katastrophen in neuen Konstellationen und unter neuen Vorzeichen wiederholen.

FORTSCHRITTSGLAUBE IN DER MEDIZIN

C. E. Zöckler

Als Zeus den Menschen das Feuer vorenthielt, entwendete es Prometheus und brachte es auf die Erde. Damit begann nach Äschylus die Geschichte des Fortschritts, freilich nicht der einer Entwicklung des Lebendigen in voller Harmonie zum Göttlichen hin. Dieses Feuer war vielmehr der Erkenntnistrieb, der uns immer weiter bis über die Grenzen unserer Vorstellung hinaustreibt. Die Götter fesselten Prometheus an einen Felsen im Kaukasus.

Otto Hahn, der uns die Kernspaltung brachte, wurde von den Göttern nicht eingeholt. Mit dem Nobelpreis beehrt, starb er eines natürlichen Todes. Der Glaube an den Fortschritt rechtfertigt Prometheus und auch Otto Hahn. Dieser entsteht nicht in inneren Kämpfen und Konflikten oder durch Bekehrungen und Erleuchtungen. Er besteht vielmehr darin, daß ein Vorgang, der historisch belegt ist und der sich vor unseren Augen abspielt, von den Beteiligten erkannt und bestätigt wird. Glaubenscharakter im eigentlichen Sinne erhält Anerkennung vom Fortschritt dadurch, daß das Fortschreiten scheinbar unendlich ist, daß es nicht in den Zweifel gestellt wird und daß eine Macht von ihm ausgeht.

Was bedeutet der Fortschritt in der Medizin für den Arzt und den Kliniker?

Im Jahre 1896 führte Rehn in Frankfurt die erste Operation am schlagenden Herzen an einem Mann durch, der durch einen Messerstich verletzt wurde. Eine Grenze, die bis dahin tabu war, schien überschritten. 1958 gelang Zenker und seinen Mitarbei-

17

tern in Marburg, 3 Jahre nach dem Amerikaner Gibbon, die erste Operation am offenen Herzen mit Hilfe der extrakorporalen Zirkulation.

Zwischen diesen Meilensteinen der Herzchirurgie liegt die Entwicklung der modernen Anästhesie, der Biochemie, der Röntgenologie bis hin zum Computertomographen und zur Ganzkörperangiographie, der Nuklearmedizin als neues Fachgebiet und der Immunologie, um nur einiges zu nennen. Das besondere an dieser Entwicklung in der Medizin ist die Tatsache, daß der kranke Mensch Gegenstand dieses Fortschrittes ist. Meine Generation hat in den vergangenen 30 Jahren das fast als atemberaubend zu beschreibende Fortschreiten der Technik Schritt für Schritt miterlebt. Wir hatten Teil an der Magenresektion in Splanchnicusanästhesie mit Hilfe einer Evipaninjektion bis hin zur Intubationsnarkose, von der Amputation als einziger Möglichkeit der Rettung vor dem septischen Zusammenbruch bis hin zur Extremitäten- und lebenserhaltenden Gefäßrekonstruktion.

Obwohl wir uns in dieser Zeit immer mehr von einer anthropologischen Medizin entfernten, war uns die Diskrepanz zwischen ihren Geheimnissen auf der einen und dem technischen Fortschritt auf der anderen Seite teilweise bewußt, aber wir waren fasziniert. Wir implantierten die ersten Pacemaker-Batterien und fühlten mehrfach am Tage den Puls, weil wir es noch nicht glauben konnten, daß es wirklich gelungen war. Aber je wacher unser Bewußtsein, je mehr bezweifeln wir, daß Fortschritt in jedem Falle Hilfe für den kranken Menschen bedeutet, und um so mehr kann Fortschritt an Glaubwürdigkeit verlieren. Viele von uns haben daher bei jedem weiteren „Schritt des Fortschrittes" neue Zweifel angemeldet und das nicht nur bei der Implantation der Schrittmacher, sondern auch, als wir die ersten Herzklappen bei einer Letalität von über 50 % einsetzten und wir uns fragten, ob es nicht doch ein Experiment am Menschen sei, das wir da mit Hilfe des Scheibenoxygenators durchführten. Fasziniert durch die Erfolge, die wir sahen, haben wir Schritt für Schritt die Berechtigung derartiger Maßnahmen anerkannt, ja wir mußten und müssen sie anerkennen, solange sie für den Kranken hilfreich sind. Im weiteren Fortschreiten dieser Technik werden daher unsere Zweifel und Argumente gegen den Fortschritt entkräftet, so daß die neuen Zweifel bei jedem nachfolgenden Schritt nunmehr immer kraftloser angemeldet werden, und selbst da überzeugen unsere Argumente gegen den technischen Fortschritt nicht mehr, wo wir darauf hinweisen, daß die spektakulärsten Erfolge dieser technischen Medizin in den seltensten Fällen eine Heilung von Krankheit bedeuten, sondern höchstens Verbesserung der Lebensqualität. Eine Überbrückung von Gefäßverschlüssen der Herzkranzgefäße durch Bypassoperationen führt zu einer Verminderung der stenokardischen Beschwerden, und zu einer Verbesserung der Lebensqualität und Wiedererlangung der Arbeitsfähigkeit, nicht aber zur Heilung des Grundleidens, und die Lebenserwartung wird nicht verlängert. Ebensowenig überzeugen unsere Argumente, daß durch jene sensationellen technischen Erfolge Krankheiten von einem Stadium in das andere transponiert werden. Auch die Angst eines Patienten mit schwersten Rhythmusstörungen des Herzens vor dem neuerlichen Anfall wird nach Beseitigung der Rhythmusstörung durch eine Schrittmacherimplantation in eine andere Form der Angst übergeführt, nämlich die, vor dem Versagen der Batterie. Und der Patient, dem eine Niere implantiert wurde, fürchtet sich vor der Abstoßung. Auch er lebt weiter in der Angst.

Trotz unserer immer geringer werdenden Zweifel an der Notwendigkeit des Fortschrittes in der Medizin, gibt es Alarmsignale, die nicht nur Zweifel aufkommen lassen, sondern zum Protest auffordern. Bleiben wir bei der Herzchirurgie. 58 Jahre nach der ersten gelungenen Naht am schlagenden Herzen transplantierte Hardy einem 70jährigen todkranken Mann das Herz eines Schimpansen. Bevor dieses ungeheuerliche Experiment am Menschen durchgeführt wurde, waren Philosophen und Juristen zu Rate gezogen worden. Den Technologen Hardy interessierte die Physiologie des schlagenden Affenherzens und die Immunologie. Offenbar aber wollte er sich doch nicht ganz auf seinen Fortschrittsglauben verlassen, als es um die Entscheidung zu dieser Operation ging. Die Konsultation der Theologen wirkt wie eine Rückversicherung bei dem Gott seiner Kindertage. Ist es uns angesichts dieser Menschenversuche eigentlich noch bewußt, welche Macht für denjenigen entsteht, der Sterbende auf diese Weise zum Leben zurückführt? Wir müssen uns fragen, ob diese Transplantation eines Affenherzens nicht etwas sittlich zerstörendes, etwas dämonisches in sich hat. Der Vergleich mit den Versuchungen des Teufels in der Wüste im Neuen Testament drängt sich auf. Der Technologe des Jahres 1962 kannte diese Versuchung nicht mehr; sein Fortschrittsglaube hatte das längst überwunden. Seine Versuchung bestand allenfalls darin, daß sein Experiment am Menschen juristisch durch Tierexperimente zu wenig abgesichert war. Wir Mediziner müssen uns also fragen, ob dieses der Fortschritt ist, an den wir glauben sollen oder etwa die Reanimation jener 75jährigen Frau, die in einem deutschen Krankenhaus fünfmal innerhalb von 10 Tagen reanimiert wurde. Zwischen Todesvision und Wiedererwachen ist sie unfähig, sich mitzuteilen. Unverständnis und Hilflosigkeit der behandelnden Ärzte machen ein Gespräch über die Realität der Erkrankung und über Sterben und Tod auch in den Tagen danach unmöglich. Mithin konnte sie auch nie über sich selbst mitentscheiden. Auf die Frage eines Kollegen, ob angesichts der schlechten Prognose der Grunderkrankung und des Alters der Patientin eine solche Maßnahme noch zu vertreten sei, sagt der Internist: „Eine andere Entscheidung gab es bei diesem EKG nicht."

„Fünfmal den Vorgang des Sterbens wiederholen, fünfmal in 10 Tagen?"

„Es bestand aufgrund unserer Befunde eine reelle Chance, sie durchzubringen, etwas anderes als reanimieren kam nicht in Frage."

Indem ich diesen Vorgang so darstelle, schäme ich mich der moralischen Überheblichkeit, die darin zum Ausdruck kommt, denn mitten in dem großen Erschrecken und bei aller Kritik an den Programmen des Fortschritts, bin ich miteinbezogen. Ich habe täglich Teil daran und kann nicht voll exkulpiert werden, auch nicht durch diesen Vortrag. Ich lehne diese Reanimation nicht an sich ab, oder wegen des Alters der Patientin. Bezeichnend an diesem Beispiel ist der Glaube an das technisch Machbare. Wesentlich ist dabei folgendes:

1. Die Behandelnden erkennen nicht, daß der Vorgang des Sterbens bereits eingesetzt hat. Ihr klinischer Blick ist degeneriert. Entscheidend sind für sie die technischen Daten der Befunderhebung.

2. Die Frage, ob dieses Leben eine Bestimmung hat, kann und wird nicht mehr reflektiert, wenn es um Entscheidungen wie die Reanimation geht.

3. Weit entfernt von jeder anthropologischen Sicht der Medizin bleibt dem Handelnden nur noch das technisch Machbare als Ziel seines Handelns.

Wer will sie anklagen? Sowohl Hardy als auch die Jünger des Fortschrittsglaubens in der Intensivmedizin sind in eine entzauberte technisierte Welt hineingeboren. Bei der Bewältigung der brennenden Probleme haben viele ihrer Lehrer sie im Stich gelassen, und in den Bibliotheken der medizinischen Fakultäten sind die Werke des Heiligen Augustinus nicht erhältlich.

Wer würde heute Hardy wegen des implantierten Affenherzens verurteilen? Er ist nicht gezwungen, vor den Kardinälen zu widerrufen wie seinerzeit Galilei. Auch wissen wir nicht, ob Galilei vielleicht deswegen widerrufen hat, weil er damals schon vorausahnte, daß die Naturwissenschaft eventuell die göttliche Offenbarung in nächster Zukunft in Frage stellen würde. Hardy würde heute, wenn das Herz des Schimpansen funktionierte, vielleicht eine Audienz im Vatikan erhalten.

Als Befürworter einer humanen Medizin beziehen wir gegenüber dem technischen Fortschritt in der Medizin Stellung

1. Wir wollen und können in der Klinik auf kaum eines der Ergebnisse des naturwissenschaftlich-medizinischen Fortschritts verzichten, weil sich mit ihnen die Heilungschancen in vielen Bereichen wesentlich verbesserten und weil wir durch sie die Möglichkeit haben, Schmerzen und Leiden zu verringern.

2. Wir erkennen die große Gefahr, die von der Autorität der Technik ausgeht, die unsere Entscheidungen beeinflußt und uns scheinbar dazu verpflichtet, das Machbare immer zu tun.

3. Wir müssen mit der Kraft des Geistes den Fortschrittsglauben und die Autonomie der Technik in Frage stellen.

4. Wir wehren uns in der Klinik gegen die Bevormundung der Technik und gegen die Faszination in uns selbst.

5. Wir müssen vor jedem neuen Fortschritt die Frage stellen, ob er ethisch berechtigt ist.

Was bedeutet Fortschritt der Medizin für die Außenstehenden?

Die Kritik am Fortschritt, der uns die Kernspaltung, die Genforschung, die Übervölkerung und die Plünderung des Planeten brachte, wird immer schärfer und hat mitunter prophetischen Charakter. Die Kritik am Fortschritt in der Medizin ist heute gleichbedeutend mit Bezeichnungen wie „inhumane Medizin", „Einsamkeit in unseren Medizinfabriken", „stumme Medizin" und schließlich ganz allgemein mit der „technischen Perversion der Medizin".

Wir nehmen diese Kritik sehr ernst, weil sie berechtigt ist. Auch eine mitunter verletzende, aggressive Polemik sollte uns nicht davon abhalten, in die Diskussion einzutreten, was wir alle leider in den vergangenen Jahren zu wenig in aller Öffentlichkeit getan haben. Auf der anderen Seite wehren wir uns entschieden dagegen, daß Begriffe wie das „seelenlose Krankenhaus" indoktriniert werden. Wir stellen folgendes fest:

1. Das inhumane Krankenhaus: Es ist so inhuman, wie die Welt, in der wir leben, so inhuman, wie die Bürokratie und wie die Tarifordnungen, die diesem Institut im öffentlichen Dienst mittlerweile aufgezwungen wurden.

2. Die Einsamkeit in unseren Krankenhäusern: Die Menschen in diesen Krankenhäusern, Patienten, Schwestern und Ärzte sind so einsam, wie sie in unserer heutigen Gesellschaft sind.

3. Die Medizin ist stumm: Die Kritiker behaupten – zum Teil mit Recht – daß die Aufgaben in Diagnostik und Therapie so angewachsen seien, daß die Ärzte keine Zeit mehr hätten, mit ihren Patienten zu reden. Diese Kritiker sollten uns den Nachweis bringen, daß die Kliniker vor 50 Jahren mehr Zeit für Gespräche hatten, zu einer Zeit also, als die Technik uns noch nicht beherrschte. Ich muß dagegenhalten, daß vor 30 Jahren, als ich mit der klinischen Arbeit begann, weder meine Lehrer noch wir Assistenten mehr Zeit als heute für unsere Patienten hatten, ganz abgesehen davon, daß sich die Stellpläne heute verdreifacht haben.

4. Die technische Perversion der Medizin: Der bewußtlose Patient, dieser hirnlose Torso, mit künstlicher Beatmung am Leben erhalten, sein mit Elektroden des EEG verunstalteter gequälter Kopf auf den Titelseiten der illustrierten Zeitungen oder der Patient in der Intensivstation mit Schläuchen, Infusionspumpen und Kabeln – ist es das, was Publizisten meinen, wenn sie von der pervertierten Medizin sprechen? In einer sehr modern eingerichteten, sehr aktiven chirurgischen Abteilung eines 400-Betten-Krankenhauses mit einem jährlichen Durchgang von 7 500 Patienten, davon 1 061 Unfallpatienten, wurden derartige Hirntote in den vergangenen 5 Jahren zweimal ganz vorübergehend auf Wunsch der Angehörigen und nur solange behandelt, bis sich die Diagnose endgültig beweisen ließ.

Mit sensationellen Darstellungen von Ausnahmen kann die Situation des täglichen klinischen Alltags nicht beschrieben werden. Die halbe Wahrheit ist die Unwahrheit, und zu der Beschreibung der Ausnahmesituation in Intensivstationen gehört auch das menschliche Engagement und die oft rührende menschliche Zuwendung der Pflegenden. Ebenso inkompetent sind die häufigen öffentlichen Diskussionen über das Thema Sterben und Tod in den vergangenen Jahren. Man müßte den Veranstaltern derartiger Diskussionen folgende Fragen stellen, die sie klar beantworten müßten.

1. Wie oft haben Sie in Ihrem Leben einen Menschen sterben gesehen?

2. Wie oft waren Sie bis zuletzt dabei?

3. Haben Sie jemals eine Entscheidung treffen müssen, die eine Verlängerung oder Verkürzung des Lebens eines kranken Menschen zum Gegenstand hatte?

5. Wissen Sie, wie oft ein verantwortlicher Kliniker derartige Entscheidungen fällen muß? Einmal in der Woche, einmal im Monat?

Es besteht kein Zweifel darüber, daß viele Publikationen über das „seelenlose Krankenhaus" Angst erzeugen. Sie sprechen über Angst, und sie wecken Angst. Was sie nicht beschreiben, ist die Angst von Ärzten, Schwestern und Krankenpflegern vor falschen Entscheidungen und Versäumnissen. Solange wir diese Angst haben und uns dazu bekennen, solange bleibt die Hoffnung, daß wir unsere geistige Freiheit innerhalb der Technologie bewahren.

Es scheint mir dieser Glaube an den unbegrenzten Fortschritt ähnliche Gefahren zu beinhalten, als jene Medizinkritik, die vor einem gesellschaftspolitischen Hintergrund aggressiv das Feindbild von der inhumanen Medizin und vom radikalen Monopol der Ärzte aufbaut, welche eine unkontrollierte Macht in Händen haben sollen (Schäfer). Ivan Illich ist nicht der einzige Exponent dieser Richtung. Daraus ergibt sich der Ruf nach einer neuen Pseudomedizin unter den Laien, weil sie die Aktionen der naturwissenschaftlichen Medizin schon seit langem nicht mehr überprüfen können. Der Fortschrittsglaube wird abgelöst von irrationalen Glaubensvorstellungen, die nicht minder gefährlich sind.

Wie dankbar war eine Gruppe von Ärzten, als sie einen allseits bekannten Publizisten und Medizinkritiker behandeln konnte. Er litt an einer schweren nekrotisierenden Pankreatitis, mußte zwei schwere Operationen und eine zweiwöchige Behandlung in der Intensivstation über sich ergehen lassen und sagte beim Abschied:

„Ich wußte nicht, wie es wirklich ist. Ich wußte es wirklich nicht, und ich bin Ihnen sehr dankbar."

Zur Definition des Fortschrittsbegriffes

Es sei ein kurzer Rückblick in die Zeit des Aristoteles und Plato gestattet, in die Zeit also, als Wissenschaft und Philosophie noch eng miteinander verbunden waren. Ich zitiere Chargaff: „Zu dieser Zeit brachten die Ärzte ihre Patienten noch wissenschaftlich um. Später nach der Trennung von Naturforschung und Philosophie, zur Zeit der Stoiker, Epikuräer und Skeptiker übernahmen die Priester des Asklepios diese Aufgabe". Die endgültige Alleinherrschaft der Naturwissenschaft begann zur

Zeit von Keppler und Galilei, Newton und Leibniz. Sie führte schließlich zum revolutionierenden Einbruch in alle Bereiche des Lebens. Einst als Werkzeug und als Mittel zum Zweck wurde die Technik schließlich verselbständigt, und wie sie anfangs ihre Impulse von den Naturwissenschaften erhielt, so gab sie rückwirkend Impulse an die Wissenschaft zurück. Vorausschauend kündigte bereits die Stoa an, daß dieser Fortschritt mit einem Abbruch des moralischen Verhaltens verbunden sein würde. Die Erkenntnis, daß dieser Fortschritt unbegrenzt ist und von einer Stufe zur anderen fortschreitet, verhilft dem einen zum Glauben an ihn, dem anderen aber zur erschreckenden Erkenntnis, daß er in die Unfreiheit des Geistes und in die Katastrophe führen könnte.

Betrifft der außer Kontrolle geratene technische Fortschritt auch die naturwissenschaftlich orientierte Medizin und die Klinik?

Es besteht nicht der geringste Zweifel daran, daß die Technik die Klinik erobert hat. Nierendialyse, Intensivmedizin und Organtransplantationen sind neben spektakulären röntgenologischen und endoskopischen diagnostischen Neuerungen die Meilensteine dieser technischen Entwicklung. Der moderne Kliniker steht in der Gefahr, bei der isolierten Anwendung physikalischer oder biochemischer Gesetze, eine Krankheit falsch zu beurteilen oder ernstliche Fehlentscheidungen zu treffen. Die Frage, ob ein Arteriosklerotiker an seinen Gefäßen operiert oder ob er konservativ behandelt werden soll, läßt sich nicht an hämodynamischen Gesetzen allein ohne Mitberücksichtigung biochemischer Gesichtspunkte entscheiden. Aber der 65jährige Patient besteht nicht nur aus einem durchströmten Röhrensystem und einer schlecht versorgten Muskulatur. Das Herumbasteln an seinen Gefäßen hieße, ein Symptom und nicht die Krankheit behandeln, und viele Erwägungen könnten hinfällig werden, wenn er frisch und munter selbst die Operation wünscht, weil er ein begeisterter Tennisspieler ist. Ebenso symptomatisch wie viele Bereiche der Gefäßchirurgie ist die Behandlung der Fettsucht mit enteralen Umleitungsoperationen – trotz eines unbestrittenen Erfolges – oder die Behandlung der Angst vor einer Operation mit Tranquilizern, statt eines ärztlichen Gespräches. Alle diese Übergriffe der Technologie auf die Klinik und die ärztliche Entscheidung sind noch abzuwenden und beherrschbar. Die große Gefahr, daß der Fortschritt auch in der Klinik außer Kontrolle gerät, ist meines Erachtens die Spezialisierung unserer heutigen Medizin. Am Anfang eines beruflichen Werdeganges steht der Fortschrittsglaube, und am Ende steht die Macht des Spezialisten.

Der Automatismus, dem der Fortschritt unterliegt, wird also nicht gehemmt, sondern durch unsere Egoismen gefördert. Daraus ergeben sich für die Klinik folgende Nachteile:

1. Der Nachteil für den Patienten: Er verliert häufig die so wesentliche Bezugsperson, den allein verantwortlichen Arzt seines Vertrauens. Viele Entscheidungen über Operationen und lebensverlängernde Maßnahmen werden der personalen Entscheidung entzogen und an das Spezialistenteam übertragen. Selbst bei völlig aussichtslosen malignen Erkrankungen mit ausgedehnten Metastasierungen, bei denen nur noch eine adjuvante Therapie in Frage kommt, entscheidet heute in großen Kliniken der Onkologe, ob aufgrund statistischer Erkenntnisse eine um Monate verlängernde Cytostaticabehandlung durchgeführt wird – eine Behandlung, die mit den verstärkten Beschwerden des Patienten erkauft werden muß. Der Technologe und Spezialist wird bei diesem sinnlosen Vorgehen nicht dadurch exkulpiert, daß er die „Führung" des geplagten Patienten dem Theologen überläßt.

2. Die Versuchung zur Unwahrheit: Die alleinige perfekte Beherrschung eines Spezialgebietes hat dazu geführt, daß eine Kontrolle dieses Bereiches durch andere Spezialisten in der Klinik und durch einen Koordinator nicht mehr möglich ist. Die Folge ist eine Macht gegenüber anderen und die Beeinflussung klinischer Strukturen. Sie führt zur Einschränkung freier persönlicher Entscheidungen und in die Versuchung, der Wahrheit nicht mehr zu gehorchen. Es besteht die Gefahr einer Erweiterung von Indikationen, zu diagnostischen und therapeutischen Verfahren, um der Bedeutung des eigenen Spezialgebietes Nachdruck zu verleihen, ungeachtet mancher Nachteile für den Pa-

tienten. Hinzu kommt die Überbewertung der Statistik zugunsten der erwünschten Ergebnisse, die Manipulation der eigenen Forschungsergebnisse und nicht zuletzt die finanzielle Versuchung.

3. Die Mißachtung des „physiologischen Gewissens": Jede Spezialisierung bedingt eine Einengung des Gesichtsfeldes, aus der die Sicht der großen übergeordneten Zusammenhänge nicht mehr möglich ist. Für die medizinische Spezialisierung bedeutet das in vielen Fällen die Mißachtung physiologischer Erkenntnisse zugunsten einer oberflächlichen Detailbetrachtung. Vor 10 Jahren wurde in Deutschland die endoskopische Spaltung des Musculus Sphincter Oddi in die Klinik eingeführt. Eine geniale Methode, die unter strengsten Indikationen der Entfernung von Gallengangssteinen diente. Innerhalb der Endoskopie, einem Spezialgebiet der Gastroenterologie entwickelte sich sehr rasch eine neue Möglichkeit der Spezialisierung auf dem Gebiet der therapeutischen Endoskopie. Physiologie und klinische Grundlageforschung hatten längst die überaus komplizierten hormonellen und nervalen Einflüsse auf die Sphincterfunktion aufgedeckt und auf die Gefahren hingewiesen, die sich für das Zusammenspiel der Oberbauchorgane und vor allem für die Gallenwege selbst durch die Zerstörung des Muskels ergeben. Die Warnungen derjenigen, die aufgrund klarer Beweise auf die Schäden aufmerksam machten, wurden durch die Spezialisten abgewiesen und die Indikationen schrittweise erweitert. Die Endoskopiker verteidigten ihr neues und liebstes Kind mit physiologisch nicht gesicherten Gegenargumenten, die sich der breiten medizinischen Fachwelt und gegen das physiologische Gewissen um so besser durchsetzen lassen, je prominenter der Verteidiger einer solchen These ist. Die Priester des Asklepios haben ihre Patienten durch Unwissenheit umgebracht. Der moderne Technologe, wir alle stehen in Gefahr, bei der unbestrittenen, oft faszinierenden Wirkung unserer Therapie und der Verbesserung der Heilungschancen die iatrogenen Schäden geflissentlich zu übersehen.

4. Die Nachteile der Spezialisierung für die klinische Forschung: Auch die Forschung unterliegt heute den allgemein bekannten Zwängen des Fortschrittes. Sie hat nichts Faustisches mehr an sich. Es gibt keine Geheimnisse, denen sie mit angehaltenem Atem nachspürt. Sie erfüllt viel mehr die Forderungen und Bedürfnisse begrenzter Spezialgebiete. In diesem Zusammenhang zitiere ich Chargaff: „Demgemäß werde ich dafür eintreten, die finanzielle Bremse mit verschiedener Stärke anzuziehen, so daß die Forschung, die Nutzen verspricht und daher Schaden stiftet, weniger Geld bekommt." Nur wenn die angewandte Forschung in der Klinik ihre Impulse wieder aus der täglichen Konfrontation mit der Krankheit und dem kranken Menschen erhält, ist das Attribut „Wahrheit" keine Anmaßung mehr.

In der Naturphilosophie von Schelling wurde bereits die Hemmung des Fortschrittes als Notwendigkeit erkannt, um dem unendlich fortschreitenden Prozeß Einhalt zu gebieten und aus der Revolution in die Evolution zurückzuführen. Ich bin mir darüber im klaren, daß jeder Versuch, Fortschritt an bestimmten Stellen sinnvoll zu hemmen, an den freiheitlichen Normen rütteln wird, die sich der Fortschrittsglaube selbst geschaffen hat.

Bleibt zum Schluß die Frage:

Was können wir tun?

Für den Fortschritt in der naturwissenschaftlichen Medizin gibt es spezifische Korrektive, von denen eine Hemmung der ungezügelten Weiterentwicklung zu erwarten ist.

1. Der Tod und das Sterben. Diese absolute Grenze jeder technischen Zielsetzung ist der Bereich, in dem beide, Patient und Arzt ihre Freiheit behaupten und wiedergewinnen können, wenn sie ihm einen Platz in ihrem Bewußtsein einräumen.

2. Unser physiologisches Gewissen.

3. Der Kostenfaktor als das rationale Prinzip dieser Hemmung, welches schon in absehbarer Zeit wirksam werden wird. Wir können uns bei der notwendigen Umorientierung sehr wohl unserer technischen Hilfsmittel bedienen, zum Beispiel des Computers bei Berechnung der Rationalisierung. die Verhältnismäßigkeit von Kostenaufwand und klinischer Effektivität

könnte so von Expertengremien beurteilt werden. Wir müßten diese Gremien sehr bald bilden, wenn wir nicht weiterhin in den Zwang einer ministeriellen Bürokratie geraten wollen. Wir könnten uns bei diesen Anstrengungen sehr wohl der List des Wettbewerbes bedienen und so Macht und Erfolg des einzelnen in eine andere Richtung lenken. Der Adressat ist nicht das Sozialministerium, der Adressat sind wir selber. Eine weitere wesentliche Kostensenkung könnten wir erreichen, wenn wir endlich erkennen würden, daß wir in der Industrie und in den Kliniken nicht unkoordiniert allein, sondern gemeinsam forschen und prüfen müssen.

4. Öffentlichkeit und politisch Verantwortliche müssen in einer für sie verständlichen Sprache und mit der notwendigen Selbstkritik über den Standort der modernen Medizin und über die Probleme des medizinischen Fortschritts informiert werden. Nur so können wir außerhalb der Klinik Verständnis und Hilfe erwarten und nur auf diesem Wege können wir die Anspruchshaltung der Menschen gegenüber der technischen Medizin auf ein vernünftiges Maß reduzieren.

Wenn wir die Gefahren erkannt haben, sind wir aufgerufen, die Geister, die wir täglich rufen, zu vertreiben. Andernfalls wird eine spätere Generation von Ärzten für uns beten müssen: „Vergib ihnen, obwohl sie doch wußten, was sie taten."

Wie seinerzeit Prometheus hat uns die Neugier und der Fortschrittsglaube aus der Nähe Gottes vertrieben. Diese Vertreibung aus dem Paradies wird uns heute erschreckend bewußt und läßt berechtigte Zweifel an dem Glauben, an dem ad infinitum fortschreitenden Prozeß aufkommen. Wenn wir die Religion wieder als geistige Orientierung anerkennen, dann könnte uns die Weisheit geschenkt werden, die notwendig ist, um die Heiligen des Fortschrittsglaubens zu entthronen. Weisheit entspringt aus diesen Quellen und sicher nur in geringem Maße aus Wissen und Erfahrung, denn beide wären wiederum in Gefahr, in den Sog des Fortschritts zu gelangen.

THERAPEUTISCHER OPTIMISMUS UND SKEPTIZISMUS DER ARZNEIMITTEL- BEHANDLUNG IN DER VERGANGENHEIT

H. Schadewaldt

Schon einmal hatte ich das besondere Vergnügen, zusammen mit Herrn Professor Dr. Rohrmoser im Jahre 1979 an einem Symposium teilnehmen zu können, das dem Thema „Fortschritt und Sicherheit" galt. Offensichtlich waren die Veranstalter damals optimistischer als die heutigen, denn sie hatten, obwohl Herr Rohrmoser noch lange darüber nachdachte, ob man die Thematik nicht besser „Fortschritt oder Sicherheit" nennen sollte, sich doch für das Verbindungswort „und" entschieden, und kein Wenn und Aber war diesem Titel gefolgt. Heute ist das Thema „Fortschritt in der Medizin" offensichtlich fragwürdiger geworden, denn es wird nicht nur durch einen Untertitel „Versuchung oder Herausforderung", sondern vor allem durch ein Fragezeichen relativiert, was nun aber auch die Aufgabe in sich birgt, dieser Problematik in einer wie auch immer gearteten Weise zu begegnen. Damals hatte ich das hochinteressante und – wie ich nach wie vor meine – auch hochkarätige Symposium mit einem Rückblick und Resümee aus der Sicht des Medizinhistorikers beschließen dürfen. Heute hingegen ist mir die Aufgabe gestellt, ein besonderes, sozusagen immerwährendes Thema in der Geschichte der Therapie zu behandeln: Die Frage des Optimismus und Skeptizismus – oder sagen wir es noch radikaler des Nihilismus – der Arzneimittelbehandlung in der Vergangenheit.

Ich bin also nicht mehr in der glücklichen Lage, sozusagen als letzter Redner auf den Ergebnissen der Denkprozesse meiner Vorredner aufbauen zu können, sondern ich soll an der Darstellung des Auf und Ab der Arzneimitteltherapie die unterschiedlichen Vorstellungen über den Wert der Heilkunde auf der einen Seite und die Bedeutung der Pharmaka auf der anderen aufzeigen. Auch über diesen Vortrag könnte man als Motto das von unserem Moderator Herrn Rohrmoser, einem besonderen Hegel-Kenner, schon einmal zitierte Hegel-Wort „Jedes Ding geht schwanger mit seinem Gegenteil" stellen, dem tröstend zu entnehmen ist, daß jeder Tiefstand etwa im absoluten therapeutischen Nihilismus sozusagen schon den Keim der Aufwärtsentwicklung zu einer optimistischeren Auffassung in sich trägt. Daß es aber nicht langer Epochen bedarf, um diesen Hegelschen dialektischen Umschwung auszulösen, mögen zwei Beispiele beweisen, die ich vor über zehn Jahren einmal vor Apothekern in Meran anführte.

Als am 15. Februar 1935 in der angesehenen „Deutschen medizinischen Wochenschrift" ein Artikel mit dem eher allgemein gehaltenen Titel „Ein Beitrag zur Chemotherapie der bakteriellen Infektionen" von Gerhard Domagk erschien, in dem der Autor auf die erstaunlichen Heilwirkungen einer neuen Substanz, des Prontosils, aufmerksam machte, begann eine neue Ära der Arzneimitteltherapie. Der Düsseldorfer Dermatologe Hans Theodor Schreus hatte in der gleichen Nummer über eine Staphylokokkensepsis berichtet, bei der dieses neue Mittel lebensrettend wirkte:

„Im Verlauf eines vierwöchigen Aufenthalts hatte ununterbrochen septisches Fieber bis 40° bestanden. Der Puls war zunehmend schlechter geworden und schließlich auf 180 heraufgegangen. Das Gewicht war auf 4 820 g abgesunken und der Allgemeinzustand so desolat geworden, daß täglich mit dem Exitus gerechnet wurde. In diesem Zustande erhielt das Kind Ende März 1933 zweimal täglich 0,05 g Prontosil per os. Zwei Tage änderte sich an dem Krankheitsbild nichts. Am dritten Tage fiel jedoch die Temperatur, nachdem sie morgens noch 39° betragen hatte, abends plötzlich auf 37°, um von da an noch für die nächste Zeit sich zwischen 37° und 38° zu halten und schließlich allmählich völlig zur Norm zurückzugehen... Der Erfolg in diesem Falle machte auf die Beteiligten einen überaus tiefen Eindruck."

22 Jahre später hielt ein nicht weniger berühmter Internist, Ferdinand Hoff, Direktor der I. Medizinischen Universitätsklinik in Frankfurt, einen Vortrag über Therapieschäden, und er erwähnte darin einen 60jährigen Industriellen, der an einem fieberhaften grippalen Infekt erkrankt war und bei dem man eine Bronchopneumonie vermutete. Man hatte ihm daraufhin das inzwischen zur Verfügung stehende Penicillin gespritzt, was zu einer schweren allergischen Allgemeinreaktion mit lebensbedrohendem Herz- und Kreislaufschock und zu einer allergischen Dermatitis mit qualvollem Juckreiz und anschließender Schuppung geführt hatte. Zur Beherrschung dieser schweren allergischen Störung war ein anderes inzwischen in den Arzneischatz eingeführtes Präparat, das Kortison, gegeben worden, was zwar die Allergieerscheinungen beseitigte, aber zu einem erneuten Aufflammen der fieberhaften Bronchialerkrankung und zu einem Lungenabszeß führte. Gegen diese neue Gefahr wurde, da man Penicillin wegen der Allergisierung nicht mehr anwenden konnte, Aureomycin gegeben. Darauf stellte sich eine hämorrhagische Kolitis ein, die den Kranken, wie der Redner betonte, wiederum „an den Rand des Grabes brachte". Es gelang, auch diese Störung nach Absetzen des Aureomycins mit Vitamin-B-Präparaten und mit oraler Zufuhr von Kolibakterien zu überwinden. Aber da stellte sich heraus, daß inzwischen im rechten Oberlappen der Lunge eine Pilzinfektion sich festgesetzt hatte, die endlich unter Anwendung des Antimykotikums Paraben überwunden werden konnte. Nach einem halbjährigen schweren Krankheitslager, das zweimal zu akuter Lebensgefährdung geführt hatte, konnte der Patient glücklicherweise voll genesen entlassen werden. Hoff wies wohl mit Recht darauf hin, daß, wäre der Kranke 35 Jahre vorher in die Behandlung gekommen, wahrscheinlich nur ein Prießnitzscher Umschlag und eine Schwitzkur durchgeführt worden wären und der Patient wohl ohne jede Komplikation, allenfalls mit etwas Aspirin zusätzlich behandelt, nach zehn Tagen seine Arbeit wieder hätte aufnehmen können.

Diese beiden extremen Beispiele sollen die Schwierigkeiten illustrieren, denen sich heutzutage die moderne Arzneibehandlung gegenübersieht. Zwischen dieser Skylla und Charybdis, dem

Wunsche der Öffentlichkeit nach noch schneller wirkenden und noch sichereren Heilmitteln auf der einen Seite und der Gefahr, daß eben gerade stark wirkende und damit gezielt in den Stoffwechsel des Organismus eingreifende Medikamente mit Neben- und Nachwirkungen belastet sein können, muß die moderne Arzneimitteltherapie hindurchschiffen. Sie hat es dabei insofern schwer, als der vor allem in der unmittelbaren Nachkriegszeit aufkommende therapeutische Optimismus, der mit der Einführung der Chemotherapeutika und Antibiotika, mit der Entwicklung der Kortisonpräparate und weiterer neuer Hormone und Vitamine, mit der Entdeckung blutdrucksenkender Pharmaka und der Synthetisierung gut verträglicher Diuretika eine neue Ära der Medizin angebrochen glaubte, inzwischen in den letzten Jahren einem gewissen therapeutischen Skeptizismus gewichen ist. Dieser moderne Skeptizismus beruht meiner Auffassung nach auf vier Grundlagen:

1. den Arzneimittelnebenwirkungen und dem sogenannten Arzneimittelmißbrauch,

2. der Entdeckung des Placeboeffektes,

3. Informationsschwierigkeiten des behandelnden Arztes und

4. ideologische Auseinandersetzung über Sinn und Wert der pharmazeutischen Industrie und der wissenschaftlichen Schulmedizin überhaupt.

Diese neue Welle einer gewissen Zurückhaltung gegenüber der Arzneimitteltherapie in unseren Tagen ist aber keineswegs ein Novum. Schon immer hat es im Verlaufe der Geschichte der Medizin arzneimittelfreundlliche und arzneimittelfeindliche Perioden gegeben. War die griechisch-antike Medizin z. B. überzeugt von dem Postulat des „contraria contrarius curentur" und legte sie deshalb auf eine subtile Pharmakotherapie mit die entsprechenden Humoralqualitäten ergänzenden oder neutralisierenden Heilmitteln einen besonders großen Wert, so hatten bekanntlich die Römer starke Vorbehalte gegen die ihrer Auffassung nach zum Teil unnötige griechische Polypragmasie, und als ihren Sprecher darf man den alten Cato betrachten, der vom Kohl als dem Allheilmittel und der für römische Bürger adäquaten Panazee therapeutische Wunder erwartete. Waren die Rezepte der mittelalterlichen Mönchsärzte im allgemeinen noch relativ bescheiden, als Prototyp dürfen die Anweisungen der hl. Hildegard von Bingen gelten, so nahm der Umfang der Rezepturen in der Renaissance und vor allem in der Barockzeit laufend zu. Es war nicht nur der sagenhafte Theriak, der zum Teil aus mehr als 100 Ingredienzien bestand, deren Wirkungsweise im einzelnen überhaupt nicht nachgeprüft werden konnte, der schließlich die Ärzte der Aufklärungszeit dazu veranlaßte, der ganzen überbordenden Arzneimitteltherapie mit zum Teil inzwischen als obsolet erkannten Mitteln den Kampf anzusagen, eine strenge Prüfung jedes einzelnen angeblichen Heilmittels am Menschen und später auch am Tier zu postulieren, und da sich die Mehrzahl der bisher verwandten Pharmaka bei diesen Versuchen als unwirksam erwies, sogar einen therapeutischen Nihilismus zu propagieren, bei dem eine exspektative Behandlungsweise als erfolgreicher angesehen wurde als eine eingreifende Pharmakotherapie. Diese Richtung des medizinischen Skeptizismus kumuliert etwa in der Äußerung des berühmten Wiener Klinikers Joseph Skoda, einer der Leuchten der zweiten Wiener Schule in der ersten Hälfte des 19. Jahrhunderts:

„Wir können zwar Krankheiten diagnostizieren, beschreiben, begreifen, aber wir sollten nicht wähnen, sie durch irgendwelche Mittel beeinflussen zu können."

An dieser Stelle sei daran erinnert, daß das ja auch schon Paracelsus angedeutet hatte, der gegen den unreflektierten Einsatz aller möglichen angeblichen Arzneimittel wetterte, wenn er im Grunde bereits die Suche nach einem Spezifikum empfahl, da er ja bekanntlich die Überzeugung vertrat, daß Gott in jedem Lande die Pflanzen wachsen lasse, die die echten Heilpotenzen gegen dort grassierende Krankheiten in sich trügen und daß eben die göttliche Vorsehung den Pflanzen ein geheimes Signum mitgegeben habe, dem der Kundige Hinweise auf eine derartige spezifische Therapie entnehmen könne. Dem Niedergang der Arzneimitteltherapie in der auslaufenden Aufklärungszeit und ihr Ersatz durch wenige, im pharmakologischen Versuch als wirksam erkannte Heilmittel folgte aber dann die Ära der pharmazeutischen Industrie, in der geradezu explosionsartig viele neue, stark und zum Teil auch spezifisch wirkende Arzneistoffe entdeckt wurden. Die Hoffnung eines Arztes der beginnenden naturwissenschaftlichen Ära, Franz Zehetmayer, 1843, erfüllte sich jedoch nicht:

> „Je weiter die Prüfungen der Arzneimittel fortschreiten, desto mehr müssen sich die Reihen lichten, desto einfacher, sicherer und naturmäßiger wird unsere Therapie sich herausstellen, desto bestimmter werden viele Grenzmarken hervortreten, die uns lehren, in welchen Fällen die Kunsthilfe ungefährlich sei."

Nicht einmal Samuel Hahnemann, der, in der Ablehnung der bisherigen Polypragmasie mit den Schulmedizinern seiner Epoche völlig einig, unter Hinweis auf die infolge zu hoher Dosierung oder unkontrollierten Gebrauchs eben auch damals immer wieder beobachteten Arzneimittelnebenwirkungen seine neue Lehre von der Homöopathie aufstellte, hätte sich den Ausführungen von Zehetmayer anschließen können, denn er hielt bekanntlich von der Naturheilkraft des Organismus, wie sie ja bereits Hippokrates vertreten hatte, wenig oder gar nichts. Aber er verlangte den Arzneimittelversuch mit einem bestimmten Mittel an Gesunden, bevor er, allerdings ganz auf ätiologische Vorstellungen verzichtend, vom sogenannten Symptombild der Arzneikrankheit ausgehend, seine Dilutionen als Potenzen im individuellen Krankheitsfall individualisierend einsetzte. Die mit den pharmakologischen Tierversuchen des Dorpater Professors Rudolph Buchheim einsetzende moderne Pharmakologie glaubte, durch exakte Toxizitätsbestimmungen am Tier die Möglichkeiten und Grenzen neu eingeführter Pharmaka sicher bestimmen zu können, und es bleibt erstaunlich, daß eigentlich erst das Thalidomidunglück die Fragwürdigkeit von Tierversuchen für die exakte Voraussage bezüglich des Auftretens bestimmter Nebenwirkungen erhärtete, während doch schon im vorigen Jahrhundert immer wieder Beobachtungen gemacht wurden, daß man die Ergebnisse im Tierversuch nicht ohne weiteres auf den Menschen übertragen konnte.

Ich darf das am Beispiel des Kokainismus erläutern.
Um 1875 hatte sich in Europa, vor allem im Gefolge der verschiedenen Kriege, bei denen die Verwundeten auf dem Schlachtfeld in großer Zahl mit der 1853 eingeführten subku-

tanen Injektion das wasserlösliche Morphium als schmerzstillendes Mittel erhielten, der Morphinismus ausgebreitet. 1859 hatte der Göttinger Chemiestudent Albert Niemann aus der Kokapflanze das Kokain gewonnen, und es war 1884 von Carl Koller und Siegmund Freud als ein wirkungsvolles Lokalanästhetikum erkannt worden. Empirische Beobachtungen ergaben nunmehr, daß Morphiumsüchtige, die aus dem einen oder anderen Grund Kokain verordnet bekommen hatten, plötzlich nicht mehr über Entziehungserscheinungen klagten, und man glaubte nunmehr, im Kokain ein ideales Mittel zur Behandlung der Morphiumsucht gefunden zu haben. Man hat damit sozusagen den Teufel mit dem Beelzebub ausgetrieben, indem man das eine Rauschgift durch ein wesentlich stärker wirkendes und toxischeres ersetzte, und man ist heute dabei, den gleichen Fehler zu wiederholen, wenn man in Amerika z. B. empfiehlt, die Heroinsucht mit Polamidon zu bekämpfen. In den Tierversuchen hatte man ausschließlich auf die Dosis letalis und die oberflächenanästhesierende Wirkung des Kokains sein Augenmerk gerichtet. Die suchtmachenden Effekte konnte man naturgemäß damals beim Tier noch nicht entdecken. So wiegte man sich noch sehr lange in großer Sicherheit, wenn die pharmakologischen Grundversuche eine gute Verträglichkeit und eine ausreichende Toleranzbreite ergeben hatten und übernahm fast unbesehen die pharmakologischen Erkenntnisse in den klinischen Bereich. Erst in unseren Tagen ist bezüglich der Bewertung tierpharmakologischer Befunde eine Unsicherheit aufgetreten, die natürlich dem sorgfältigen klinischen Arzneimittelversuch zugute kam, aber auf der anderen Seite auch die schnelle Übernahme eines neuen Heilmittels in den Arzneischatz verhindern könnte. Erst heute sehen wir, daß, wie immer in der Medizin, das Analogiedenken, wenn es auf einer naturwissenschaftlichen Basis, in diesem Falle des Vergleichs der Wirkung am Menschen und Tier, vollzogen wird, nicht ungefährlich für die Heilkunde sein kann. Wir haben wieder entdeckt, daß der alte griechische Begriff, der im Worte Pharmakon Heilstoff und Gift gleichermaßen enthielt, sehr zu Recht besteht. Wir sind nicht mehr in allen Fällen davon überzeugt, daß, wie Scribonius Largus es im ersten nachchristlichen Jahrhundert noch ausdrückte, die Arzneimittel die Hände Gottes sind, und wir sollten uns durchaus wieder der alten Warnung des Kirchenvaters Ambrosius erinnern, der seinen Zeitgenossen zugerufen hatte, daß durch die Hand des Arztes das Gift zum Heilmittel gewandelt werden kann, wenn er forderte:

„Dem Gefährlichen läßt sich durch Vorsicht aus dem Wege gehen, des Heilsamen geht man bei Achtsamkeit nicht verlustig."

Dies scheint mir sozusagen ein Grundprinzip aller Arzneimitteltherapie, die, wie ich aufzuzeigen versuchte, in den vergangenen Jahrhunderten zwischen therapeutischem Optimismus und Skeptizismus bzw. sogar Nihilismus hin und her schwankte. Immer dann, wenn eine überbordende Polypragmasie das Pharmakon zum Zaubermittel oder gar zum Fetisch degradierte, erfolgte als Reaktion darauf eine für den Kranken nicht immer heilsame Zurückhaltung in der Arzneimittelverwendung. Aber daraus erwuchs stets ein neuer Forschritt. Ob der Freiherr von Stoerck in Wien ab 1760 an gesunden und kranken Menschen Arzneimittelversuche mit Colchicum autumnale, Aconitum, Hyoscyamus, Pulsatilla oder Stramonium anstellte, ob es sich um die strenge physiologische Arzneimittelprüfung am Tier handelte, die in Frankreich ab 1808 von François Magendie aus tiefer Enttäuschung über die Wirkungslosigkeit der bisher verwandten Drogen eingeleitet wurde und die zur Einführung von Chinin, Veratrin, Strychnin, Emetin sowie Jod- und Bromverbindungen in den Arzneischatz Anlaß gab, oder ob es die in den Labors der Farbenindustrien sozusagen zuerst als Nebenprodukte hergestellten Chininersatzpräparate waren, die sich bald auch als sehr wirksame Analgetika erwiesen, wie das Phenazetin, das Aspirin oder das Pyramidon.

Damit fiel bereits das zweite Stichwort, das Arzneimittel als Fetisch oder Magie oder sagen wir es mit einem modernen Wort, der Placeboeffekt bestimmter Pharmaka.

Früher war man allerdings, was die Inkaufnahme von zum Teil auch schweren Nebenwirkungen betraf, keineswegs so empfindlich wie in unserer Zeit. Freilich, in vielen Fällen wußten selbst die Ärzte nicht zwischen therapeutischen und toxischen Wirkungen zu unterscheiden. Das beste Beispiel ist die Quecksilberbehandlung. Denn nachdem sich die Inunktionskuren mit grauer Quecksilbersalbe als besonders günstig bei der Syphilis herausgestellt hatten, verordnete man in der Regel solche Mengen, daß es zum Ptyalismus, häufig auch zum Quecksilbersaum und zum Ausfallen der Zähne mit schwerer Gingivitis kommen konnte. Man strebte oft dieses Ziel sogar an, weil man erst dann glaubte, eine volle therapeutische Wirkung mit der eingreifenden Behandlung erzielt zu haben. Nicht anders ist es wohl mit der Verordnung der Fowlerschen Lösung gegangen, die als arseniksaures Natrium ab 1786 vor allem gegen fieberhafte Erkrankungen Verwendung fand. Man hat davon in der ersten Zeit unglaublich große Dosen gegeben und in vielen Fällen eine chronische Arsenvergiftung ausgelöst, deren Manifestation auf der Haut, die Arsen-Keratose, geradezu als Zeichen des guten Anschlagens der Therapie galt. Manchen Seeleuten ist z. B. auch noch eine Roßkur mit offensichtlich hohen Dosen von Chinarinde geläufig, die beim Auftreten vor allem der Malaria tropica in südlichen Ländern Verwendung fand. Ein einmaliger Trunk dieses scheußlich bitter schmeckenden Gebräus führte zu schweren Nebenerscheinungen mit Erbrechen, Schweißausbruch, z. T. Kollaps, sollte aber nach Überstehen dieser toxischen Erscheinungen zur vollständigen Heilung der gefährlichen Malaria-Anfälle geführt haben.

Schließlich kann dafür auch die Einführung der Digitalis in den Arzneischatz gelten, denn in völliger Verkennung seiner tatsächlichen positiv-inotropen und negativ-chronotropen Wirkung auf den Herzmuskel wurde dem Mittel von seinem medizinischen Propagator William Withering eine reine diuretische Wirkung zugeschrieben, die doch nur die Folge der Stärkung des Herztonus ist, und es wurde im ganzen 19. Jahrhundert bevorzugt auch als Heilmittel gegen psychische Leiden eingesetzt, wie dies sowohl das Portrait des Arztes Dr. Gachet von Vincenz van Gogh, der mit einer Digitalispflanze dargestellt wurde, als auch die Rezeptur für den geisteskranken Friedrich Hölderlin bezeugen, die aus Digitalisinfusen bestand. Daß auf diesem Gebiet Überraschungen auch noch nach Jahren und Jahrhunderten auftreten können, beweist einmal die erst in unserer Zeit entdeckte thrombozytenaggregationshemmende

Wirkung des bereits 1899 in den Arzneischatz eingeführten Aspirins, und die lebhafte Diskussion über Nutzen oder Schaden einer Digitalistherapie selbst mit den heutzutage üblichen minimalen Dosen. Ganz zu schweigen von dem Streit um die Vorteile der intravenösen Strophantin- und der oralen Digitalismedikation, wie sie unser berühmter Düsseldorfer Internist Ernst Edens noch geführt hatte.

Es besteht kein Zweifel, daß schon in dem Augenblick, in dem der Kranke sich entschließt, einen Arzt zu konsultieren, eine besondere Arzt-Patienten-Beziehung entsteht, die natürlich auch stark suggestive Charakterzüge trägt. Während man früher über den „Humbug" der magischen Medizin bei Naturvölkern lächelte und bestimmte Praktiken von medizinischen Sektierern scharf verurteilte, sieht man heute die Berichte über zum Teil spektakuläre Heilungen nach derartigen zeremoniellen Prozeduren in einem anderen Licht, denn man mußte häufig genug bereits im 19. Jahrhundert erkennen, daß Arzneimittel, die offensichtlich im pharmakologischen Versuch als völlig wertlos bezeichnet werden mußten, dennoch beim Patienten ein Verschwinden der Symptome bewirkt hatten. Dabei zeigte sich sehr bald, daß der Erfolg einer derartigen Pharmakotherapie von Arzt zu Arzt stark variierte, auch wenn etwa die gleichen Patienten von verschiedenen Kollegen behandelt wurden. Ausgehend von den Forderungen nach einer Objektivierung eben dieses merkwürdigen Arzneimitteleffektes hat dann Paul Martini die medizinische Methodenlehre aufgestellt, in der dem Auslaß- und dem doppelten Blindversuch eine besondere Bedeutung zugemessen wurde.

Inzwischen haben zahllose Untersuchungen ergeben, daß in der Tat bei einer ganzen Reihe von vor allem chronischen Krankheitsbildern und Symptomen Leertabletten, Placebos also, bis zu 33 % therapeutische Erfolge ergeben und, was am allerüberraschendsten ist, durch derartige Placebos sogar auch Nebenwirkungen, die der Patient allen Ernstes auf diese Leertablette zurückführt, ausgelöst werden können. Damit war einmal eine gewisse Relativierung der tierpharmakologischen experimentellen Arbeiten erfolgt, zum andern der Arzt selbst als Arzneimittel stärker in den Mittelpunkt der Betrachtung gerückt und gewisse

Aspekte der Arzneimitteltherapie in direkte Verbindung zur Psychotherapie gebracht worden. Denn man konnte beweisen, daß, je nachdem, mit welcher innerer Einstellung der betreffende Arzt einen solchen Placebo seinen Patienten verordnete oder empfahl, auch die Erfolgsquote höher oder niedriger lag, und das ist der Grund, warum der doppelte Blindversuch, bei dem auch der behandelnde Arzt ebensowenig wie der Patient weiß, ob er einen Wirkstoff oder eine Leertablette verabfolgt, eingeführt wurde. Die allergrößte Überraschung war aber die, daß selbst, als man den Patienten in einer Versuchsserie darüber aufklärte, daß ihm nun ein offensichtlich pharmakologisch unwirksames Scheinpräparat verordnet würde, um eine größere Aussagekraft des Versuches zu gewährleisten, auch derartig aufgeklärte Patienten noch über positive oder gar negative Wirkungen berichteten, und dies nicht nur in intellektuell niedrigen Klassen, sondern sogar auch bei Akademikern. Ob hierbei die von Hans Selye diskutierte Streßtheorie eine Erklärung liefern kann, die eben die innere Einstellung des Patienten, bei Einnahme auch eines Placebos mit einer Streßsituation in Verbindung bringt und daraus die merkwürdigen individuellen Reaktionen des Patienten erklärt, muß hier offen bleiben. Auch die Frage, ob die Placebowirkung etwa als bedingter Reflex auf die vorhergehende Einnahme anderer Pharmaka, bei denen entsprechende Wirkungen vom Patienten verspürt wurden, gelten darf, ist vorläufig noch ungeklärt.

Auf jeden Fall zeigte es sich jedoch, daß neben der Relativierung der Tierversuche auch Arzneimittelversuche an Gesunden keineswegs mit denen an Kranken zu vergleichen sind, weil die Einstellung eines Patienten dem Arzt gegenüber eine völlig andere ist als die eines Gesunden. Damit sind bei Arzt, Patient, Apothekern und der pharmazeutischen Industrie erneut Unsicherheitsfaktoren aufgetreten, die man im 19. Jahrhundert seit der Einführung der exakten pharmakologischen Prüfung überwunden zu haben glaubte. Nicht nur, daß der Arzt nunmehr bewußt seine Subjektivität ins Kalkül der Behandlung einsetzen muß, nicht nur, daß die pharmazeutische Industrie zumindest in einer relativ großen Prozentspanne mit nicht vorhersagbaren positiven oder negativen Nebenwirkungen zu rechnen hat, auch die Frage, ob man als Arzt ein Scheinmedikament verschreiben darf und sich dabei nicht des Betruges schuldig macht, weil man ja selbst nicht von der spezifisch pharmakologischen Wirkung der Substanz überzeugt ist, vor allem dann, wenn der Patient nicht über den Inhalt der Scheindroge aufgeklärt wird, sind Probleme, die uns heute beschäftigen.

Auf der einen Seite sind nach wie vor Millionen von Patienten tablettengläubig und wünschen von ihrem Arztbesuch etwas Einzunehmbares mit nach Hause zu tragen. Andere sind der Auffassung, daß die Präsentation des Rezeptes, d. h. die suggestive Komponente der Droge Arzt eine besonders große Rolle spielt, und daher fürchten manche Experten einen Rückfall der ärztlichen Praxis in geradezu vorwissenschaftliche Verhaltensweisen, wie man das in der Tat bereits bei jüngeren Medizinstudenten beobachten kann, die sich mit den Fragen der philippinischen Geistheiler oder der Psychochirurgen auseinandersetzen, bei denen doch die meisten wissenschaftlich gebildeten Kollegen reine Scharlatanerie vermuten müssen. Mehr und mehr häufen sich die Publikationen, die vor einem therapeutischen Optimismus warnen und sozusagen im Gefolge des Rousseauschen „Retour à la nature" die Selbstheilungstendenzen des Körpers und die naturgemäßen Heilmethoden wiederzuentdecken meinen. Der reine, in der Nachkriegszeit zu beobachtende Fortschrittsoptimismus und Enthusiasmus scheint dahin zu sein, und es ist nicht zu bezweifeln, daß sich ein gewisser Skeptizismus auf dem Gebiet der Arzneimittelbehandlung ausgebreitet hat, der durch die viel zu zahlreichen Verlautbarungen des Bundesgesundheitsamtes eher noch gestützt wird. Ein anderer Grund für die Zweifel an der Pharmakotherapie sind zweifelsohne auch die Informationsschwierigkeiten des praktischen Arztes.

Was nun diese Informationsschwierigkeiten betrifft, so haben sie ihren Grund einmal in einer außerordentlichen Zunahme der verschiedenen Heilmittel und Darreichungsarten in der ganzen Welt. Hieran ist sicherlich die pharmazeutische Industrie nicht ganz unschuldig. Über die Zahl der im Handel befindlichen wirkungsvollen Mittel herrschen ganz unterschiedliche Auffassungen, und gerade aus der Erkenntnis der Placebowirkung heraus wäre es sicher nicht wünschenswert, wenn jeweils von einem Wirkstoff nur ein einziges Präparat im Handel wäre – man denke nur daran, welch negativen Einfluß die stereotype Verordnung des gleichen Mittels bei allerdings ähnlichen Krankheiten auf die im Wartezimmer befindlichen Patienten, die häufig ihre Erfahrungen austauschen, haben müßte. Das Ansehen des Arztes würde sinken und ebenso das Vertrauen in die von ihm verordnete Arznei. Jeder Arzt weiß, wie häufig ein Wechsel des Präparats, ohne daß es sich um einen wesentlichen Wirkstoffwechsel handelt, beim Patienten bereits günstige Effekte auslöst, die zum Teil wohl auch in den unterschiedlichen Fabrikationsweisen liegen und dadurch z. B. eine schnellere Zerfallbarkeit im Magen, eine bessere Resorption oder eine geringere Allergisierungsrate wegen andersartiger, beigemischter Vehikelstoffe bedingen können. Was der Patient aber häufig nicht fassen kann und was leider immer wieder in der breiten Laienpresse ausführlich diskutiert wird, ist die Tatsache, daß ein Patient, der gerade über ein neues Heilmittel in der Zeitung gelesen hat, sich darüber wundert, daß sein Arzt darüber noch gar nicht unterrichtet ist oder zumindest bedauert, dieses Mittel seinen Patienten nicht verordnen zu können, da es sich noch gar nicht im Handel befindet.

Der Kranke wird sich daher, mit Recht oder mit Unrecht, das soll in der Folge untersucht werden, fragen, ob sein behandelnder Arzt, dem er in der Regel seit vielen Jahren sein Vertrauen schenkte, nicht mehr mit der modernen Entwicklung mitgekommen sei oder wo sonst der Grund zu suchen wäre, daß ein offensichtlich den Journalisten bereits bekannter, neuartiger Wirkstoff in den Sprechzimmern der praktischen Ärzte noch nicht zur Verfügung steht. Es würde den Patienten wohl auch wenig trösten, wenn er wüßte, daß derartige Kommunikations- und Informationsschwierigkeiten auch in der Vergangenheit in der Medizin gang und gäbe waren, erwartet er doch von der Heilkunde, daß sie sich dem modernen Trend nach schneller Aktualisierung wissenschaftlicher Erkenntnisse ebenfalls anpaßt und hat er vielleicht sogar gehört, daß, wie in anderen Naturwissenschaften, auch in der Medizin nach neuesten Erkenntnissen die Halbwertzeit des Wissens nur noch sieben bis acht Jahre beträgt, d. h. daß praktisch jeder Arzt nach 15 Jahren sein auf der Universität erworbenes Wissen gegen völlig neuartige Vorstellungen austauschen müßte.

Der vierte Punkt schließlich, der diesen modernen Skeptizismus erklären läßt, ist der am meisten umstrittene und erfordert eigentlich eine eigene, längere Betrachtung, mit der ich Sie aber hier nicht mehr konfrontieren kann. Diese Fragen sind natürlich an die Auseinandersetzungen unserer Tage über die Vor- und Nachteile von Kapitalismus, Sozialismus und Kommunismus gekoppelt. Da heutzutage die meisten wirksamen Pharmaka nur noch in industrieller Fertigung von der pharmazeutischen Industrie hergestellt werden können, fürchten manche, daß bestimmte Unternehmungen ein Monopol gewinnen und entsprechend auch ausnutzen könnten, indem sie die Arzneimittelpreise ungerechtfertigt hoch ansetzen würden. Die Industrie ihrerseits weist immer wieder darauf hin, daß sie außerordentlich forschungsintensiv arbeitet und daher natürlich die für die Forschung ausgegebenen Gelder sich in den Preisen ihrer Präparate niederschlagen müssen. Darüber hinaus glaubt man, daß doch noch genügend Konkurrenz auf dem Markt wäre, um diese Arzneimittelpreise nicht ins Uferlose anwachsen zu lassen, und im Gegensatz zu den Konsumgütern wäre ja als Zensurinstanz der Arzt eingeschaltet, der Präparate nur dann verordnen würde, wenn er sich von ihnen für den Patienten einen Nutzen verspräche, da er ja selbst am Umsatz derartiger Erzeugnisse in keiner Weise beteiligt sei. Gegner der pharmazeutischen Industrie und insbesondere der zum Teil sicherlich exzessiven Werbung meinen allerdings, daß auch der Arzt durch derartige Werbungen bewußt oder unbewußt manipuliert werden könne. Andere weisen darauf hin, daß eine wissenschaftliche Ausbildung und die Notwendigkeit, gegenüber Patienten und Krankenkasse die Verordnungen zu vertreten, auch hier eine Sicherung gegenüber ungerechtfertigtem Arzneimittelverbrauch darstellen würden und daß die Einführung der Rezeptpflicht für alle neuen Präparate im Laufe der ersten drei Jahre ihrer Ausbietung eine weitere Sicherung vor exzessivem Mißbrauch, aber auch vor unerkannten Arzneimittelschäden bedeuten könnte.

Sicher ist eins, daß mit der Minderung der Zahl der Spezialisten keineswegs etwa auch eine Verminderung des Arzneimittelkonsums Hand in Hand geht, was aus dem vorhergehend Gesagten über die Placebotherapie durchaus verständlich ist.

Wenn, einem Vortrag von Dr. Hans Harms, dem ehemaligen Vorsitzenden des Bundesverbandes der pharmazeutischen Industrie, folgend, heute in Schweden etwa nur 3000 Arzneispezialitäten, in der Bundesrepublik dagegen 30000 im Handel sind, von denen allerdings nur ca. 9000 in der „Roten Liste" erscheinen, und wenn man den Arzneimittelverbrauch pro Kopf im Jahre 1969 in der Bundesrepublik auf 105,– DM, in Schweden auf 101,– DM und in Frankreich mit nur 8200 Arzneispezialitäten sogar auf 141,– DM ansetzen muß, dann zeigt sich, daß in der Tat die einfache Reduzierung der Handelsformen und Präparate keinen wesentlichen Rückgang im Arzneimittelverbrauch mit sich bringt. Hinzu kommt, daß die früheren Unsicherheitsfaktoren, die darin begründet lagen, daß zwar zur Ausübung der Heilkunde oder zur Führung einer Apotheke eine staatliche Approbation notwendig war, daß aber praktisch jeder unbescholtene Bürger eine Arzneimittelfabrik in Deutschland aufmachen und Heilmittel vertreiben konnte, über deren Nebenwirkungen oder Wirkungsspektrum er praktisch selbst keine Rechenschaft abzugeben hatte, durch die neue Arzneimittelgesetzgebung in der Bundesrepublik doch wohl zum Teil beseitigt worden sind, weil nunmehr ein bestimmter Anmeldungsmodus mit Vorlage detaillierter Protokolle über die pharmakologische und klinische Prüfung an einer großen Zahl von Patienten vorgelegt werden muß.

Ob allerdings die neuerdings erhobenen Forderungen, auch für jedes Arzneimittel bereits schon einen therapeutischen Wirksamkeitsnachweis zu führen, nicht einen hemmenden Einfluß auf weitere Forschungsarbeiten haben wird, bleibt dahingestellt. Der Medizinhistoriker muß dies fürchten, weil er zahlreiche Beispiele anführen kann, wo ein bei einer bestimmten Indikation eingeführtes und doch nicht sonderlich wirkungsvolles Mittel plötzlich bei ganz anderen Krankheitsbildern, einfach weil das Präparat einmal hergestellt war, außergewöhnliche Wirkungen entfaltete. Man sollte eben nicht vergessen, daß, als Withering

44

1785 die Digitalis in den Arzneischatz einführte, er der festen Überzeugung war, hier ein gutes Diuretikum gegen den Hydrops zu besitzen und er von der Herzwirksamkeit keine Ahnung hatte, die erst sehr viel später als der wesentliche Arzneimitteleffekt erkannt wurde.

Auch die Einführung der oralen Antidiabetika sei hier nicht vergessen, die nur dadurch für einen neuen Patientenkreis erschlossen wurden, weil durch eine allerdings noch im Rahmen der klinischen Erprobung gemachte Erfahrung über einen merkwürdigen Nebenwirkungseffekt, Schweißausbruch, Zittern und Kollapsneigung, eine hypoglykämisierende Komponente in einem ursprünglich als Chemotherapeutikum geprüften Präparat erkannt worden war. Generell kann man sagen, daß die verstaatlichten pharmazeutischen Industrien in den sozialistischen Ländern, in denen nach der Planwirtschaft gearbeitet und wohl auch geforscht wird, bis zum heutigen Tage kein einziges der wirkungsvollen neuen, die Medizin geradezu revolutionierenden Pharmaka herausgebracht haben, sondern daß alle Entwicklungen, sei es auf dem Gebiet der Chemotherapie, der Antibiotika, der Hormone und Vitaminforschung, der Antihypertensiva und Psychopharmaka in westlichen akademischen oder industriellen Laboratorien entstanden sind. Es ist auch schwer, sich vorzustellen, daß im Rahmen der Planwirtschaft ein Ministerium eine riesige Geldmenge für Untersuchungen zur Verfügung stellt, deren Ergebnisse nicht mit Sicherheit vorausgesagt werden können, weil in derartigen Fällen der Druck der Konkurrenz fehlt und die Notwendigkeit des Überlebens einer größeren pharmazeutischen Industrie geradezu von ihrer Fähigkeit, neue wirkungsvolle Pharmaka zu entwickeln, abhängt. Der Nobelpreisträger Ernst Boris Chain, der ja das von Alexander Fleming 1928 entdeckte Phänomen der Interdependenz von Penicilliumpilzen und Bakterien im Kriegsjahr 1940 wieder aufgriff, was zur Entwicklung des Penicillins führte, hat in einer großen Übersicht mit Recht hervorgehoben, daß sogar in den letzten Jahren die Erfolge der pharmakologischen Industrielaboratorien bezüglich der Auffindung neuer Pharmaka sehr viel größer waren als die der akademischen pharmakologischen Universitätsinstitute, in denen in der Regel mehr Grundlagenforschung betrieben wurde. Wenn man die zur Verfügung stehenden Forschungsgelder vergleicht, muß man sich in der Tat noch wundern, daß soviel wertvolle Erkenntnisse aus den Universitätsinstituten heutzutage noch herauskommen.

Phenazetin und Aspirin, um nur einige Präparate zu nennen, sind in den Laboratorien der Firma Bayer ebenso entwickelt worden wie Pyramidon bei der Firma Hoechst. Andererseits hat Alfred Einhorn an einem Universitätsinstitut in München das Novocain als nichtsuchtmachendes und wesentlich besser verträgliches Lokalanästhetikum gegenüber dem Kokain entwickelt, wobei allerdings dann die industrielle Herstellung in den Farbwerken Hoechst zuerst vorgenommen wurde. Das Veronal, das von einem Universitätschemiker Emil Fischer 1902 entdeckt wurde, wurde von Wissenschaftlern der Firma Bayer bis zur Großproduktion entwickelt. Ebenso ist die Universität verantwortlich gewesen für die Auffindung der Strukturformel des Wirkstoffs des Nebennierenmarks, das dann als Suprarenin von Friedrich Stolz 1905 in den Laboratorien der Farbwerke Hoechst dargestellt werden konnte. In den Laboratorien der Firma Sandoz sind die Mutterkornalkaloide entwickelt worden, und nicht zuletzt auch, eigentlich mehr durch Zufall, wurde der LSD-Effekt dort entdeckt. Andererseits hat Daniel Bovet am Institut Pasteur den ersten Histaminantagonisten Antergan entwickelt, der dann von der Firma Rhone-Poulence in den Handel gebracht wurde, und die Ciba-Forscher E. Schlittler und H. J. Bein haben aus der Rauwolfia das Reserpin isolieren können. Insulin ist von dem praktischen Arzt Frederick Grant Banting und seiner studentischen Hilfskraft Charles Best 1923 im Physiologischen Institut in Toronto isoliert worden und wurde schon im nächsten Jahr von den Lilly-Laboratorien der Ärzteschaft in erstaunlich großen Mengen zur Verfügung gestellt. Das sind nur einige Beispiele für die Zusammenarbeit oder die wechselseitige Befruchtung von Universitäts- und Industrielaboratorien.

Immer galt in der Medizin der hippokratische Auftrag „Heilen oder wenigstens nicht schaden", und während in Zeiten des therapeutischen Optimismus der Heilungsauftrag weit im Vordergrund stand, wurde in den Zeiten des Skeptizismus das berühmte „Me blaptein", das „nihil nocere", stärker herausgestellt, wie das in unserer Zeit erneut der Fall zu sein scheint. Für diese unterschiedliche Bewertung der beiden Epitetha ist aber nicht der Forschritt oder die Stagnation der Heilkunde verantwortlich, sondern ein verändertes Bewußtsein, das im einen Fall mehr die deutlichen Vorteile, im zweiten Fall hingegen eher die ebenfalls nicht wegzuleugnenden Neben- und Nachwirkungen in den Vordergrund der Diskussion stellt. Es besteht jedenfalls kein Zweifel, daß in den Zeiten des Optimismus die heroische Pharmakotherapie eine starke Rolle spielte und man sich in Zeiten des Skeptizismus oder gar des Nihilismus stets der naturgemäßen Heilmethoden wieder entsann, die in der antiken Lehre von der Diätetik bereits deutlich umschrieben waren. Balneologische und klimatologische Behandlungsverfahren standen dann im Vordergrund, und ebenso wurde gern auf Außenseitermethoden zurückgegriffen, auch wenn diese wiederum mit unvorhersehbaren Nebenwirkungen belastet waren. Dafür sind als Beispiele die unkonventionellen Heilmethoden der Akupunktur, der Moxibustion, bestimmte exotische Heilpflanzen wie die Ginseng-Wurzel, die betonte Zuwendung zu einem sogenannten naturgemäßen Leben typisch. Die begeisterten Anhänger einer ausschließlichen Phytotherapie vergessen oft zu leicht, daß auch die Pflanze nichts anderes als ein chemisches Laboratorium ist, in dem z. T. sehr diffizile und differente Arzneimittel entwickelt werden. Zeiten des therapeutischen Skeptizismus dienten aber auch stets dazu, die eingeführten und verwendeten Arzneimittel auf ihre wirkliche Potenz kritisch zu untersuchen, und dabei konnte in der Regel eine große Zahl von ihnen als unwirksam ausgeschlossen werden. Doch dann begann der Kreislauf von neuem. Wiederum wurden bei einigen Indikationen wirksame Pharmaka entdeckt und in den Arzneischatz eingeführt und dann deren Verwendung unzulässig erweitert. Das beste Beispiel ist vielleicht das von einem Nobelpreisträger stark propagierte Vitamin C als Infektionsschutz, das sich nach wenigen Jahren eines Booms in dieser Indikation nicht bewährte.

Die skeptische Haltung gegenüber der Wirkung zahlreicher bisher von der Schulmedizin propagierter Arzneimittel steht aber in einem merkwürdigen Gegensatz zu dem in solchen Zeiten immer wieder aufkommenden Vitalismus, der alles Heil von einer in dem Individuum selbst liegenden Naturheilkraft erwartet. Sie zu fördern gelten nun alle Anstrengungen diätetischer, gymnastischer und allgemein hygienischer Art, aber in solchen Phasen werden auch zahlreiche Geheimlehren verkündet, die einer kritischen wissenschaftlichen Prüfung keineswegs standhalten. Freilich, die wissenschaftlichen Erkenntnisse wandeln sich mit den immer feiner werdenden Untersuchungsmethoden und mit neuartigen Theorien, die in die Medizin ebenso Eingang finden wie etwa in die Pädagogik oder Psychologie. Ebenso wie diese Wissenschaften ist leider auch die Medizin keine durchaus exakte. Sie muß, da zu den biologischen gezählt, immer z. T. unberechenbar bleiben, und auf dieser Basis werden auch in Zukunft immer wieder optimistische und skeptische Perioden einander abwechseln, getreu dem eingangs zitierten Hegel-Wort: „Jedes Ding geht schwanger mit seinem Gegenteil."

DISKUSSION

Moderation: *G. Rohrmoser*

Rohrmoser: Ich darf vielleicht noch mal kurz einiges von den Referaten in die Erinnerung rufen. Zunächst zu dem Referat von Herrn Zöckler. Dieses Referat enthielt ja eine ganze Reihe provozierender Thesen, die eigentlich zur Diskussion anreizen müssen. Herr Zöckler hat dann wieder ein bißchen geglättet, hat manches von der Schärfe seiner Position wieder relativierend zurückgeholt, und das ist ja auch richtig, aber für die Diskussion soll man mal die ganze provokative Zuspitzung, die in den Thesen lag, herausgreifen. Der erste Eindruck, den ich habe, ist, daß die Medizin und ihre Problematik ein reiner Reflex der Großwetterlage um den Fortschritt ist. Alle Dummheiten, die es sonstwo gibt, gibt es auch in der Medizin. Zunächst hat also Herr Zöckler darauf hingewiesen, daß es Zweifel am technischen Fortschritt gibt. Und zweitens hat er dann diese These verstärkt und gesagt, daß es Grund zum Widerstand gibt. Er hat das an einigen Beispielen konkretisiert, wo er meint, an einem Punkt angekommen zu sein, an dem man zum Widerstand gegen den Fortschritt oder diese Art Fortschritt in der Medizin aufrufen müsse. Dann hat er die Kritik an der Medizin in einigen extrem zugespitzten Formulierungen vorgetragen, so daß man sich an das Wort von Karl Kraus über die Psychoanalyse, die ganze Medizin ist selber die Krankheit und nicht die Gesundheit, für die sie sich selber hält, erinnert. Wenn man dem zustimmt, produziert dieses System eigentlich die Krankheiten, obwohl es vorgibt, daß es sie heilen könnte. Und dabei verdienen die Mediziner auch noch. Allerdings hat Herr Zöckler diese Thesen als Halbwahrheiten qualifiziert, hat sie also selber mit einer Metakritik versehen und ist dann am Schluß aber doch, glaube ich, zu einem ganz zentralen Punkt gekommen, indem er vorsichtig, aber wahrnehmbar und deutlich genug die Frage, die berühmte Frage nach der Begrenzung, der Begrenzbarkeit des Fortschritts auch in der Medizin gestellt hat. Das ist die Zusammenfassung ärztlichen Handelns unter systemimmanenten Zwängen zur Formel: „Alles, was technisch machbar ist, wird gemacht", und er führt diese gewisse Automatisierung auf die Spezialisierung und den Grad der Spezialisierung zurück, der eingetreten ist, mit den dann unvermeidbar auch verbundenen Einbußen an Autorität und an Vertrauenswürdigkeit, Glaubwürdigkeit der gesamten „Innung".

Sehr gut fügte sich das Referat von Herr Schadewaldt ein, indem er, wie Historiker das immer zu tun pflegen, entdramatisiert hat. Wenn man es also auf diese etwas beruhigende Formel bringen könnte, ist dies alles schon mal dagewesen, und es ist auch alles vorübergegangen. In der Geschichte wechseln eben pessimistische und optimistische Zeitalter ab, und wir können darauf vertrauen, daß der Umschwung, gerade wenn es besonders schlimm wird, dann auch wieder bevorsteht. Ich finde das notwendig und beruhigend. Aber der Rückblick des Mediziners, des Medizinhistorikers, zeigt ja auch, daß die naturwissenschaftliche Medizin eine Möglichkeit, eine besonders erfolgreiche, natürlich neben vielen anderen, ist und daß die naturwissenschaftliche Medizin eben das Produkt einer bestimmten geschichtlichen Epoche ist, die auch vorübergehen kann und daß auch die Rechtfertigung mit den unbezweifelbaren großen Fortschritten angesichts tiefer ansetzenden Stimmungslagen und Stimmungsumbrüchen nicht unbedingt erfolgreich sein muß.

Bitte, Herr Zöckler, würden Sie so freundlich sein, nochmal die These von der Grenze zu erläutern.

Zöckler: Es gibt natürlich eine Fülle von Möglichkeiten, im klinischen Alltag zu begrenzen. Das Problem liegt meines Erachtens darin, daß wir zu einer Entwicklung, die wir zunächst kritisieren, später feststellen, daß sie sich etabliert hat und daß sie ihre Berechtigung hat. Deswegen habe ich einige Beispiele gebracht, die fünf Jahre später schon gar keinen Anlaß mehr zu Zweifeln gaben. Zum Beispiel sagte ich, daß wir am Anfang bei den Herzklappenoperationen in Göttingen eine fünfzigprozentige Letalität hatten. Herr de Vivie wird sicher bestätigen, wie das heute ist, ich glaube, die Letalität liegt jetzt unter fünf Prozent. Ähnliches gilt für die Transplantation und viele andere sensationelle Dinge. Begrenzung würde ich ganz konkret zum Beispiel in der Cytostaticabehandlung bei völlig inkurablen Karzinompatienten wünschen. In diesen Fällen könnten wir innerhalb der Klinik schon heute begrenzen. Eine allgemeine Begrenzung würde ich auch in der Aussage sehen, daß die Entscheidungen in den nächsten Jahren und die Verbesserungen – ich rede jetzt von der Chirurgie – entscheidend von der Indikation abhängen, und die Indikation ist heute einer der Prüfsteine der Chirurgie geworden.

Ich möchte jetzt das Stichwort „Vertrauensbruch" aufgreifen. Wenn heute ein Gefäßchirurg einen femoro-cruralen Bypass macht, das heißt eine sehr schwierige Verbindung kleinster Unterschenkelgefäße mit dem Oberschenkelgefäß im Stadium II, wenn der Patient noch 200 Meter gehen kann, dann ist das ein Vertrauensbruch. Die Indikation stimmt nicht, weil diese prothetischen Überbrückungsmaßnahmen nur von sehr vorübergehendem Erfolg sind. Eine derartige Gefäßprothese bleibt vielfach am Unterschenkel nur wenige Monate offen. Man muß demnach fordern, daß derartige Operationen auf jene Fälle beschränkt werden, in denen eine Extremität bereits amputationsreif ist.

Es ist eine Art Vertrauensbruch, wenn man diese Indikation erweitert, um auf dem nächsten Kongreß eine größere Zahl zu veröffentlichen. In der Behandlung der Arteriosklerotiker würde ich in die Zukunft weisende Begrenzungen sehen. Wir haben es mit Patienten in einem sehr frühzeitig einsetzenden Alterungsprozeß zu tun. Man sagt ja: So alt wie die Gefäße, so alt bist du selbst. Wenn wir heute in der Technik der Gefäßdarstellung zu neuen wesentlich weniger gefährlichen Methoden übergehen, mit denen wir mit einer Kontrastmittelinjektion alle Gefäßbezirke des Körpers darstellen können, so ist der nächste voraussehbare „Fortschritt" der, daß wir diese Diagnostik erweitern, indem wir jeden Patienten untersuchen, bei dem der leiseste Verdacht einer Herzkranzgefäßerkrankung besteht. Der übernächste „Fortschritt" wäre eine ungeahnte Erweiterung der Chirurgie der Herzkranzgefäße als prophylaktische Maßnahme. Und kein einziger von den Ärzten, den Akteuren dieses Dramas, wird dem Patienten sagen, wie er alt werden kann und daß das Altwerden jetzt durchaus seine Berechtigung hat.

Forth: Herr Rohrmoser, ich muß Ihnen gestehen, daß ich am Vormittag vom ersten bis zum letzten Referat, und ich will Herrn Schadewaldt nicht ausnehmen, nur Mißbräuche der Wissenschaft kennengelernt habe und kein Problem. Ich muß Ihnen das ganz deutlich sagen, daß wir im Grunde eigentlich als Wissenschaftler immer gehalten sind, Zweifel an dem, was wir tun, zu formulieren und an diesen Zweifeln die Rechtfertigung zu orientieren. Alles, was Sie gesagt haben, waren unreflektierte Maßnahmen in der Medizin, die zu Mißbräuchen geführt haben. Ausnahmslos! Nun könnte ich Ihnen das in kurzen Worten so schildern, daß wir natürlich, wie in allen Wissenschaftsbereichen, auf der einen Seite den Forscher haben und auf der anderen Seite den Wissenschaftler. Der Forscher – ich will es Ihnen etwas salopp formulieren – das ist die Steigerung von „forsch", das ist der Mann, der ein Röhrengesichtsfeld hat, der natürlich aktualisiert arbeitet, der heute einem sehr großen Mißbrauch ausgesetzt ist, indem er außerordentlich versiert auf dem Klavier der Publikumswirksamkeit spielt, sonst bekommt er ja auch kein Geld. Und der Wissenschaftler hat eigentlich dies alles einzuordnen und abzuwägen gegenüber dem bisherigen Wissen. Nun, in diesem Spannungsfeld läuft, wie wir gerade am letzten Beispiel von Herrn Zöckler gesehen haben, natürlich auch die Bewertung von Therapie ab. Wie können wir eigentlich anders reagieren, wenn ich eineinhalb Jahre dazu brauche, um festzustellen, wann ein Bypass wieder zugeht? Also brauche ich doch einen Zeitraum, um diese Dinge überhaupt erst beurteilen zu können. Nun lassen Sie uns bitte um Himmels willen in dieser Systemanalyse verbleiben, und lassen sie uns die Medizin nicht als eine Augenblickswissenschaft betrachten, sondern als eine, die in der Lage sein muß, bisheriges Handeln dem Wert nach gegenüber dem zukünftigen Handeln abzugrenzen und zu bewerten. Wir könnten heute, natürlich ganz rasch und salopp, eine ganze Menge von Fehlentwicklungen diskutieren, und ich will für mich gleich anmelden, daß ich einen Teil der Transplantationseuphorie nicht teile und der Meinung bin, daß wir dort unter Umständen einen großen Irrweg eingeschlagen haben. Das wird doch die Wissenschaft, das Gespräch zwischen uns erst einmal erweisen, wer recht hat, welche Dinge wirklich ein Fortschritt sind. Sie müßten uns eigentlich aufzeigen, daß Fortschritt Orientierung von dem Standpunkt aus bedeutet, von dem aus ich diesen Fortschritt beurteile. Daß das hin und wieder ganz schief läuft, kann ich Ihnen an tausend Beispielen belegen, aber dies ist doch im Grunde eigentlich ein sehr triviales Problem jeder Wissenschaft, die in sich nicht abgeschlossen ist, und die Biologie kann, wie die Medizin natürlich auch, gar nicht abgeschlossen sein.

Schreiber: Ich glaube, daß die drei Referenten zunächst einmal alle die Gewinne des Fortschritts sozusagen abkassiert haben und im Nebensatz gesagt haben, Fortschritt muß sein, und es geht nicht ohne all die Errungenschaften der modernen Medizin. Herr Zöckler hat ja sehr eindrücklich geschildert, wie das noch vor 20 oder 30 Jahren mit den Operationstechniken war. Also, prinzipiell Bejahung des Fortschritts. Dann kam, was Herrn Forth wohl etwas störte, die Klage über den Fortschritt. Aber ich freue mich eigentlich, hier nicht das bloße Lamento gehört zu haben und die Klage über die Technisierung und ähnliche kulturpessimistische Dinge. Das schien doch sehr viel realistischer zu sein. Nur, mich interessiert ein Punkt, und danach würde ich fragen, ehe wir nun zu sehr in medizinische Konkretheiten hineingehen: Sie, Herr Rohrmoser – auch Herr Zöckler und Herr Schadewaldt – haben so etwas beschworen wie die Vernunft im Umgang mit dem Fortschritt, und Herr Forth hat es eben auch angesprochen, er hat den Standpunkt betont, von dem aus man die Therapien und die Entwicklungen bestimmt. Herr Zöckler sah wohl eher ein religiöses Bild vom Menschen im Hintergrund, während Sie, Herr Rohrmoser, den Konsens einerseits, die Vernunft andererseits beschworen haben. Ehe wir nun allzusehr ins Konkrete gehen, sollten wir vielleicht über diese Frage, die durchaus nicht triviale Selbstverständlichkeiten enthält, was denn diese Kriterien der Vernunft nun gerade auf dem Gebiet der Therapie sein können, ein wenig mehr reden. Vielleicht könnte man konkret sagen, was denn mit der Therapie geschehen soll. Soll Leben um jeden Preis erhalten werden, ist das Gebot der Vernunft? Oder soll Leben nicht um jeden Preis erhalten werden, nicht allzu beschädigtes, allzu belastetes Leben? Aber wo liegen hier die Grenzen? Was sind die Kriterien für das, was ärztliches Handeln erhalten soll? Sinnvolle menschliche Existenz? Aber was ist sinnvolle menschliche Existenz? Nun, das Weiterleben eines Arteriosklerotikers oder eines Gefäßgeschädigten, der nicht mehr gehen kann oder des Karzinompatienten, der mit den Cytostatica ein paar Monate weitergetragen wird? Ist nicht die elementare Unsicherheit darüber, was eigentlich Vernunft ist, was Vernunft eigentlich gebietet, ist das nicht der Grund für die vielen Unsicherheiten? Ich habe keine Patentlösung dafür – nachdem die moralischen Vernunftsysteme offenbar zerbrochen und überwunden sind – zu sagen, was Vernunft hier gebietet und wie man hier zum Konsens kommt. Aber ich glaube, wir sollten uns vielleicht eingestehen, daß die elementaren Unsicherheiten im Konkreten und das vielleicht verständliche Verhalten, alles technisch Machbare zu tun und Leben zu verlängern, aus dieser elementaren Unsicherheit kommt.

Ich würde Sie, Herr Rohrmoser, bitten, uns noch einmal Ihre Vorstellung darüber etwas deutlicher auf den Tisch zu legen, was die Korrektur des Fortschritts durch Vernunft bedeuten soll.

Rohrmoser: Herr Schreiber, ich möchte ganz kurz folgendes sagen: In meinem Referat ging es darum, eine epochale neue Konstellation im Verhältnis von Fortschritt und den Zielen zum Ausdruck zu bringen, um derentwillen er bisher eigentlich gewollt wurde. Und ich habe als unvernünftig bestimmt, daß man den Fortschritt a priori als vernünftig unterstellt. Er selber befindet sich in einem Zustand, in dem er aus einer eigenen Rationalität heraus in der Gefahr steht, irrational zu werden, wie Herr Zöckler das ja an ganz konkreten Beispielen gezeigt hat.

Zöckler: Ich wollte nur zwei Sätze zu Herrn Forth sagen. Jeder Mißbrauch in der Klinik ist eo ipso ein ärztliches, ein menschliches Problem und zwar ein so großes Problem, daß es zu schwersten Gewissenskonflikten kommt. Wenn ich sage, daß wir Vertrauensbrüche in der Klinik begehen, so gehe ich noch einen Schritt weiter, und ich sage, ohne daß es uns bewußt wird, sind diese Vertrauensbrüche für den Kliniker eine tägliche Tatsache. Zu Herrn Schreiber möchte ich sagen, Vernunft im Umgang mit Fortschritt würde ich umdeuten für die Kliniker als Vernunft im Umgang mit Patienten, und daraus ergibt sich eben diese Problematik. Und da wir keinen Begriff vom Vernünftigen haben, hat jemand, der glaubt, Vernunft zu entwickeln oder zu erkennen, keine Durchschlagskraft. Das ist das Problem der Klinik. Es gibt kein Durchsetzungsvermögen für Vernunft. Das ist für mich in der Klinik evident.

Rohrmoser: Donnerwetter!

Schölmerich: Ich wollte mit meiner Frage noch einen Schritt zurückgehen. Herr Rohrmoser, Sie haben ja sehr eindrucksvoll geschildert, wie die Stellung zum Fortschritt sich entwickelt hat. Kann man aber nicht sagen, daß es auch in diesen Jahrhunderten Phasen gegeben hat, wo eine genauso kritische Stellung zu dem Problem des Fortschritts gegeben war, wie in der Romantik? Es gab eine Phase in der Wandervogelbewegung – das war ein regional begrenztes und auch zahlenmäßig begrenztes Phänomen – aber es gab auch nach dem 1. Weltkrieg Phasen im Expressionismus, die sehr deutlich diese Tendenz hatten. Ich meine, was wir heute haben, ist eine besondere Situation, eben dadurch, daß die Kommunikationsmedien solche Probleme sofort in das Massenbewußtsein bringen und daß auf diese Weise ein Problem auftaucht, das ursprünglich gar nicht gegeben war. Hätten die Romantiker Fernsehen gehabt, dann wäre das Problem damals genauso dramatisch gewesen, wie es uns heute erscheint. Nun kann man nicht daraus folgern, daß das, was wir heute erleben, wirklich eine Welle aus irrationalem Grund ist, die wieder abebbt.

Klingspohr: Herr Rohrmoser, ich wollte auch nochmal auf diese epochale Wandlung eingehen, von der Sie gesprochen haben.

Rohrmoser: Das war nur eine Vermutung.

Klingspohr: Aber es drängt sich ja auf, daß das so ist. Die Frage, die ich mir schon lange stelle, ist: Ist das ein weltweites Problem, das heißt ein Problem, das zumindest die Industrieländer in gleicher Weise betrifft, oder ist das wieder ein Ausdruck des Irrationalismus, jedenfalls in der überspitzten Form, der in der deutschen Geistesgeschichte ja doch eine lange Tradition hat? Ich fand es eigentlich in einer Darstellung über das Bismarckreich ganz interessant, daß damals, in einer Epoche, die uns jetzt rückblickend eigentlich als Inkarnation einer Epoche des Optimismus, des Fortschrittsoptimismus erscheint, zumindest unter konservativen Intellektuellen genau die gleichen Argumente vorgetragen wurden, die wir jetzt von Grünen, vom alternativen Spektrum hören, so daß man die Frage stellen kann, ob eine weltweite Bewegung in ihrer besonders krassen und unvernünftigen Form vielleicht eine besondere deutsche Manifestation darstellt.

Pichler: Ich möchte auf das Bezug nehmen, was Herr Schölmerich angedeutet hat. Durch den Einfluß der elektronischen Medien können wir auch, kraß formuliert, Opfer von Manipulationen dieser Medien werden. Ich selber habe viele Fernsehsendungen in Österreich gemacht und habe dort zum ersten Mal das Problem der Informationsflut kennengelernt, der wir ausgesetzt sind und der gegenüber wir eine gewisse Hilflosigkeit haben, weil wir diese Informationsflut einfach zeitlich nicht kritisch bewerten können. Ich glaube, wir kommen als Wissenschaftler und als Ärzte nicht darum herum, daß wir wieder Wertungen einführen und daß diese Wertungen eine gewisse allgemeine Gültigkeit haben. Ein Arzt ist vielleicht nur derjenige, der auch eine innere Grenze kennt. Ich möchte das bestätigen, was Herr Rohrmoser gesagt hat, die Historiker oder die Fachleute entdramatisieren viele unserer Probleme.

Rohrmoser: Die Frage ist ja: Handelt es sich wirklich um eine epochale Umbruchsituation oder um die Wiederkehr von Konstellationen, die den Fortschrittsprozeß eigentlich kennzeichnen, für ihn typisch sind in einer Normalität, wie sie zum Fortschritt gehört, wenn es noch eine konservative Kulturintelligenz gibt, die dem Fortschritt immer nachrechnet, was er an Zerstörungen hinterläßt? Die Dialektik von Fortschritt und Zerstörung ist ja dem Fortschritt selber immanent. Der moderne Fortschritt hat es an sich, daß er immer das Produkt von Vergessen und Zerstörung ist. Solange wir konservative Intelligenzen hatten, wurde ja immer die Rechnung nach jedem Fortschrittsschritt präsentiert. Ist die jetzige Situation in diesem Sinne ein wellenförmiger Übergang, der normal ist, oder ist das etwas qualitativ Neues, und sei es nur, daß von einer bestimmten Quantität auch eine neue Qualität entsteht, zum Beispiel an Machtmöglichkeiten, die der Mensch durch den Stand der wissenschaftlichen Technik entwickelt hat, die er selber nicht mehr unter einer ethischen und sittlichen Kontrolle hat? Das qualitativ Neue liegt in dem Maß der uns durch die Wissenschaft und Technik zugewachsenen Macht und Einwirkungsmöglichkeiten, mit absehbaren, ja auch zum Teil unkorrigierbaren Konsequenzen, die eben dazu geführt haben – und Herr Pichler, das ist nun wirklich etwas Neues –, daß wir seit zehn Jahren statt vom Fortschritt vom Überleben der Menschheit reden. Und die alle, die das tun, sind doch keine Narren. Die Frage ist, wie das Deutsche und die deutsche Situation dann noch zu einer vielleicht besonderen Eskalation von Irrationalismus führen kann, die dann noch viel gefährlicher wäre als fast jeder rationale Fortschritt, den wir noch weiterführen können. Und daß wir die deutsche Anfälligkeit und Labilität für solche Entwicklungen aus vielen Ursachen in diesem Lande haben, das kann ja keiner übersehen. Da müssen wir wirklich aufpassen.

Pichler: Ich wollte eines noch kurz erwähnen. Ich habe während dieser Zeit, in der ich jahrelang Fernsehsendungen machen mußte, sehr nahen Kontakt mit Journalisten gehabt und war entsetzt über eine Maxime, die ich dort gehört habe und die unter Journalisten als Berufsmaxime gilt. Um eine Auflage der

57

Zeitung zu gewährleisten, gibt es eine Regel, die heißt: Only bad news are good news. Und ich frage mich, ob unser Weltbild nicht eine Manipulation dieser Maxime ist. Vielleicht handeln wir nur so, daß wir lieber Sensationen lesen als gute Dinge, aber schauen Sie heute eine Zeitung an, sie besteht zu 90 Prozent aus bad news. Die schlechten Nachrichten sind es, die die Zeitung verkaufbar machen. Ich halte es für sehr wesentlich in diesem Kreis, darauf hinzuweisen.

Wir müssen auch feststellen, daß es Vertrauensbrüche in der Wissenschaft gibt. Ich glaube zum Beispiel, einer der größten Vertrauensbrüche in der Wissenschaft ist der Mißbrauch der Atomwissenschaft durch Wasserstoffbomben. Ich glaube ganz sicher, daß diese herrliche Erfindung des Sternenfeuers nicht dafür verwendet werden sollte, um schlafende Städte zu bedrohen. Und ich glaube, man müßte als zukünftiger Wissenschaftler die Möglichkeit von Vertrauensbrüchen und von Manipulationen in der Wissenschaft genau im Auge haben.

Kleinsorge: Ich habe in diesem Zusammenhang eine Verständnisfrage an Herrn Zöckler. Herr Zöckler, wenn Sie von Vertrauensbruch im Krankenhaus sprechen, vom Vertrauensbruch am Patienten, wenn jemand wider besseres Wissen therapeutische, zum Beispiel operative Methoden anwendet, die dem Patienten im Enderfolg nicht nützen, so meine ich, das hat mit unserer Diskussion nichts zu tun, das ist doch schlichtweg ein Kunstfehler, der rechtlich geahndet werden muß. Denken Sie bitte an den Paragraphen 41.1. auf dem Arzneimittelsektor. Wir dürfen auch Arzneimittel nur zur Prüfung anwenden, wenn wir überzeugt sind, daß diese Mittel dem Patienten nützen. Wenn ich also ein Verfahren anwende, mit dem ich schon schlechte Erfahrungen gehabt habe und das Vertrauen des Patienten mißbrauche, so ist das nach meiner Meinung ein juristisches Problem.

Zöckler: Ich gebe Ihnen völlig recht. Aber die von mir erwähnten Vertrauensbrüche sind eine Tatsache, und die Überbrückungsoperationen sind weltweit geprägt von der Zahl, die man braucht, um sich auf dem nächsten Kongreß zu profilieren.

58

Da gibt es gar keine Frage. Ich bin also fest davon überzeugt, daß wir Vertrauensbrüche begehen, die uns gar nicht bewußt sind. Wenn ein Internist und ein Chirurg am gleichen Hause das gleiche Krankengut behandeln, die gleiche Krankheit, und beide sind nicht in der Lage zu koordinieren, so ist es ein Vertrauensbruch, auch wenn der Chirurg jemanden operiert, der besser konservativ behandelt würde und umgekehrt. Diese Vertrauensbrüche sind Legion. Das kann man juristisch nicht irgendwie verifizieren, aber jeder Kliniker wird mir recht geben. Diese mangelnde interdisziplinäre Zusammenarbeit kann Vertrauensbruch sein, wenn auch nicht ganz offensichtlich, für den Patienten nicht und auch für die Akteure nicht. Ich bin aber überzeugt, daß es ein Vertrauensbruch ist.

Hartmann: Ich möchte, Herr Rohrmoser, Sie und Herrn Zöckler auf einen Widerspruch aufmerksam machen. Wenn man die Möglichkeit einer vernünftigen Selbstbegrenzung bejaht, und das haben Sie beide getan, dann setzt man voraus, daß wir das, was wir Fortschritt nennen, in der Hand haben oder in die Hand nehmen können. Nun haben Sie, nach meiner Meinung zu Recht, Herr Rohrmoser, den Fortschritt als einen Mythos entlarvt, und das Thema von Herrn Zöckler hieß „Fortschrittsglaube". Das schließt die Möglichkeit, etwas vernünftig in die Hand nehmen und verändern zu können, aus. Unser Thema heißt ja „Fortschritt in der Medizin", gemeint ist vielleicht auch im Hintergrund „Fortschritt der Medizin" oder „Beiträge der Medizin zum Fortschritt". Nun haben Sie den Fortschritt zu Recht als einen Allgemeinbegriff behandelt. Die gesamte Kasuistik, die uns heute und morgen beschäftigen wird, das sehe ich schon voraus, ist immer Hinweis auf Einzelerfolge zu begrenzten Zielen, und wir tun so, als ob die Summation dieser Erfolge dann das Ganze von Fortschritt ausmacht. In Wirklichkeit können wir nur Bewegungen wahrnehmen. Weder in der Evolution noch in der Geschichte können wir eine allgemeine Richtung erkennen. Wir müssen uns also, glaube ich, von der Vorstellung freimachen, daß Fortschritt ein Gleichschritt aller Wissenschaftler, aller Forscher, aller Einzelerfolge sei, und das auch noch in einer Richtung. Das wollte ich nur kritisch anmerken und wäre Ihnen dankbar, wenn Sie zu dem Widerspruch – Beeinflußbarkeit dessen, was Sie selber als Mythos und Glauben bezeichnet haben – etwas sagen könnten.

Rohrmoser: Ich will die Antwort von Herrn Zöckler nicht vorwegnehmen. Ich glaube, daß er etwas anderes gemeint hat. Meine Argumentation war die, und davon bin ich überzeugt, aber die Zeit reicht hier nicht aus, das auch im einzelnen zu zeigen, zusammengebrochen ist der Fortschritt als Ersatzreligion. Das heißt, der Fortschritt ist dort unvernünftig, wo er weiter quasi-religiöse Zusagen, Verheißungen, Versprechen sich bemüht, bewußt oder unbewußt zu erfüllen. Und das hat enorme Konsequenzen für den Umgang mit allen diesen Problemen und Fragen, mit denen wir es zu tun haben. Dagegen hat Herr Zöckler in der Tat ganz konkret die Frage nach der Grenze des medizinischen Fortschritts selber aufgeworfen.

Hartmann: Herr Rohrmoser, ist er wirklich zusammengebrochen oder wünschen wir uns das als Voraussetzung des vernünftigen Eingriffs? Im Augenblick ist das nämlich ein Wunsch.

Rohrmoser: Herr Hartmann, ob er in der Realität zusammengebrochen ist oder ob er auch im Bewußtsein der Menschen zusammengebrochen ist, das muß man ganz sicher differenzieren, aber es gibt doch viele unübersehbare Entwicklungen und Tendenzen, Signale, daß wir einen Punkt erreicht haben, an dem keiner, der noch seine fünf Sinne zusammen hat, umhin kann zuzugeben, daß ein auf bestimmte Art und bestimmte Weise organisierter Fortschritt das Gegenteil dessen produziert, was ursprünglich verheißen wurde und daß die Menschen tatsächlich auch in ihrer Kritik und in ihren Verhaltensformen genau das zum Ausdruck bringen. Natürlich, wenn dieser Ersatz wegfällt, kommt an einem fortgeschrittenen Punkt vollbrachter Säkularität die moderne Gesellschaft auf die Frage zurück, was denn nun eigentlich an die Stelle treten könnte, und da bricht die große Ratlosigkeit aus. Das ist ja im Grunde heute unser größtes Problem, daß wir, selbst wenn es Antwort gäbe, kaum eine Möglichkeit haben, auch einen Konsens für eine solch mögliche Antwort herzustellen.

Forth: Herr Rohrmoser, ich würde es begrüßen, wenn wir uns wieder auf das Thema „Fortschritt in der Medizin" beschränken, weil es leichter zu beantworten ist. Wir können unter Umständen Vorgänge, die sich mindestens in Generationen abspielen, mit unserem Wissen nicht einmal verfolgen.

Wir sollten auch, wenn wir über Medien reden, immer davon ausgehen, daß Medien an sich ja nicht schlecht sind, aber mißbraucht werden können. Lassen Sie mich aber doch zu dem von Ihnen formulierten Anliegen zurückkommen, daß Sie den Fortschritt in der Medizin in Frage stellten. Schauen Sie, da gibt es diesen alten wunderschönen Satz, der so vielfach mißverstanden wurde, und den auch unsere Mediziner meiner Meinung nach nicht mehr richtig einordnen können, daß der Geist der Medizin so einfach zu fassen sei. Ich bin der Meinung, daß sich Goethe dabei sehr viel mehr dachte als nur einen, wenn Sie so wollen, saloppen Theatererfolg, sondern dieser Geist ist deshalb so einfach zu erfassen, weil wir eine sehr geradlinige Aufgabe haben, und die heißt: Leben bewahren. Sie, Herr Rohrmoser, sind für mich in einer unerträglichen Weise auf diesem Weg entglitten, indem Sie die Interpretation des lebenswerten Lebens eingeführt haben. Ich versuche, seit Generationen Studenten auszubilden und zu sagen, diese Frage ist nicht eure Aufgabe; die Frage, welches Leben lebenswert ist, kann der Mediziner am Krankenbett in den seltensten Fällen entscheiden. Selbst wenn Sie dieses Problem der fünfmaligen Wiederbelebung hier auf den Tisch legen, dann würde ich darin keinen Zweifel haben, daß es fünfmal Rechtens war, diese Frau wieder zu beleben. Ich lasse mich gerne von einem Kliniker belehren; Sie wissen, daß ich Theoretiker bin. Wer von uns weiß, ob es nicht doch noch einmal gelungen wäre, eine Spanne herauszuarbeiten, die es unter Umständen in diesem einen Leben als sinnvoll hätte erachten lassen, dieses Leben fortzusetzen. Darf ich Ihnen ein Beispiel sagen, das mich sehr beschäftigt. Ich kann unter Umständen in einer ausweglosen Situation einsehen, daß eine Lebensverlängerung nicht mehr sinnvoll ist, denken wir an einen Tumorpatienten. Wenn ich mir jetzt diesen Tumorpatienten vorstelle, daß er eine große Familie hat, unter Umständen ein Imperium, einen Besitz zu verwalten hat, dann kann es sein, daß drei Monate zur Regelung seiner Besitzverhältnisse außerordentlich wichtig sind. Die generalisierte Feststellung, daß dieses Leben nicht weiter verlängert werden kann – ich halte das für unerträglich. Ich sage es etwas überspitzt, um Sie wieder zurückzubringen auf das, was die Aufgabe der Medizin ist. Mir ist lieber, die jungen Leute retten Leben, als daß sie sich Gedanken machen darüber, welches Leben lebenswert ist. Das haben wir hinter uns.

Rohrmoser: Herr Forth, ich darf doch vielleicht darauf hinweisen, daß es offenbar bei Ihnen ein Mißverständnis war. Herr Schreiber hat gesagt, es stellen sich bestimmte Fragen, zum Beispiel wann ist der Punkt, an dem wir die Verlängerung, also die Erhaltenswürdigkeit bejahen oder nicht. Ich habe nicht die Frage nach der Berechtigung der Fragestellung „lebenswertes oder unwertes Leben" gestellt, sondern nur diese Feststellung wiederholt, und ich stimme Ihnen völlig bei, daß das ein ganz großes Problem ist, daß es keine generalisierbare Berechtigung irgendeines Menschen geben darf, in bezug auf das Leben eines anderen festzustellen, ob das lebenswert oder nicht ist.

Rössler: Ich bezweifle, daß die Grundsätze, die Sie jetzt eben vorgetragen haben, so einleuchtend sie sind und so schwer es natürlich ist, ihnen generell zu widersprechen, in der Praxis wirklich so leicht akzeptabel und so leicht durchschaubar sind. Einmal, seit wann ist es der Auftrag der Medizin, Leben zu erhalten? Über viele tausend Jahre hat man es anders gelesen. Leben erhalten war für frühere Generationen die Aufgabe einer anderen Instanz. Hat die Medizin die Aufgaben dieser Instanz übernommen, wollen Sie das sagen? Wie aber verhält es sich beispielsweise mit Ihrem Grundsatz bei der Frage der Anwendung lebenserhaltender Techniken an Neugeborenen ohne oder fast ohne Hirnrinde, mit einem offenen Rückenmark, mit einer Darmstenose, auch das ist Leben. Das ist alles Leben. Wenn Sie diesen reduzierten, aufs äußerste reduzierten Lebensbegriff zugrunde legen, dann werden Sie sich zwar von allen ethischen Fragen entlasten, aber auch von allen humanen.

Rohrmoser: So ist es, ja. Das wollte ich sagen, Herr Rössler. Herzlichen Dank.

Zöckler: Herr Forth, am Anfang haben Sie gesagt, wir haben zu wenig Probleme aufgeworfen. Jetzt haben Sie das entscheidendste Problem in der täglichen Praxis der Klinik selbst angerissen. Es geht nicht darum, und das habe ich in meinem Vortrag ganz klar gesagt, daß diese Frau 76 Jahre alt war und daß sie dieses oder jenes Leiden hatte, sondern es geht mir darum, und das ist meines Erachtens das entscheidende Problem, daß die Leute, die diese Frau reanimiert haben, nicht in den Kontakt mit ihr getreten sind. Sie haben das EKG gesehen, und dann haben sie reanimiert. Und zwischen der nächsten Reanimation haben sie keine Gelegenheit wahrgenommen, und die hätten sie gehabt, mit dieser Frau – jetzt muß ich etwas pastoral werden – in das Mysterium Sterben einzudringen, so daß diese Frau keine Möglichkeit hatte, in der Frage, was ist weiter zu tun, mitzusprechen, sondern sie wurde manipuliert. Von lebenswert oder nicht -wert habe ich nicht geredet, sondern ich habe gesagt, daß die Akteure dieser Aktion sich lediglich auf das EKG und auf die Befunde verlassen haben, ohne mit der Frau in ein wirklich tiefes und ernstes Gespräch zu treten, und nur das wäre Voraussetzung für eine, ich möchte sagen, selbstbewußte, autoritär ärztliche Handlung dieser Art. Ich bin der Meinung, es geht nicht um die Reanimation, es geht nicht um unsere Entscheidung, ob es lebenswertes Leben ist, das dürfen und können wir nicht, aber es geht um den Kontakt mit dem Patienten angesichts des Mysteriums des Todes. Und das können wir nicht mehr. Warum wir das nicht können, weiß ich nicht.

de Vivie: Ich als Kliniker fühle mich auch aufgerufen, Herr Forth, etwas zu dem zu sagen, was Sie angesprochen haben. Ich glaube, daß keiner der aktiven Mediziner sich davor scheut, die Reanimation abzulehnen, das heißt jeder von uns wird die Möglichkeit einer Reanimation in dem Fall, wenn es geboten ist, in Anspruch nehmen. Nur: Das Problem der modernen Medizin ist, daß wir soviel mehr Möglichkeiten der Reanimation haben im Vergleich zu vor dreißig oder vierzig Jahren, daß es ein Problem wird, diese Entscheidung zu fällen, wo ist Leben noch lebenswert. Wir kennen alle aus der täglichen Praxis unendlich viele Beispiele, wo wir aufgefordert sind, von uns aus zu entscheiden, wo wir eine Grenze sehen. Wenn wir den Studenten beibringen würden, Leben zu erhalten und das als Gebot erlassen, dann glaube ich, machen wir etwas ganz Falsches. Wir nehmen die moderne Technik, die uns aus der Forschung entstanden ist, als Grundlage, um dem jungen Mediziner zu sagen, hiermit mußt du alles machen, in jedem Falle nur das Leben erhalten. Ich glaube, daß sogar im Hippokrateseid steht, wir als Mediziner haben das Recht und die Pflicht zu entscheiden über Leben und Tod, und ich glaube, wir müssen davon Gebrauch machen. Ein Problem ist einfach, und das ist eins, was an Herrn Schreiber geht, ich glaube, daß natürlich die Grenze da ist, wo es um juristische Entscheidungen geht, das heißt wo wir wissen, daß man einen zerebral geschädigten Patienten, den man reanimieren kann, für tot erklären muß. Das ist ein Punkt. Der andere Punkt ist der: Wenn Sie in die geriatrische Medizin gehen und wir uns überlegen, daß heute, etwa fünf oder zehn Jahre nach Beginn der Koronarchirurgie, wo das mittlere Alter bei der Koronaroperation etwa bei 60 lag, es heute Kliniken gibt, die sich damit rühmen, im achten Lebensjahrzehnt Koronaroperationen durchzuführen und eine gewisse Überlebensrate publizieren können, dann sind wir wieder an dem Punkt: Ist es für einen Chirurgen in diesem Falle sinnvoll zu entscheiden, ob er eine Operation durchführen soll, die von einem Kardiologen vorgeschlagen wurde. Ich als Chirurg nehme mir das Recht heraus, wenn es um eine Risikoabwägung geht, als Chirurg zu entscheiden, daß ich diese Operation ablehne, auch wenn ich vielleicht aus Ihrer Sicht dazu verpflichtet bin, diese Operation durchzuführen.

Schadewaldt: Ich wollte nur zwei Bemerkungen machen. Es stimmt nicht, daß Hippokrates zwischen behandlungswürdigen und nichtbehandlungsfähigen Krankheiten unterschieden hat. Deshalb spielt die Prognose in der Antike eine so ungeheure Rolle. Bevor man eine Diagnose stellte, stellte man die Frage: Soll man den Patienten angesichts der Prognose behandeln oder nicht. Das sind die chronischen Krankheiten. Aber er hat niemals dem Arzt als solches die Wahl gelassen, zu entscheiden, was lebenswertes oder lebensunwertes Leben ist, sondern er hat aus ganz anderen Gründen, nämlich denen, das Prestige des Arztes nicht zu schädigen, gesagt: Da nicht handeln, denn die Sache kann schiefgehen, das Ansehen des betreffenden Arztes wird schlechter, der ist ein Wanderarzt. Ich habe mich gerade mit dieser Frage viel beschäftigt. Aber, Herr Forth, in einer Beziehung muß ich Ihnen widersprechen, in einer anderen Beziehung muß ich Ihnen recht geben. Der berühmte Hufeland hat in der Tat gesagt, der Arzt hat nicht über den Wert des Lebens zu entscheiden. Wenn er anfängt, diese Fragen zu diskutieren, wird er der gefährlichste Mann im Staate. Ich sehe die Diskrepanz – ich bin auch Theoretiker – zwischen uns, die wir lieber absolute Forderungen stellen als die Kliniker, die jeden Tag an der Front vor diese berühmte Frage gestellt werden, aber die Frage „lebenswert oder nicht lebenswert", Herr de Vivie, halte ich für sehr gefährlich. Wer weiß denn von uns, ob ein 80jähriger nicht froh ist, wenn er noch ein Jahr lebenswert nach einer Operation leben kann.

Bock: Wir kommen immer wieder in zu große Simplifikationen. Es geht ja doch um ganz, ganz individuelles, menschliches Leben. Und die Gefahr, daß jemand pauschal sagt, hier wird gearbeitet, weil es gemacht werden kann, ist genauso groß wie die andere Gefahr, ohne sich auf das individuelle einzulassen, zu handeln oder nicht. Also differenzieren, individualisieren. Herr Zöckler hat die Religion als Helfer gegen die Unvernunft des Fortschrittsglaubens herbeigerufen. Man muß auch da, glaube ich, sehr differenzieren: welche Religion, in welcher Kulturepoche, für welche Menschen? Für unsere Kultur wäre es gut, wir würden Religion als Bindung, als Einordnung in einem größeren Zusammenhang sehen. Sie haben christlich gefaßt, und das stimmt für die, die nicht irgendeiner extremen Sekte angehören, sondern wahrscheinlich auch einen größeren Blick haben. Aber wir sollten uns nicht zu sehr in die Vereinfachung treiben lassen und sagen, Religion ist ein gutes Mittel gegen die Unvernunft unvernünftigen Fortschritts.

Schreiber: Nur eine kurze Erläuterung zu den Begriffen „lebenswert" und „lebensunwert", die offenbar hier von Herrn Forth aus meiner Intervention herausgenommen worden sind.

65

Ich wollte nur sagen, ich habe nie diese Begriffsbildung, die ja historisch sehr belastet ist, aufnehmen wollen, sondern ich habe mit aller Deutlichkeit eines sagen wollen: daß die Uneinigkeit und die Unsicherheit über den Sinn des Lebens, auch den Sinn kranken Lebens und den Sinn des Leidens, und über den Zweck oder den Sinn noch einer letzten Lebensphase, oder über das Sterben überhaupt, daß diese allgemeine Unsicherheit es für den Arzt so schwer macht, zu sicheren Verhaltensweisen zu kommen. Man kann sagen, dann soll man jeweils das tun, was der einzelne will. Das wäre dann der Rekurs auf die Autonomie und das Selbstbestimmungsrecht des einzelnen, aber das wäre ein zu leichter Ausweg, der auch nicht immer dankbar ist. Denn was will der einzelne gerade in dieser Phase wirklich? Ich meine, daß man sich der Frage nicht generell stellen muß, sondern man muß wohl im einzelnen fragen, was bringt das hier, welche Vorteile und Nachteile. Das muß man individuell abwägen, und das gerade, das macht ja die Schwierigkeiten aus. Und darin liegt ja gerade das Elend, daß man nicht „lebenswert, lebensunwert" zu unterscheiden vermag. Dadurch kommen die Probleme.

Neuhaus: Ich wollte ursprünglich auf Professor Zöcklers Einwände bezüglich der modernen Therapie in den Krankenhäusern antworten, würde das aber vielleicht auch gern etwas weiter fassen. Prinzipiell scheint mir das Problem ein gesellschaftliches und ein menschliches zu sein. Und um das im Krankenhaus spezifischer zu fassen, könnte man das einfach so klären: Wir haben unsere Krankenhäuser im Augenblick und besonders unsere Universitätskliniken so strukturiert, daß sie Ausbildungsstätten für junge Ärzte sind. Und was Herr Zöckler verlangte, das verlangt eine ärztlichere, längere Bildung, das heißt, das verlangt erfahrene Ärzte in größerer Anzahl in diesen Kliniken, die das leisten können, was er fordert. In das Problem des Fortschrittsglaubens reichen meiner Meinung nach auch die Anonymität und Beziehungslosigkeit hinein, die Sie anfangs angesprochen haben. Sie sind ja auch im Gesellschaftlichen ganz evident, zum Beispiel im religiösen Bereich. Die Anonymität auch in den Kirchen ist ja fatal gewachsen. Ich kann mich erinnern, daß es nach dem Krieg eine große Gemeinschaft gab in diesen Gemeinden, da hat man sich gegenseitig geholfen. Das ist alles nicht mehr da, und das erzeugt eben Angst und Widerstand. Gleichzeitig verlangt die Gemeinschaft aber in steigendem Maße Solidarität in vielen Bereichen. Um das mal zu konkretisieren: Wir werden zunehmend mit Steuern oder Sozialausgaben belastet, und jetzt gibt es weniger Geld. Die Arbeitslosen sehen, daß weniger Mittel vorhanden sind, um alles zu bezahlen. Jetzt kommt der Staat und möchte für eine Milliarde einen Flughafen, den die Leute, die dort wohnen, gar nicht haben wollen, bauen. Dagegen erhebt sich Widerstand. Der Flughafen ist eine Gemeinschaftsaufgabe. Genauso ist es eine Gemeinschaftsaufgabe, Wissenschaft auszubauen, die Geld kostet, Krankenhäuser, Universitäten zu bauen und, um mal das häßliche Wort zu gebrauchen, eine Koronarfabrik zu erstellen. Die Gesellschaft wehrt sich, weil das natürlich in anderen Bereichen Abstriche bedeutet. Da ist eine gewisse Beziehungslosigkeit entstanden. Wenn ich in ein Land schaue, wo dieser Pessimismus, den ich hier feststelle, nicht in dem Maße vorhanden ist, nämlich in Amerika, dann sehe ich, daß dort eine engere Verkopplung da ist. Die mag uns vielleicht nicht gefallen. Zum Beispiel muß sich ein Wissenschaftler, der Lebertransplantationen durchführen will, bei einer wissenschaftsfördernden Stiftung dafür Geld holen. Er kann das nicht anonym aus dem Krankenhausetat herausnehmen oder das Land mit diesen Kosten belasten, sondern er muß sich das Geld direkt holen. Und so ist es in jedem anderen Bereich auch. Damit ist eine direkte Verknüpfung da und eine engere, auch persönlichere Beziehung, genauso – um wieder auf den Anfang meiner Rede zurückzukommen – wie im Krankenhaus selber. In Amerika halten sich dort in viel höherer Anzahl erfahrene Ärzte, weil das Krankenhaus für erfahrene Kliniker Dauerstellen bietet und nicht, wie wir es in unseren Universitäten ja zum großen Teil haben, das Krankenhaus oder die Universität die ausgebildeten Ärzte möglichst schnell vor die Tür setzt.

Rohrmoser: Zum Abschluß zwei Bemerkungen. Herr Bock, Sie haben gesagt, das muß eigentlich der konkrete Arzt im individuellen Fall konkret entscheiden. Darauf laufen ja doch viele Dinge zurück. Wenn man diese Feststellung verbindet mit den ja häufig angesprochenen Vertrauensbrüchen, kommen wir natürlich, wenn wir das ernst nehmen, nicht daran vorbei, neu über das Ethos des Arztes nachzudenken. Denn wir müssen sehen: Je mehr der Zweifel wächst, ob man einen in ein Ethos eingebundenen Arzt oder Arztstand voraussetzen kann, um so größer wird das Mißtrauen, um so größer wird der Ruf nach Verrechtlichungen, generalisierbaren und kontrollierbaren Regeln. Und dies trägt zur Potenzierung der inhumanen Tendenzen bei, denen man gerade begegnen will. Das ist übrigens ein typischer Fall von der Dialektik des Fortschritts.

Und vielleicht noch zum Schluß ein Wort zur Religion. Vielleicht könnten wir uns, ohne auf die konfessionellen oder sonstigen dogmatischen Festlegungen einzugehen, an die Religionsdefinition einer nachaufgeklärten, aber selber aufgeklärten Religionssoziologie erinnern. Da hat man sich geeinigt zu sagen, Religion ist die Kultur der Kontingenzbewältigung. Das heißt, die Religion übt die Menschen in ihrer Fähigkeit, auch in die Sprachfähigkeit ein, mit Kontingenzen umzugehen und sich dazu verhalten zu können, wenn immer der Punkt da ist, an dem die menschliche Handlungsmacht zu Ende ist. Und dies ist ein Grundzug der Erfahrung der Epoche, daß wir immer mehr mit solchen Kontingenzen zu tun haben, in denen unsere Problemlösungskapazität am Ende ist und wir dann keine Möglichkeit haben, uns noch zu dem zu verhalten, was dann eigentlich als die Realität zum Vorschein kommt, die durch die Prämissen der modernen Fortschrittsreligion nicht definierbar ist. Aber ich finde, daß wir eigentlich den Punkt erreicht haben, an dem ein fruchtbares Gespräch zwischen Medizinern, Philosophen und Theologen beginnen könnte, und ich halte das selber für einen der ganz großen Fortschritte, die wir in den letzten Jahren erreicht haben.

GRENZEN DER RATIONALEN BEURTEILUNG VON ARZNEISTOFFEN

W. Forth

Einleitung

Im AMG vom 24. 8. 1976 ist die Überprüfung der Qualität, der Wirksamkeit und der Unbedenklichkeit von Arzneistoffen vorgeschrieben. Vor allem im Hinblick auf die beiden letztgenannten Prüfungszwecke tut man gut daran, sich die Grenzen des methodischen Repertoires zu vergegenwärtigen, um in der Anwendung des Gesetzes das richtige Augenmaß walten zu lassen. Um Mißverständnisse zu vermeiden: Es kann nicht das Ziel sein, die Prüfung der Wirksamkeit und Unbedenklichkeit von Arzneistoffen zu relativieren oder gar zu unterlaufen, es muß aber unser aller Ziel sein, die Entscheidungen am wissenschaftlichen und medizinischen Sachverstand zu orientieren. Im Dialog mit Sachverständigen zur Beurteilung von Arzneistoffen scheint immer wieder auf, daß gerade bei der hier notwendigen Methodenkritik und der Beurteilung der Tragfähigkeit der mit den verfügbaren Methoden erzielten Aussagen Schwierigkeiten auftreten. Das läßt sich mittlerweile an einer Unzahl von Beispielen belegen.

Das Konzept und die Lücken darin

Befassen wir uns deshalb zunächst einmal damit, wie eine Arzneimittelwirkung und dann der Wirksamkeitsnachweis für einen Arzneistoff erbracht werden kann. In der Regel wird in einer präklinischen Untersuchung eine Wirkung nachgewiesen, die möglicherweise sogar auf der molekularen Ebene erklärt werden kann (Tabelle 1). Zwingend ist allerdings diese Hierarchie des

Wirkungsnachweises nicht. Für viele Stoffe kennen wir zwar die Wirkung auf ein isoliertes Organ, mitnichten jedoch den molekularen Mechanismus; ein Beispiel dafür sind die Herzglykoside. Der nächste Schritt in der Beurteilung der Wirkung ist der Nachweis der pharmakologischen Wirkung eines Stoffes am intakten tierischen Organismus – oder später am menschlichen Probanden.

In vitro		
	Molekulare Wirkungsmechanismen	z. B. Cholinesteraseinhibitoren, Transmittersynthesehemmstoffe
	Wirkungsmechanismus an isolierten Organen und Organsystemen	z. B. Spasmolytische Wirkungen am isolierten Darm. Potisiv inotrope Wirkungen am Herzmuskelpräparat
In vivo		
Tier	Pharmakolgische Wirkung	z. B. Diuretische Wirkung, schlafmachende Wirkung, analgetische Wirkungen, blutdrucksenkende Wirkung o. ä.
Mensch (Proband)	Pharmakologische Wirkung	z. B. Diuretische Wirkung, schlafmachende Wirkung, analgetische Wirkungen, blutdrucksenkende Wirkung o. ä.
Mensch (Patient)	Therapeutische Wirksamkeit	z. B. Postpartale Schmerzlinderung, orale Antidiabetika bei Altersdiabetes, blutdrucksenkende Stoffe zur Behandlung der Hypertonie

Tab. 1 Wirkungen von Arzneistoffen in verschiedenen Systemen

Die Problematik, die dann auftreten kann, wenn die pharmakologische Wirkung mit der therapeutischen Wirksamkeit eines Arzneistoffes in Beziehung gesetzt werden soll, läßt sich am einfachsten am Beispiel der positiv-inotropen Wirkung wiederum von Herzglykosiden erläutern, die zur Behandlung der Herzinsuffizienz, der Minderung der Kontraktilität des Herzmuskels eingesetzt wird. Es ist überhaupt keine Schwierigkeit, die Wirkung von Herzglykosiden am isolierten Herzen in vitro oder sogar an isolierten Muskelpräparaten des Vorhofs zu demonstrieren. Wir können in diesem Fall sogar den Nachweis der gesteigerten Kontraktilität unter dem Einfluß von Herzglykosiden am menschlichen Herzen führen, nämlich dann, wenn mit geeigneten Methoden die Zunahme der Kontraktilität beispielsweise durch Ableitung von dp/dt zu erfassen ist. Schwieriger wird es dann, die pharmakologische Wirkung mit der therapeutischen der Herzglykoside in Übereinstimmung zu bringen.

William Withering, dessen sorgfältige Beschreibung seiner Erfahrungen mit der Therapie von Digitalisglykosiden 1785 erstmals erschien [9], hatte nur den Patienten zur Beurteilung der Arzneimittelwirkung zur Verfügung. Wir können ihm nicht verdenken, daß er das Verschwinden des Hydrops, bei dem er seine hochgradig herzinsuffizienten Patienten größere Mengen Wasser verlieren sah, mit einer gewissermaßen diuretischen Wirkung seines Arzneistoffs erklären wollte. Wir sollen uns Geschichte zwar nicht anders denken, als sie wirklich abgelaufen ist, trotzdem ist es reizvoll, einmal darüber zu meditieren, wie lange es gedauert hätte, bis der wahre Wirkungsmechanismus der Herzglykoside entdeckt worden wäre, wenn nicht Tierversuche mit sehr eingreifenden Untersuchungsmethoden zur Verfügung gestanden hätten. Der Nachweis, daß unter dem Einfluß von Herzglykosiden der Patient Wasser verliert, könnte durchaus mit modernen Methoden in einer epidemiologischen Studie erbracht werden. Welche anderen Schlüsse hätte William Withering aus seinen Beobachtungen ziehen sollen? Die Erklärung der therapeutischen Wirksamkeit aufgrund der pharmakologischen Wirkung von Herzglykosiden würde auch heute noch so manchem Examenskandidaten zum Verhängnis gereichen, könnten wir ihn einer mündlichen Verständnisprüfung unterziehen.

Die Zusammenhänge hat man dann verstanden, wenn man ableiten kann, wie Patienten, die an einer Herzinsuffizienz leiden, livide werden, wie es zu einer Steigerung der Herzfrequenz kommt und wie sie schließlich Ödeme entwickeln. Dann kann man auch die Abnahme der Frequenz nach der Therapie mit Glykosiden, die Verbesserung der Durchblutung und die Mobilisation der Ödeme aus den hämodynamischen Größen herleiten, die durch Verbesserung der Kontraktilität unter dem Einfluß der Herzglykoside eingetreten sind. Wir wollen das Beispiel nicht weiter strapazieren, im Zeitalter der ziemlich großzügigen Infragestellung von Tierversuchen und der in meinen Augen Überbewertung epidemiologischer Studien zur Beurteilung von Arzneistoffen ist es aber besonders dazu geeignet, darüber nachzudenken, auf wie viele Holzwege man sich begeben kann, wenn man auf eine intensive präklinische Untersuchung mit einer Charakterisierung des möglichen Wirkungsmechanismus verzichten zu können glaubt.

Es gibt in der Tat Fälle, in denen wir den Wirkungsmechanismus eines Stoffes nicht kennen und trotzdem auf seine therapeutische Anwendung nicht verzichten wollen. Die Lithiumtherapie im Bereich der Psychopharmakologie ist ein Beispiel dafür, wie man sich überhaupt in der Psychopharmakologie mehr oder weniger in der Situation befindet, den eigentlichen Wirkungsmechanismus noch nicht einmal annäherungsweise in Hypothesenform kleiden zu können. In derartigen Fällen steht auch der hartgesottenste Pharmakologe nicht an zu konzedieren, daß bei erwiesenem therapeutischen Erfolg die in Frage stehenden Verbindungen angewendet werden können, aber immer mit der Einschränkung, daß nichts unversucht bleiben soll, was dazu führt, eine tragfähige pharmakologische Hypothese zu entwickeln. Wir würden uns jedenfalls nicht gerne dazu verstehen, aus pragmatischen Gründen zunächst einmal immer mehr oder weniger auf die Charakterisierung der pharmakologischen Wirkung und die Deutung des Wirkungsmechanismus zu verzichten und das Hauptaugenmerk auf die Beurteilung der therapeutischen Wirksamkeit mit epidemiologischen Methoden zu legen.

Wirksamkeit, nur der Beleg der Empirie mit epidemiologischen Mitteln?

Es gibt immer wieder Bewegungen in der Medizin, die sich auf die Fahnen schreiben, Therapie sei nichts weiter als schiere Empirie. Wir können in diesem Zusammenhang allerdings bedeutende Ärzte anführen, die den Nachweis geführt haben, daß Therapie dann, wenn sie nach Formulierung eines therapeutischen Zieles, das den pathogenetischen Vorstellungen über die Entstehung der Krankheit entspringt, mehr als bloße Empirie ist. Wir sollten deshalb davon ausgehen, daß zur Therapie immer ein Therapieziel formuliert werden muß, nicht nur, weil dies eine wichtige Voraussetzung für die Kooperation des Patienten mit dem Arzt ist, vielmehr aber auch deshalb, weil es dem Arzt die Kontrolle über Erfolg oder Mißerfolg seines therapeutischen Vorgehens ermöglicht. Der Arzt, der sich in dieser Hinsicht Rechenschaft über sein Vorgehen ablegt, hat es auch leichter, Nutzen und Risiken bei einer Therapie gegeneinander abzuwägen, was, nebenbei bemerkt, die höchsten Anforderungen an den Kenntnis- und Erfahrungsstand eines Arztes stellt. Man kann dabei nicht verschweigen, daß wir allzuoft nur über vage Hypothesen zur Wirkung der Arzneistoffe verfügen, die wir anwenden. Allerdings ist es von Vorteil, wenn wir uns diese Situation rechtzeitig vor Augen führen; dies wird uns sehr oft davon abhalten können, in der Beurteilung eines Arzneistoffs blind einfach dem Hörensagen zu folgen. Bei diesen Überlegungen wird uns auch aufgehen, daß wir selbst bei anerkannten Arzneistoffen, die schon seit Generationen von Ärzten verwendet werden, unsere Kenntnisse über ihren Wirkungsmechanismus und/oder die pharmakologischen Wirkungen zuweilen lückenhaft, oft jedoch nicht umfassend genug sind, um ein einheitliches und wenn auch nur plausibles Bild über die zu erwartende therapeutische Wirkung zu haben.

Es ist sicherlich prinzipiell Übereinstimmung dahingehend zu erzielen, daß zur sachgerechten Anwendung von Arzneistoffen, die auch die Risiken einer Therapie in die Überlegungen mit einbezieht, auch die weitgehende Kenntnis der pathogenetischen Zusammenhänge und die Fähigkeit gehört, eine tragfähige Hypothese für ein vernünftiges therapeutisches Vorgehen zu formulieren. Im Umkehrschluß läßt sich formulieren, daß eben ohne hinreichende theoretische Hypothese eine Therapie schlechthin nicht ausreichend beurteilt werden kann, weil man überhaupt nicht in der Lage ist, Orientierungspunkte dafür zu setzen, was mit der Therapie eigentlich erreicht werden soll. Wie es mit unseren Hypothesen aussieht, kann jeder der hier anwesenden Sachverständigen für sich selbst beurteilen. Wir werden uns nicht der Einsicht verschließen können, daß es ganz beachtliche Lücken in unserem Kenntnisstand gibt.

Versuch und Irrtum, ein richtiges Mittel zur Überprüfung des Konzepts

Der Verzicht auf dieses System der Formulierung einer Hypothese und deren Überprüfung durch die ärztliche Handlung, gewissermaßen eine Bestätigung für die therapeutische Maßnahme ex juvantibus, bedeutet auch einen Verzicht auf einen rationalen Fortschritt, weil „trial and error" nach wie vor die Grundlage jeder therapeutischen Forschung darstellt. Auch hier sind die Beispiele Legion: Vergegenwärtigt man sich den Wandel der Interpretation von Antihypertensiva [3, 5–7], dann denkt man zunächst an α-Methyldopa, den falschen Vorläufer bei der Transmittersynthese, dessen Wirkungsmechanismus sich heute als der eines zentral wirksamen Sympathomimetikums darstellt mit der Fähigkeit, Hemmungen in den zentralen Repräsentationszentren des Sympathikus zu aktivieren. Clonidin ist das Parallelbeispiel dafür, das sich vom „partiellen Agonisten" [5] ebenfalls zum Aktivator von Hemmwirkungen in den zentralnervösen Repräsentationszentren des Sympathikus entwickelt hat [3, 7]. Für die Diuretika, die in der antihypertensiven Therapie angewendet werden, werden gegenwärtig direkte Angriffspunkte in den Gefäßendothelien postuliert. Ich halte es für unmöglich, daß ein Therapeut diesen Wandel in den Anschauungen über den Wirkungsmechanismus in seine Überlegungen nicht mit einbeziehen kann. Genausowenig will mir einleuchten, daß ein Therapeut zu einer vernünftigen Beurteilung von

74

Nutzen und Risiko beim Einsatz eines Pharmakons gelangen kann, ohne daß er intime Kenntnisse seines Wirkungsbildes inklusive der unerwünschten Wirkungen hat. Die Begrenzungen der rationalen Beurteilung scheinen unter diesem Aspekt dort auf, wo es nicht gelingt, ein endgültiges Urteil über die Wirkungen eines Arzneimittels und den ihnen zugrundeliegenden Wirkungsmechanismen zu fällen. Die Aussagen darüber unterliegen insofern einem ständigen Wandel, als unser Wissen in einem ständigen Zunehmen begriffen ist. Das gleiche gilt selbstverständlich für die unerwünschten Wirkungen. Die Sicherheit im Umgang mit Arzneistoffen hängt weitgehend davon ab, wie groß unsere Kenntnis über die physiologischen, biochemischen und pathogenetischen Zusammenhänge sind, die dem, was wir Gesundheit und Krankheit nennen, zugrunde liegen. Wir mögen bei der Beurteilung der Wirkung von Cardiaka, Diuretika, Stoffen, die mit den Transmittern im sympathischen und parasympathischen Nervensystem interferieren, oder Antibiotika ganz gut zurechtkommen. In anderen Bereichen sind wir eigentlich noch nicht halb so sicher, wie wir sein müßten, um die Therapie rational beurteilen zu können; dazu gehören beispielsweise die Antiarrhythmika, die meisten Antihypertensiva, deren Angriffspunkt nicht ganz so klar zu umschreiben ist wie beispielsweise derjenige von Captopril, ein großer Teil der Hormonpräparate und die Psychopharmaka, um nur einige wenige zu nennen, die in Bereiche eingreifen, in denen unser Basiswissen noch nicht allzu groß ist.

Die Sonderstellung der Phytopharmakologie

Eine Anmerkung betrifft die Arzneimittel phytopharmakologischer Herkunft; ihre rationale Beurteilung ist oft besonders schwierig. Ein Grund dafür ist in dem immens aufwendigen experimentellen Ansatz zu sehen, der durch die Vielfalt der Inhaltsstoffe in den Extrakten, Dekokten oder Aufgüssen bedingt ist (vgl. Tab. 2); der Kombinationsmathematiker kann vorausberechnen, wie sich die Sache bei Carminativa oder Cardiaka entwickelt, die oft mehr als 10−20 Inhaltsstoffe aufweisen;

Tab. 2   Kombinationsmodelle

Präparat mit 3 Inhaltsstoffen A, B, C + Kombinationen:	Präparat mit 4 Inhaltsstoffen A, B, C, D + Kombinationen:
A B	A B
A C	A C
B C	A C
A B C	B C
	B D
7 Versuche	C D
	A B C
	A B D
	A C D
	A B C D
	14 Versuche

Carminativa haben oft über 20 pflanzliche Ingredientien, von denen jedes wieder eine oft unbekannte Anzahl von Inhaltsstoffen enthalten kann. Bei pflanzlichen Cardiaka sind es oft 5 und nicht selten auch mehr Ingredientien.

von den manchmal analytisch nicht erfaßbaren Prinzipien ganz zu schweigen. Dort ist die Quelle der Distanz der experimentellen Pharmakologie in phytopharmakologischen Präparaten zu sehen und nicht etwa in der „Arroganz" der Wissenschaftler gegen den Naturstoff. Umgekehrt sollte auch darauf verzichtet werden, aus dieser realen Beweisnot ein mystifizierendes Kränzchen zu flechten, dessen die Phytopharmakologie nicht bedarf, wenn sie sich als Quelle vieler Arzneiprinzipien betrachtet, die, rein dargestellt, segensreich für den Patienten und vor allem sicher angewendet werden.

Die Sonderstellung der Homöopathie

Bei dieser Gelegenheit soll auch ein Wort zum Wirksamkeitsnachweis homöopathischer Arzneimittel gesagt werden. Während die Phytopharmakologie fest im Weltbild der naturwissenschaftlich orientierten Medizin verankert werden kann, ergeben sich offenkundige Schwierigkeiten z. B. für die Homöopathie.

Da ist der ganz andersartige Gebrauch der Diagnose, vor allem in jenem Teil der Arzt-Patienten-Beziehung, der nach der Zuordnung des Kranken als zu dem Teil gehörig, der homöopathisch behandelt werden kann. Da ist das Simile-Prinzip und schließlich die Dynamisierung der Arzneistoffe, die sogar zu einem eigenen System der Konzentrationsangaben und der Dosierung geführt hat, das, wenngleich dezimal, sich gleichwohl dem Uneingeweihten nicht auf Anhieb offenbart. Die Homöopathie versucht gegenwärtig selbst, die Erfolge ihrer Therapie „beweisbar" zu machen [4]. Die Medizin insgesamt steht derartigen Versuchen reserviert gegenüber, und das zu Recht. Es ist die Inkompatibilität des Konzepts, die es eigentlich verbietet, die methodischen Instrumentarien zu verwischen. Die Inkompatibilität geht sehr deutlich aus der sinngemäß zitierten Feststellung von Kienle aus dem bereits erwähnten Büchlein hervor [4]: „...(es gibt) Arzneimittel mit nachweisbarer Wirkung ohne Wirksamkeit und andererseits solche mit fehlender Wirkung, aber feststellbarer Wirksamkeit. Zu den letzteren gehören fast alle homöopathischen Einzelmittel." Einige Physiker haben auch einmal versucht, aber mittlerweile davon abgesehen, die Existenz Gottes „beweisen" oder „verneinen" zu wollen, und es besteht die Hoffnung darauf, daß die Einsicht auch in der Frage der „Beweisbarkeit" der Homöopathie Platz greift.

Vom Wert und Unwert therapeutischer Studien

Ein anderer Bereich, in dem Begrenzungen der rationalen Beurteilung von Arzneimittelwirkungen zu vermuten sind, ist dort angesiedelt, wo es darum geht, die Resultate klinischer Arzneimittelstudien zu bewerten. Wir haben schon wiederholt die Möglichkeit gehabt, darüber nachzudenken, nur hat bisher offenbar noch keiner die notwendigen Schlußfolgerungen aus diesen Erfahrungen gezogen. Wenn wir einmal Revue passieren lassen, was uns die Clofibrat-Studie oder die unzähligen Studien zur Beurteilung der Acetylsalizylsäure-Prophylaxe beim Herzinfarktpatienten gebracht haben, dann ist das im Hinblick auf die rationale Bewertung der in Frage stehenden Arzneistoffe nicht gerade ermutigend. Ich möchte nicht darauf eingehen, was anderenorts durch sachverständigere als ich es bin schon hinreichend dargelegt wurde [1, 2], daß nämlich eine ganze Reihe an sich trivialer organisatorischer Probleme zu bewältigen ist, wenn eine Studie lege artis durchgeführt werden soll, daß auch daran zu denken ist, daß bei einer längeren Dauer Personalprobleme auftauchen, die eine gleichbleibende Qualität bei der Durchführung der Studie in vielerlei Hinsicht in Frage stellen, daß es Probleme mit der Vergleichbarkeit der gemessenen Parameter, nicht zuletzt der klinisch-chemischen gibt, wenn eine Studie multizentrisch angelegt ist. Schließlich ist noch anzufügen, daß gerade hinsichtlich der Meßparameter und nicht zuletzt derjenigen der klinischen Chemie der wissenschaftliche Fortschritt zuweilen sehr rasch vorangeht; innerhalb von fünf Jahren können die methodischen Details einer Studie überaltert sein. Es ist tatsächlich darüber nachzudenken, ob dieser Zeitraum nicht die äußerste Grenze der Laufzeit für so großangelegte Studien ist.

Davon aber einmal abgesehen: Wie ist es denn mit den Resultaten und deren Bewertung, wenn wir eine Studie unter all den obengenannten Gesichtspunkten als lege artis durchgeführt und ausgewertet betrachten wollen? Wir verfügen in der Zwischenzeit über eine Vielzahl von Studien, die den erwähnten Kriterien alle eigentlich recht gut entsprechen und trotzdem zu widersprüchlichen Aussagen kommen. Wie beurteilen wir die Wirkung von Acetylsalizylsäure als Analgetikum zur Beseitigung von postpartalen Schmerzen? Dabei hat sich ergeben, daß in 60 % der Fälle zwei Stunden nach der Einnahme des Präparates Schmerzfreiheit erzielt wurde [8]. Das ist gerade der doppelte Prozentsatz von der Gruppe, die ein Placebo erhielt, und unter Zugrundelegung einer vernünftigen statistisch abgesicherten Auswertung dürfen wir sagen, daß Acetylsalizylsäure zur Beseitigung des postpartalen Schmerzes wirksam ist. Wie erläutern wir eigentlich den restlichen 40 %, die auf die Acetylsalizylsäure offensichtlich nicht reagiert haben, das Versagen des Präparates? Wir haben alle eine Menge Interpretationen anzubieten, weshalb im Einzelfall dies passiert und jenes nicht. Aber vor einer sicheren rationalen Extrapolation von Arzneimittelwirkungen auf den Einzelfall kann ja wohl schlechthin nicht die Rede sein. Wenn wir uns anmaßen wollten, ein Urteil über die therapeutische Wirksamkeit von Acetylsalizylsäure aufgrund derartiger Untersuchungen zu fällen, dürfen wir uns nicht wundern, wenn schon von Laien, allemal solchen, die mit den Gesetzen der Logik und den Wissenschaftstheorien vertraut sind, Widerspruch angemeldet wird. Wir sollten uns tatsächlich damit begnügen, das Urteil auf den gegenwärtigen Erfahrens- und/ oder Wissensstand zu beschränken und vor allem auch die Gesamtsituation und die methodische Kritik in dieses Urteil mit einzubeziehen, wie es Lasagna in der immer noch lesenswerten Arbeit „The Clinical Measurement of Pain" [8], der dieses Beispiel entnommen ist, auch getan hat. Es gibt in der Medizin und in den biologischen Wissenschaften, wenn überhaupt, so doch äußerst selten das, was man zur sicheren Beweisführung unter den Aspekten der Wissenschaftstheorie braucht; das ließe sich an vielen anderen Beispielen mühelos belegen.

Wenn man aus dem bisher Gesagten den Schluß zöge, daß Studien am Menschen zur Beurteilung von Arzneimittelwirkungen nicht tauglich seien, wäre dies das Kind mit dem Bade ausgeschüttet. Wird aber dadurch Nachdenklichkeit ausgelöst, inwieweit Studien sinnvoll sind, und vor allem, wo die Grenzen ihrer Aussagefähigkeit liegen, dann ist der Sache ein Dienst getan. Es ist in der Tat zu überlegen, wie weit multizentrische Studien mit mehreren tausend Patienten überhaupt nützlich sind. Es ist hier wohl nicht die Zeit dazu, das Problem im einzelnen zu diskutieren. Je länger ich persönlich über die Sache nachdenke, desto mehr neige ich allerdings dazu, kleineren Studien mit begrenzten Patientenzahlen, bei hoher Selektion des Patientengutes im Hinblick auf die Vergleichbarkeit der Krankheitsmerkmale, den Vorzug zu geben. Im Hinblick auf die Bewährung der Anwendung von Arzneistoffen unter Feldbedingungen oder auch zur Erfassung unerwünschter Wirkungen, insbesondere solcher mit geringer Häufigkeit, die große Patientenzahlen voraussetzen, möchte ich eigentlich der Beobachtung nach der bedingten Freigabe den Vorzug geben. Ich weiß, welche Arbeit hier noch zu leisten ist; wir werden uns wohl oder übel darum bemühen müssen, die retrospektiven Studien durch sorg-

fältige Formulierung der Bedingungen, unter denen der Arzneistoff angewendet werden kann, eben um so vieles besser zu
machen, daß ihre Aussagekraft gegenüber derjenigen prospektiver Studien nicht allzu sehr abfällt. Gewiß ist die Sicherheit der
Aussage retrospektiver Studien geringer, aber eben nicht um
soviel geringer, als daß man sie zugunsten prospektiver Studien
aufgeben könnte, die eben auch oft nur statistisch und epide-
miologisch verbriefte Widersprüche produzieren, wie an vielen
Beispielen belegbar ist.

Literatur

1. *Bock, H. E.; Kleinsorge, H.:* 4. Seminar f. klin. Pharmakologie, Arzneimittel-
   forschung (Drug. Res.) *28* (II) 1927–2046, 1978.
2. *Buchborn, E.; Überla, K. K.:* Klinische Therapieprüfung, Der Internist (4)
   183 232, 1982.
3. *Forth, W.; Henschler, D.; Rummel, W.:* Allgemeine und spezielle Pharmakologie und Toxikologie, hier: Pharmakologie des noradrenergen und adrenergen
   Systems (D. Palm), 1. Auflage 1975, 2. Auflage 1977, 3. Auflage 1980, 4. Auflage
   1983, B. I. Wissenschaftsverlag, Mannheim.
4. *Gebhardt, K.-H.:* Beweisbare Homöopathie, Haug, Heidelberg, 1980.
5. *Goodman, L. S.; Gilman, A.:* The Pharmacological Basis of Therapeutics,
   S. 577 f. u. 735, The MacMillan Comp., London – New York, 1970.
6. *Goodman, L. S.; Gilman, A.:* The Pharmacological Basis of Therapeutics,
   S. 707 f. u. 710 f., The MacMillan Comp., London – New York, 1975.
7. *Goodman Gilman, A.; Goodman, L. S.; Gilman, A.:* The Pharmacological Basis
   of Therapeutics, S. 793 f. u. 797 f., The MacMillan Comp., London – New
   York, 1980.
8. *Lasagna, L:* The Clinical Measurement of Pain, Ann. N. Y. Acad. S. *86*, 28 – 37,
   1960.
9. *Withering, W.:* An Account of the Foxglove and Some of its Uses: with Practical
   Remarks on Dropsy and other Diseases (übersetzt ins Deutsche von F. Johan-
   nessohn und wiederaufgelegt von der Fa. C. F. Boehringer & Soehne, Mannheim), 1785.

FORTSCHRITT AUS DER SICHT DER HERZCHIRURGIE

E. R. de Vivie

Neue Erkenntnisse in der Biochemie, Physiologie, Pathophysiologie und Pharmakologie, gleichzeitig aber auch die rasche Entwicklung in der Medizintechnik kennzeichnen den Fortschritt der Medizin in den letzten 3 Jahrzehnten. Die Technik vermag Leben zu erhalten, kranke Organe können durch homologe Organtransplantationen ersetzt werden. Aus der Sicht des Klinikers drängen sich angesichts extremer Behandlungsverläufe die Fragen nach dem Sinn des ärztlichen Handelns und den Grenzen der therapeutischen Möglichkeiten auf. Ist es beispielsweise medizinisch-ethisch zu rechtfertigen, ein mit einem genetischen Immundefekt geborenes Kind 12 Jahre unter totalen Isolationsbedingungen ohne erkennbare Aussicht auf eine endgültige Heilung am Leben zu erhalten? Dieser als „bubble boy" bekannte Junge lebte seit seiner Geburt in einer sterilen Atmosphäre eines Plastikzeltes und hatte nie die Haut seiner Eltern berührt. Die Fortschritte in der Chirurgie in Kombination mit technischen „Meisterwerken" haben einem amerikanischen im Endstadium befindlichen Herzpatienten mit einer Kunstherzpumpe sein Leben um 6 Monate verlängert. War es wirklich mehr als nur das Hinausschieben seines biologischen Sterbens? Am Beispiel der Herzchirurgie wird uns die zukunftweisende Entwicklung in der Medizin vergegenwärtigt und damit die Frage verbunden, ist dieser Fortschritt Versuchung oder Herausforderung. Bei der Betrachtung dieser Fragestellung soll mein Beitrag im Rahmen dieses Symposiums einen Einblick in die praktischen chirurgischen Probleme geben.

Zweifellos war die erste klinische Anwendung der Herz-Lungen-Maschine durch den Amerikaner Gibbon, der im Jahre

1953 einen Vorhofseptumdefekt verschloß, ein entscheidender Schritt durch das Tor, welches uns die moderne Herzchirurgie eröffnete, obwohl in dem davorliegenden Jahrzehnt bereits Jahr für Jahr Eingriffe am schlagenden aber geschlossenen Herzen mutig und couragiert durchgeführt wurden. Wir stehen also heute am Anfang des 4. Jahrzehnts der Herzchirurgie. Die Erfolge in diesem chirurgischen Fachgebiet könnten an einer Reihe von Beispielen dokumentiert werden, es geht aber nicht darum, die Verbesserung der Operationsergebnisse, z. B. in der Herzklappenchirurgie oder bei angeborenen Herzfehlern, zu zeigen, es ist vielmehr meine Absicht, den Fortschritt in der Herzchirurgie aus klinisch-wissenschaftlicher Sicht zu markieren. Hierzu können folgende Bereiche aus der Herzchirurgie herangezogen werden:

1. Herz-Lungen-Maschinen-Technik,
2. Myokardprotektion,
3. Neu- und Weiterentwicklung von Operationsmethoden,
4. Koronarchirurgie,
5. Herztransplantation.

1. Herz-Lungen-Maschinen-Technik

Die Herz-Lungen-Maschine ist in der Herzchirurgie geradezu ein Musterbeispiel für die innige Verknüpfung zwischen Medizin und Technik. Nirgendwo mehr haben planmäßig vorangetriebene technische Errungenschaften so eindeutig ein operatives Gebiet erst entstehen lassen. In der Anfangsphase waren der Dauer des Einsatzes der extrakorporalen Zirkulation – bedingt durch Ermüdung verwendeter Materialien, Bluttraumatisierung und Steuerbarkeit der Pumpvolumina – Grenzen gesetzt. Durch Verbesserung der Schlauch- und Filtersysteme, die Weiterentwicklung von Oxygenatoren und Blutpumpen, die in jeder Phase des Herzzyklus steuerbar sind, kann der extrakorporale Kreislauf ohne Gefahr für die übrigen Organe die Herz- und Lungenfunktion bis zu Tagen total ersetzen oder partiell unterstützen. Spezielle Säuglingssysteme gestatten die Frühkorrektur von schwierigen angeborenen Herzfehlern schon in den ersten Lebenswochen (Abb. 1 und 2).

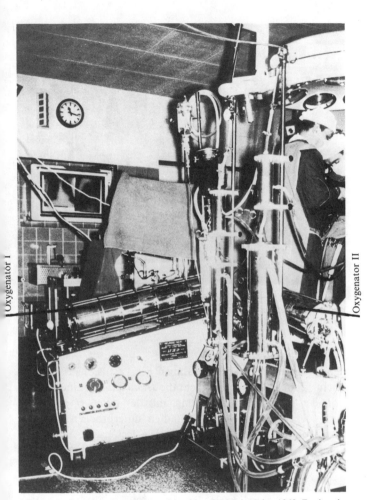

Oxygenator I

Oxygenator II

Abb. 1 Aufbau einer Herz-Lungen-Maschine (HLM) im Jahre 1962. Zwei nacheinandergeschaltete Scheibenoxygenatoren (I, II) ersetzen die Lungenfunktion.

Auf dem Gebiet der *Oxygenatoren* hat die Entwicklung von mikroporösen Kapillarmembranen einen hohen Standard erreicht, der eine minimale Traumatisierung der Blutkomponenten und eine optimale Oxygenierung bei tagelanger Anwendung gewährleistet. Auch aus biologischer Sicht wurden entschei-

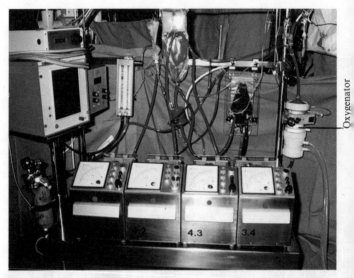

Abb. 2 Aufbau der Herz-Lungen-Maschine (HLM) im Jahre 1984. Kapillar-membranoxygenator (KMO), moderne Pumpsysteme (PS). Von den 4 Pumpen ist nur 1 für die Aufrechterhaltung des Systemkreislaufes des Patienten erforderlich.

dende Verbesserungen im Rahmen der Perfusionstechnik erreicht. Zum Beispiel ermöglicht die *Hämodilution* eine Reduktion der Fremdblutverwendung, mit der *tiefen Hypothermie* kann der Kreislauf für 60 Minuten unterbrochen bzw. die Pumpvolumina reduziert werden. Die technische Ausreifung der Herz-Lungen-Maschine in den letzten 20 Jahren ist vergleichbar etwa mit „dem Unterschied zwischen dem Doppeldecker und einem modernen Düsenflugzeug" (Koncz).

2. Myokardprotektion

Die Einführung der Myokardprotektion durch kardioplegische Lösungen eröffnete für die rekonstruktive Herzchirurgie neue Dimensionen und bildete zugleich die Grundlage für die Anwendung von neuen Operationstechniken.

Die Ischämietoleranzzeit des Myokards beträgt in Normothermie unter physiologischen Bedingungen maximal 15 Minuten, danach treten irreversible Myokardschäden auf (Abb. 3). So war in der Vergangenheit eine Operation am offenen Herzen von einem eng bemessenen Zeitfaktor begrenzt, zeitraubende Eingriffe erforderten komplizierte Techniken zur Sicherung der Sauerstoffversorgung des Herzens. Die Operationsmortalität und die postoperativen Komplikationen wurden von der Dauer des Herzstillstandes bestimmt, d. h. mit der Länge des Eingriffs stieg die Häufigkeit der Funktionsstörungen lebenswichtiger Organe. Die Entwicklung von kardioplegischen Lösungen geht auf experimentelle Arbeiten von Bretschneider aus dem Jahre 1964 zurück. Die Myokardprotektion durch kardioplegischen Herzstillstand basiert auf folgenden physiologischen Prinzipien:

1. Inaktivierung der Herztätigkeit und gleichzeitig Minimalisierung des Energieumsatzes durch eine spezielle Elektrolytlösung,

2. Verbesserung der anaeroben, glykolytischen Energiebereitstellung durch Pufferung des Extrazellularraumes,

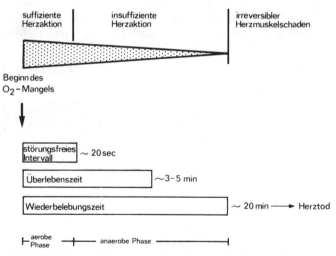

Abb. 3 Verhalten des Myocards bei Unterbrechung der Sauerstoffversorgung, aerobe und anaerobe Phase.

3. Kombination der genannten Punkte zum Ausgleich der Energiebilanz zwischen Sauerstoffbedarf und Sauerstoffangebot.

Die von Bretschneider entwickelte kardioplegische Lösung ist natriumarm und calciumfrei, der Extrazellularraum wird durch Histidin – Histidinchlorid und Tryptophan gepuffert.

Die klinischen Vorteile des kardioplegischen Herzstillstandes ergeben sich aus einer Verlängerung der Ischämietoleranzzeit um den Faktor 6 bis 8 und – für den Eingriff am Herzen von besonderer Bedeutung – durch die völlige Erschlaffung des blutleeren Herzmuskels. Bretschneider hat am Hundeherzen die Ischämietoleranzzeit als ATP-Zeit (Abfall bis µMol/g) in Abhängigkeit vom kardioplegischen Herzstillstand gemessen. Bei 35°C beträgt die reine Ischämiezeit 18 Minuten, nach Kardioplegie 90 Minuten (25°C: 45 min/250 min, 15°C: 90 min/520 min). Unter Berücksichtigung von Störfaktoren bedeutet dieses in der Praxis eine sichere Herzstillstandszeit von 120 Minuten bei 28°C. Die verbesserte Myokardprotektion verringert nicht nur die operative Mortalität und die postoperative Komplikationsrate, sondern sie verkürzt auch die Verweildauer der Patienten auf der Intensivpflegestation. Bei konsequenter Anwendung des kardioplegischen Herzstillstandes tritt das gefürchtete postoperative Low-output-Syndrom nur noch selten auf, im

Statistische Daten der „Klinik für Thorax- und Herz-Gefäßchirurgie" Universität Göttingen				
Jahr	Herz-Lungen-Masch. Operationen	Intensivpflege-Betten für HLM-Patienten	mittlere Verweildauer auf der Intensivpfl. i. Tg.	postop. LOS mit mechan. Kreislaufassistenz (IABP) %
1976	393	7 – 8	4	4.5
1980	689	7 – 8	2	1.0
1983	900	10	1,7	0,6

Abb. 4 Vergleich der postoperativen Verläufe bei Patienten nach Herzoperationen mit Hilfe der Herz-Lungen-Maschine *ohne* (1976) Myokardprotektion und *mit* (1980 bzw. 1983) Myokardprotektion durch Infusionskardioplegie nach Bretschneider.

Göttinger Krankengut kam im Jahre 1983 dementsprechend die intraaortale Ballongegenpulsation (JABP) zur Kreislaufunterstützung nur noch in etwa 0,6 % der offenen Herzoperationen zur Anwendung. Im Vergleich dazu kam in der Zeit vor der kardioplegischen Myokardprotektion im Jahre 1976 die IABP bei 4,5 % der Patienten zum Einsatz (Abb. 4). Die Vorteile der Myokardprotektion durch Kardioplegie können wie folgt zusammengefaßt werden:

1. Erhebliche Verlängerung der Ischämietoleranz des Myokards,

2. Verbesserung des Schutzes gegenüber den Folgen der Ischämie bei fortgeschrittener Myokardschädigung angeborener und erworbener Herzfehler,

3. Verbesserung der Operationsbedingungen am schlaffen, blutleeren Herzen,

4. Vereinfachung der Anastomosennahttechnik in der Koronarchirurgie,

5. Verminderung der Koronarblutsaugung und der damit verbundenen Bluttraumatisierung,

6. Kurze Erholungszeit des Herzens aufgrund homogener Protektion des Myokards und hohen Energie- bzw. ATP-Reserven am Ende Ischämie,

7. Verminderung der postoperativen Komplikationen.

3. Operationstechniken

Parallel zu den technischen Verbesserungen in der Herzchirurgie wurden nach der Erweiterung des Spektrums der kardiologischen Diagnostik neue Operationsmethoden entwickelt. Die Verlängerung der Ischämietoleranz durch die Myokardprotektion mit kardioplegischen Lösungen bildete die Voraussetzung für die risikoarme Durchführung schwieriger Korrekturoperationen bei

- komplexen angeborenen Herzfehlern,
- fortgeschrittenen klinischen Stadien erworbener Herzklappenerkrankungen,
- ausgedehnten Aortenaneurysmen und
- zeitraubenden Koronarbypass-Operationen.

Den Fortschritt der *rekonstruktiven Herzchirurgie* möchte ich an zwei Beispielen von komplexen angeborenen Herzfehlern zeigen.

3.1. Linksventrikuläre Ausflußbahnstenosen

Kongenitale Aortenstenosen sind supravalvulär, valvulär und subvalvulär lokalisiert, die operativen Verfahren zur Beseitigung der Stenose zählen zu den Standardeingriffen in der Herzchirurgie. Langzeitnachuntersuchungen nach operativen Behandlungen der valvulären Aortenstenose haben uns aber gezeigt, daß für die Mehrzahl der Patienten die Kommissurotomie ein Palliativeingriff ist. Zu den komplizierten kongenitalen Aortenstenosen muß man die valvuläre Aortenstenose mit engem Klappenring, die obstuktive Kardiomyopathie mit tunnelförmiger Einengung des Ausflußtraktes des linken Ventrikels und die Kombinationen von Aortenstenosen in mehreren Etagen rechnen. Hierzu zählen auch eine Gruppe von sog. Problempatienten mit „ausgewachsenen Klappenprothesen", die im frühen Kindesalter implantiert wurden. Bei etwa 10 % dieser Patienten waren in unserem Krankengut die hämodynamischen Langzeit-

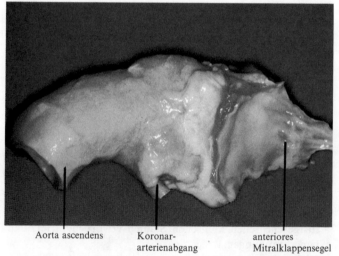

Aorta ascendens   Koronar-   anteriores
                   arterienabgang   Mitralklappensegel

Abb. 5 Frisch gewonnener und präparierter Homograft, der antibiotisch konserviert 4 Wochen verwendbar ist.

ergebnisse auch nach Mehrfachoperationen unbefriedigend und prognostisch ungünstig. Für diese Patienten wurde Mitte der 70er Jahre unabhängig voneinander in Japan von Konno und in Göttingen von Koncz und Rastan eine Operationsmethode zur Erweiterung der linksventrikulären Ausflußbahn entwickelt, die sich in der Folgezeit weltweit als bahnbrechend durchsetzte. Die Erfolge dieser Operation – der Aortoventrikuloplastik – und die niedrige Mortalität bei den in der Regel zwei- bis dreimal voroperierten Patienten sind mit auf die Sicherheit der verbesserten Myokardprotektion zurückzuführen.

3.2. Komplexe angeborene Herzfehler mit Pulmonalatresie und Zyanose

Hierzu zählen
- Fallot'sche Tetralogie mit Pulmonalatresie,
- Ursprung der großen Gefäße aus dem rechten Ventrikel,
- Transposition der großen Gefäße mit Ventrikelseptumdefekt,
- Truncus arteriosus communis.

In der frühen Zeit der offenen Herzchirurgie konnte diesen Kindern nur mit palliativen Shuntoperationen zur Verbesserung der Lungendurchblutung geholfen werden. Der Pulmonalarterienersatz wurde Mitte der 60er Jahre durch Implantation einer mit einer künstlichen Pulmonalklappe versehenen Gefäßprothese in die Klinik eingeführt, mit diesen sogenannten Conduits konnte die Hämodynamik der korrigierten Herzen normalisiert werden. Eine Reoperation war bei den meisten der Kinder durch Auswachsen der zu kleinen Gefäßprothese und durch Degeneration der verwendeten biologischen Klappen vorprogrammiert. Die zunehmende operative Erfahrung und die Verbesserung der Operationstechniken erbrachte die Sicherheit, Reoperationen risikoarm durchzuführen. Was vor 10 Jahren noch nicht denkbar war, ist heute Alltag in der Herzchirurgie, die Zahl der Reoperationen nimmt einen festen Prozentsatz ein. Darüber hinaus wurden die Materialien für die Conduits verbessert; die Verwendung von frisch gewonnenen und antibiotisch vorbehandelten Homografts läßt für die Zukunft bessere Langzeitergebnisse erwarten (Abb. 5).

4. Koronarchirurgie

Mit der ersten im Jahre 1968 von Favaloro durchgeführten koronaren Bypassoperation wurde in der Herzchirurgie ein weites Feld eröffnet, dessen Ausmaße zunächst nicht absehbar waren. Heute machen die koronarchirurgischen Eingriffe weit mehr als die Hälfte aller herzchirurgischen Operationen aus, so wurden z. B. in den USA im Jahre 1982 von 180000 Operationen am offenen Herzen bei 130000 Patienten Koronarbypass-Operationen durchgeführt. In der Bundesrepublik Deutschland reichen die vorhandenen Kapazitäten nicht aus, die zur Koronaroperation anstehenden Patienten zeitgerecht zu versorgen. Obwohl die Gesamtzahl der mit der Herz-Lungen-Maschine operierten Patienten im Jahre 1983 auf etwa 17000 gesteigert werden konnte, warten noch etwa 6000 Patienten auf eine Herzoperation, und davon sind wiederum mehr als die Hälfte Patienten mit einer koronaren Herzkrankheit. Erschreckende Zahlen mit alarmierenden Konsequenzen.

Die Operation an den Herzkranzgefäßen ist in der Herzchirurgie heute zur Routine geworden, so daß diese Eingriffe auch an außeruniversitären Einrichtungen durchgeführt werden können. Die Operationsmortalität schwankt weltweit in Abhängigkeit von der Anzahl der Bypässe zwischen 1 und 3,5 %. Dennoch muß hier die Frage nach den Langzeitergebnissen aufgeworfen werden. Die amerikanische Coronary Artery Surgery Study – kurz CASS genannt – sollte in diesem Zusammenhang zur Kenntnis genommen und kritisch beurteilt werden. In der randomisierten prospektiven Studie wurden die Langzeitergebnisse der konservativen und der operativen Behandlung von Patienten mit stabiler Angina pectoris nach Myokardinfarkt verglichen. Für die 5-Jahres-Überlebensrate gab es in beiden Gruppen keinen signifikanten Unterschied, auch wenn man die Patientengruppen nach 1-, 2- oder 3-Gefäß-Erkrankungen unterteilt. Ein deutlicher Unterschied wurde bei der Beurteilung der Lebensqualität festgestellt. Den operierten Patienten ging es deutlich besser, gemessen an Häufigkeit von Angina-pectoris-Anfällen, an den Veränderungen im Belastungs-EKG und am Medikamentenverbrauch. Die Zukunft wird zeigen, welche

Kriterien die Indikation zur Koronarchirurgie begrenzen oder erweitern werden.

Andererseits haben sich klare Indikationskriterien für die koronare Bypassoperation herauskristallisiert. Unumstritten ist die signifikante Hauptstammstenose der linken Koronararterie, die bei einer geringen Operationsletalität eine signifikante bessere 5-Jahres-Überlebensrate aufweist. Der Akutrevaskularisation bei Patienten mit instabiler Angina pectoris und drohendem Myokardinfarkt wird zunehmend als Präventiv-Maßnahme zur Verhinderung des Myokardverlustes mehr Bedeutung beigemessen. Als Alternativtherapie haben die Ballonkatheterdilatation und die Lysebehandlung beachtenswerte Erfolge erzielt, sie machen in den USA bereits einen festen Prozentsatz aus.

5. Herztransplantation

Fortschritt in der Herzchirurgie ist zweifellos auch die Herztransplantation, die erstmals im Dezember 1967 am Menschen vorgenommen wurde. Obwohl in der Folgezeit in 22 Ländern an 64 Herzzentren Herztransplantationen vorgenommen wurden, kann m. E. der klinische Erfolg nur an den Ergebnissen der Stanford University beurteilt werden, die seit 1968 konsequent im Jahr etwa 24 Herztransplantationen durchführt. Die chirurgische Technik war bald perfektioniert. Eine kontinuierliche Verbesserung konnte in folgenden Punkten erreicht werden: Indikationsstellung, Auswahlkriterien der Patienten, Bereitstellung von Spenderherzen, Myokardprotektion für den Organtransport, Abstoßreaktion des Organs. Die Stanford University kann ihre Erfolge auf die langfristig angelegte solide und sachbezogene Arbeit zurückführen. Die postoperative Überlebensrate in den Jahren von 1968 bis 1974 betrug bei 66 Patienten vom 1. bis zum 5. Jahr 44%, 35%, 27%, 21% und 18%. Im Vergleich dazu konnte die Überlebensrate im Zeitraum von 1974 bis 1981 bei 140 Patienten wiederum vom 1. bis zum 5. Jahr verbessert werden auf 63%, 55%, 51%, 44% und 39%. Weitere 68 Patienten, die für eine Herztransplantation ausgewählt waren und für die kein Spenderherz zur Verfügung stand, starben innerhalb der nächsten 6 Monate (Abb. 6).

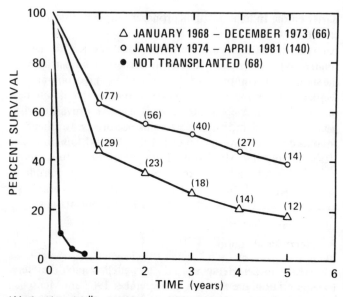

Abb. 6 Aktuarial-Überlebens-Kurven für die Herztransplantation der Stanford University, errechnet für zwei Zeitperioden: △ – 1968–1973, ○ – 1974–1981, ● – nicht transplantierte Patienten (John L. Pennock et al., J. Thorac. Cardiovasc. Surg. *83:* 168–176, 1982).

Die Auswahlkriterien für die Transplantationspatienten umfassen ein Skriptum von mehreren Seiten. Danach wurden von 1 125 zur Transplantation angemeldeten Patienten nur 11,3 % akzeptiert. Bei der Indikation veränderte sich die Relation zugunsten der Patienten mit idiopathischer Kardiomyopathie, die Gruppe der Patienten mit schwerer koronarer Herzkrankheit und ausgeprägter linksventrikulärer Funktionsstörung ging von 75 % auf 30 % des Krankengutes innerhalb eines Jahrzehntes zurück. Umgekehrt nahmen die inoperablen angeborenen Herzfehler und Kardiomyopathien im gleichen Maße zu. Ein entscheidender Faktor für die Beherrschung der Abstoßungsreaktion war die Einführung von Cyclosporin A, der immunsepressive Effekt dieses Medikamentes läßt eine geringere Abstoßrate und längere Überlebenszeiten erwarten.

Welche finanziellen Voraussetzungen erfordert die Herztransplantation? Die Kosten pro Transplantationspatient werden an der Stanford University für das 1. Jahr einschließlich der Überwachung und der Entnahme von Myokardbiopsien umgerechnet auf 355 000,– DM geschätzt. Ist dieses Faktum ein limitierender Faktor für die Herztransplantation? Ich meine, daß dieses nicht allein aus der Sicht des Herzchirurgen beurteilt werden kann, vielmehr muß die Gesamtproblematik gleichermaßen von Politikern und dem jeweiligen Gesellschaftssystem getragen werden.

Schlußfolgerungen

Bei kritischer Bewertung der genannten Entwicklung wird der Herztransplantation in den nächsten Jahren sicher mehr Bedeutung beizumessen sein. Angesichts der verbesserten Transplantationsvoraussetzungen ist die Herztransplantation nicht mehr in die Kategorie eines klinischen Experimentes, sondern in die eines therapeutischen Eingriffes einzuordnen. Meines Erachtens kann der Dauerersatz durch ein Kunstherz zur Zeit bei einer Fülle von noch ungelösten technischen Problemen, ohne Berücksichtigung der humanen und ethischen Gesichtspunkte, nur zur Überbrückung eines begrenzten Zeitraumes bis zur endgültigen Transplantation von Nutzen sein. Eine Weiterentwicklung von technischen Herz-Ersatz-Systemen erscheint nach jahrzehntelanger kostspieliger Investition in die Forschungsprogramme aus folgenden Gründen nicht sinnvoll zu sein:
1. Eine implantierbare Energieversorgung ist zur Zeit nicht zu erwarten.
2. Dauerbelastbare Biomaterialien konnten bisher nicht entwickelt werden.
3. Eine automatische Steuerung des technisch komplizierten Kunstherzens ist an große, nicht implantierbare Apparate gebunden.
4. Schließlich darf der Totalersatz des Herzens nicht allein unter dem Gesichtspunkt der Pumpfunktion des Herzens betrachtet werden.
Für die Weiterentwicklung der Herzchirurgie wird man die Realität des Machbaren im Zusammenhang mit der Kosten-Nutzen-Relation sehen müssen. Die Vergangenheit hat gezeigt,

daß das im Mittelpunkt dieser Chirurgie stehende Organ ausgetauscht werden kann. Jetzt gilt es, die Indikation für diese anspruchsvolle Behandlungsmöglichkeit sinnvoll zu limitieren, gleichzeitig aber auch neue Wege der technischen und operativen Medizin zu erforschen. Man kann voraussagen, daß das transplantierte Herz in Analogie zur Nieren- und Lebertransplantation eine begrenzte Lebenszeit haben wird. Daher ist es vordringlich, nach anderen Ansatzpunkten zu suchen und diese zu realisieren. Erstens muß in die Erforschung der Grundkrankheiten weiter investiert werden. Zweitens gilt es, diese Grundkrankheiten bzw. deren Noxen (Nikotin, Alkohol, falsche Ernährung) im Vorfelde zu bekämpfen.

Der Fortschritt in der Herzchirurgie muß in Zukunft eine Herausforderung bleiben, allerdings unter konsequenter Beachtung der bewährten Operationstechniken. Die rasch voranschreitende Technik in der Medizin schlechthin verführt nicht selten zum Griff nach den Sternen. Nicht immer muß das Neueste auch das Beste sein. Besinnen wir uns bei aller modernen Technik auf einfache Prinzipien, dann werden neue Ideen die rekonstruktive Herzchirurgie weiter voranbringen.

FORTSCHRITT IN DER MEDIZIN – AM BEISPIEL DER LEBERTRANSPLANTATION

P. Neuhaus

Obwohl die erste klinische Lebertransplantation durch T. E. Starzl jetzt mehr als 20 Jahre zurückliegt, betrachtet die Öffentlichkeit und auch ein großer Teil der medizinischen Welt derartig aufwendige operative Eingriffe – wie übrigens auch die Herztransplantation – eher als eine Versuchung und Herausforderung des Wissenschaftlers denn als einen sinnvollen Weg zur Behandlung unheilbarer Lebererkrankungen. Abgesehen von der sicher gegebenen Berechtigung eines Therapieversuchs in sonst aussichtsloser Situation, hat die Arbeit auf dem Gebiet der Lebertransplantation auch einen deutlich positiven Einfluß auf andere Gebiete, zum Beispiel auf die Chirurgie der Lebertumoren, der Gallenwegserkrankungen und das Verständnis der Pathophysiologie von Leberstoffwechselstörungen ausgeübt. Doch eine Medizin, die in vielen Bereichen die Behandlung eines Individuums mit extremsten Anstrengungen verfolgt, sollte sich nicht scheuen, auch die Lebertransplantation im derzeitigen Stadium als ein individuell sinnvolles Behandlungsverfahren für Patienten im Terminalstadium benigner und maligner Lebererkrankungen zu akzeptieren. Dabei ist sicherlich die Entwicklung der Nierentransplantation, die nun seit 30 Jahren klinisch durchgeführt wird und sich heute als nicht nur gleichwertiges, sondern überlegenes Behandlungsverfahren gegenüber der Behandlung mit der künstlichen Niere erweist, als wegweisend anzusehen. Im übrigen ist die Nierentransplantation heute ein kostengünstigeres Konzept als die chronische Hämodialyse. Damit soll nicht für die Lebertransplantation eine ähnliche Entwicklung vorausgesagt werden, doch Verbesserungen der Konservierungs- und Operationstechniken sowie Fortschritte bei der Behandlung der Abstoßungsreaktionen werden zweifellos in naher Zukunft zu einer deutlichen Zunahme der Transplantationsfrequenz und auch der Erfolge führen.

Nach den ersten von Starzl im Jahre 1963 durchgeführten Lebertransplantationen wurde in vielen Zentren der Welt mit großem Enthusiasmus an den hohen technischen und immunologischen Problemen gearbeitet. Viele entmutigende Mißerfolge, in Deutschland von der Arbeitsgruppe um Prof. Gütgemann mitgetragen, führten dazu, daß letztlich nur noch von Starzls Arbeitsgruppe in Amerika, Calnes Arbeitsgruppe in Cambridge und etwas später von unserer hannoverschen Gruppe um Prof. Pichlmayr konsequent die Durchführung der Lebertransplantation weiterbetrieben wurde, so daß jetzt weltweit auf den Erfahrungen bei mehr als 800 derartiger Transplantationen aufgebaut werden kann, davon wurden mehr als 100 in Hannover durchgeführt. (Tab. 1)

Aus einer zusammenfassenden Arbeit von Starzl (Abb. 1) aus dem Jahre 1980 geht hervor, daß transplantierte Patienten bei einer hohen Frühletalität um 50 % mit einer relativ guten Prognose bei Überstehen der frühen postoperativen Schwierigkeiten rechnen konnten. Für die späteren Todesfälle waren dabei weniger Spätkomplikationen der Transplantation wie Abstoßung, Infektion und Leberinsuffizienz als vielmehr fortschreitendes Tumorwachstum und Metastasierung in der Gruppe der wegen Leberkrebs transplantierten Patienten verantwortlich.

Orthotop		Orthotop	
Denver/		Innsbruck	12
Pittsburg	400	San Diego	6
Cambridge	146	Villejuif	8
Hannover	113	Wien	8
Groningen	32	Berlin-West	2
Minnesota	26	Hamburg	2
Berlin-Ost	22	Birmingham	8
Bonn	12	Mailand	1

Tab. 1 Klinische Lebertransplantationen, aktueller Stand Februar 1984

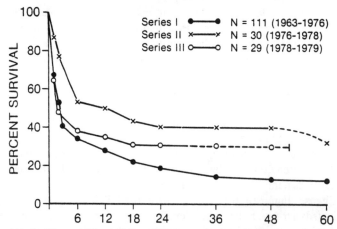

Abb. 1 „Actuarial Survival Curve" lebertransplantierter Patienten aus der Vor-Cyclosporinära nach T. E. Starzl, 1980

Dieses anhand von Starzls großen Zahlen herausgestellte prognostische Risiko der Lebertransplantation mit einer 3–4jährigen Überlebenschance von 30–40% galt bisher sinngemäß auch für die Arbeitsgruppen in Cambridge und Hannover. Die erwähnte hohe Frühletalität war dabei nicht nur Ausdruck der technischen und immunologischen Probleme, sondern in besonders hohem Maße ein Problem der Indikationsstellung im Finalstadium der Lebererkrankung.

Als Indikationen zur Lebertransplantation werden die folgenden Erkrankungen angesehen:
1. Inoperable primäre Lebertumoren ohne extrahepatische Metastasierung
2. Terminalstadien der Leberzirrhosen
3. Kongenitale intrahepatische Gallengangsatresien
4. Enzymdefekte und Stoffwechselerkrankungen mit Leberinsuffizienz
5. Akutes Leberversagen (?)

Gerade das akute Leberversagen, z. B. im Verlauf einer schweren Virushepatitis oder evtl. einer Pilzvergiftung, also ein heute immer noch unbeeinflußbarer, zum Tode führender Krank-

97

heitsverlauf, stellt natürlich eine hohe Herausforderung unseres ärztlichen Bemühens dar. Dementsprechend wurden Behandlungsversuche durch isolierte auxiliäre Leberperfusionen mit Tier- und Menschenlebern, Kreuzzirkulationen mit Affen und freiwilligen Spendern und verschiedene sehr aufwendige Blutwäsche- bzw. Blutaustauschverfahren versucht. Allen Verfahren gemeinsam ist der hohe Aufwand bei geringen Erfolgsaussichten im heute zugegebenermaßen noch weitgehend experimentellen Stadium. Auch mit der Lebertransplantation haben wir bisher noch keinen Patienten in diesem Erkrankungsstadium retten können, obwohl wir meinen, dem Ziel in letzter Zeit deutlich näher gerückt zu sein.

Ebenso ungünstig für die „Erfolgsstatistik" sind lange Krankheitsdauer und hohes Alter der Zirrhosepatienten. Im Rahmen der oft über 20–30 Jahre lang dauernden Lebererkrankung entwickeln sich schwere Begleiterkrankungen anderer Organsysteme besonders an Herz, Lunge und Nieren, die das Überstehen

INDIKATION ZUR LEBERTRANSPLANTATION BEI CIRRHOSEPATIENTEN

UNGÜNSTIG durch hohe perioperative Letalität:

1. Operation im Lebercoma (Notfallindikation)
2. Lange Krankheitsdauer und Alter >50 Jahre
3. Manifeste Beeinträchtigung anderer Organfunktionen

   Herzinsuffizienz durch Myocardschaden und Belastung
   Rezidivierende, bes. pulmonale Infektionen
   Nierenfunktionseinschränkungen
4. Schwere chron. Folgeschäden der Cirrhose
   Ascites therapierefraktär
   Muskelschwund
   Oesophagusvarizenblutung
   Schwere Thrombocyten- und Gerinnungsstörungen

GÜNSTIG:

1. Elektiver Eingriff
2. Biologisches Alter <50 Jahre
3. Kurze Krankheitsdauer
4. Fehlen schwerer Begleiterkrankungen
5. Aktiver und motivierter Patient

einer derartig eingreifenden Operation und der nachfolgend notwendigen Unterdrückung der körpereigenen Abwehr häufig in Frage stellen. (Tab. 2) Dazu kommen die direkten schweren Folgeschäden der Leberzirrhose mit einem therapierefraktären Aszites, einem Verbrauch des körpereigenen Eiweißes – besonders sichtbar an dem deutlichen Muskelschwund – der Entstehung eines Pfortaderhochdruckes, der chirurgisch technisch zu fast unüberwindlichen Schwierigkeiten führt und schwere Einschränkungen der Gerinnungsfunktionen (Abb. 2 und 3).

Prognostisch günstiger dagegen ist es, wenn die Transplantation bei einem jungen Patienten mit kurzer Krankheitsdauer und damit weitgehend fehlenden schweren Begleiterkrankungen als elektiver Eingriff im Endstadium der Erkrankung durchgeführt werden kann. Zusätzlich vorteilhaft ist es, wenn der Patient aktiv mitarbeitet und eine hohe Motivation mitbringt.

Niemand, der mit hohem Aufwand ein therapeutisches Ziel für seinen Patienten verfolgt, kann von persönlichen Erfolgen und Niederlagen unberührt bleiben. Deshalb kommt wohl gerade die Motivation zur weiteren Durchführung von Lebertransplantationen ganz besonders aus Erfahrungen mit einzelnen Patienten, denen durch die Transplantation ein „neues Leben" geschenkt wurde (Abb. 4). Man darf wohl zu Recht behaupten, daß im Augenblick noch diese einzelnen Erfolge „statistische Ergebnisse" in den Hintergrund drängen.

Grundsätzlich anders als bei den Zirrhosepatienten ist die Indikation zur Lebertransplantation bei Patienten mit inoperablen Lebertumoren anzusehen. Während ursprünglich mit großem Enthusiasmus versucht wurde, solche Patienten durch eine Leberverpflanzung zu heilen, ist heute eine große Ernüchterung eingetreten. Wohl bedingt durch die notwendige Unterdrückung der körpereigenen Abwehr und damit auch der körpereigenen Kontrolle des Tumorzellwachstums kommt es bei etwa 80% der an sich erfolgreich transplantierten Patienten schon im ersten Jahr nach der Transplantation zu Metastasenwachstum. So konnte bisher auch bei erfolgreicher Transplantation nur eine Lebensverlängerung, eine Verbesserung der Lebensqualität für einen kurzen Zeitraum erreicht werden. Im Einzelfalle ist diese Entwicklung aber nicht vorhersehbar und

Abb. 2 und 3 Ungünstige Voraussetzungen für eine Lebertransplantation:

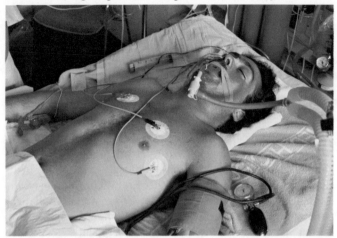

Abb. 2 22jähriger Mann im Leberausfallkoma nach akuter Virushepatitis mit Kreislaufinsuffizienz, Oligo-Anurie und Beatmung.

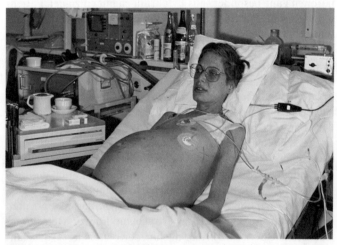

Abb. 3 Junge Patientin mit medikamentös nicht beherrschbarem Aszites, Muskelschwund und gravierenden pulmonalen Störungen. Die Patientin wurde 5 Monate lang erfolglos stationär behandelt, sie starb nach dem Versuch einer Lebertransplantation infolge pulmonaler Probleme.

100

Abb. 4   Beispiel erfolgreicher Lebertransplantation

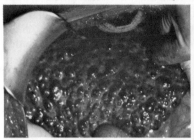

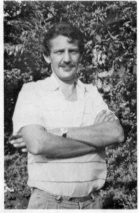

Pat. J. Z., 31 Jahre
Dekomp. posthep. Leberzirrhose
(Au Ag+, praefinaler Zustand)
Lebertransplantation am 9. 5. 1979

Patient 4½ Jahre nach
Transplantation

Abb. 4   31jähriger Patient, der im Leberkoma mit Anurie transplantiert wurde und sich jetzt 4½ Jahre nach Transplantation in gutem Zustand befindet.

voraussagbar, so daß wir gerade bei jungen Patienten auch weiterhin eine Berechtigung und vielleicht sogar eine Verpflichtung sehen, die Therapie zu versuchen (Abb. 6, 7). Besonders der Verlauf unserer derzeit 8 Jahre nach Transplantation und 6 Jahre nach Entfernung einer Lungenmetastase rezidivfrei lebenden Patientin mit hepatozellulärem Karzinom berechtigt zu weiteren Anstrengungen (Abb. 5). Die Patientin, die sonst sicherlich frühzeitig gestorben wäre, ist heute beschwerdefrei in der Lage, ihren Haushalt und ihre Familie zu versorgen.

Tragisch erscheint dagegen das Schicksal eines 13jährigen Mädchens, das nach intensiver, aber erfolgloser Chemotherapie lebertransplantiert wurde, aber nach 2 Jahren an multiplen Lungenmetastasen verstarb. In eingehenden Gesprächen mit den Eltern und der kleinen Patientin vor ihrem Tode bestand aber kein Zweifel daran, daß die Lebertransplantation von beiden als Geschenk einer wichtigen zusätzlichen Lebensspanne betrachtet wurde.

Dies leitet unmittelbar über zu der Frage, ob eine derartig eingreifende und unsichere Behandlung bei Kindern überhaupt

101

durchgeführt werden sollte. Eine durchaus recht große Gruppe kleiner Patienten leidet an kongenitalen intrahepatischen Gallengangsatresien, an angeborenen Enzymdefekten, die relativ rasch zur Entwicklung einer Leberzirrhose führen und die therapeutisch kaum zu beeinflussen sind. Mit teilweise immensem Aufwand (Operation und medikamentöse Maßnahmen) erreichen diese Kinder das Schulalter, aber zumeist nicht das Er-

Abb. 5–7   Lebertransplantation wegen inoperabler Lebertumoren

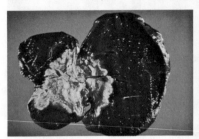

Hepatocell. Carcinom

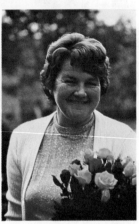

Abb. 5   Mutter von 3 Kindern 8 Jahre nach Lebertransplantation, rezidivfrei, praktisch ohne Einschränkung der Lebensführung.

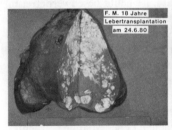

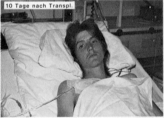

Histologie: diffuses hepatocell. Carcinom

Abb. 6   Junger Mann, der 9 Monate nach Lebertransplantation ein weitgehend normales Leben ohne Beschwerden führt und 11 Monate nach LTX an einer foudroyanten Tumormetastasierung verstarb.

102

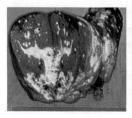
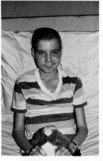
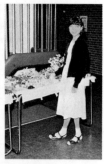

S.H., 13jähriges Mädchen
Chemotherapiekurs: 6 Wochen
Histologie: diffuses
hepatocelluläres Carcinom
Lebertransplantation
am 17. 5. 1980

Pat. 7 Wochen
nach Transpl.

15 Monate
nach Transpl.

Abb. 7 13jähriges Mädchen, das 2 Jahre nach der Lebertransplantation ein normales Leben führen konnte, danach aber Metastasen entwickelte und verstarb.

wachsenenalter. Die Lebertransplantation bei diesen kleinen Patienten wird von ihnen selbst als Erlösung von einer langen schweren Krankheit, von den Eltern als eine Befreiung von der Last, ein chronisch behindertes Kind zu haben, empfunden. Die Operation selbst ist für die Kinder nicht wesentlich schlimmer als eine intensive Behandlung eines Schubs ihrer chronischen Erkrankung.

Die Rechtfertigung der Indikation zur Lebertransplantation im Kindesalter ist damit eigentlich kaum anzuzweifeln, wenn man nicht die therapeutischen Bemühungen bei Neugeborenen mit schweren Stoffwechseldefekten und anderen kongenitalen Störungen prinzipiell ablehnt.

Die Ergebnisse der Transplantation im Kindesalter sind dabei so exzellent wie in keiner anderen Gruppe. Etwa 80% der Kinder überleben die Operation und sind danach nicht mehr beeinträchtigt als ein niereninsuffizientes Kind nach einer Nierentransplantation, das ja ebenfalls eine Dauerimmunsuppressionstherapie erhält (Abb. 8).

Zusammenfassend kann zu den drei großen Indikationsgruppen (Tumorpatienten, Zirrhosepatienten, Kinder mit Gallengangsmißbildungen und Stoffwechseldefekten) gesagt werden, daß die Festlegung der Operationskriterien noch einige Schwierigkeiten bereitet, die generelle Berechtigung zur Lebertransplantation

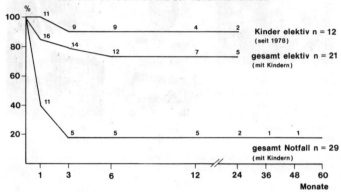

Abb. 8 Ergebnisse der Lebertransplantation bei Zirrhosepatienten (Medizinische Hochschule Hannover 1979–1983)

aus der Sicht der Transplantationschirurgie aber unzweifelbar feststeht.

Zu den Problemen, die aktuell eine besondere Aufmerksamkeit erfahren, zählen Diagnostik und Therapie der Abstoßungsreaktion. Hier wurden in den letzten Jahren erhebliche Fortschritte erzielt, insbesondere konnte durch die Einführung eines neuen Medikamentes (Cyclosporin A) die Anzahl und der Schweregrad von Abstoßungsreaktionen signifikant vermindert werden. Die statistische Erfolgsquote der Lebertransplantation liegt unter dieser Behandlung bei 50–60 %, wobei natürlich die zuvor besprochenen Schwierigkeiten der Indikationsstellung noch deutlicher zutage treten (Abb. 9). Zur Verdeutlichung: Im Tierversuch bei Rhesusaffen sind durchaus 100 % erfolgreiche Lebertransplantationen mit Cyclosporin A möglich, die Transplantationschirurgie bezieht ihre Berechtigung und ihre Motivation aber nicht aus der Statistik, sondern aus dem individuellen Behandlungserfolg auch bei kritischer Ausgangssituation. Damit dürfte hinreichend klar sein, daß die Lebertransplantation nicht nur ein klinisch wissenschaftliches Experiment, sondern ein ärztlich ethisch gerechtfertigter Behandlungsversuch an

104

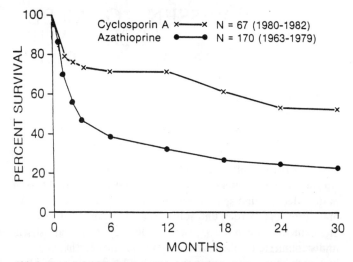

Abb. 9 „Actuarial Survival Rate" lebertransplantierter Patienten, bei denen die Immunsuppression mit dem neuen Medikament Cyclosporin A durchgeführt wurde (nach T. E. Starzl 1983). Im Vergleich dazu frühere Ergebnisse aus der Behandlungsära mit Cortison und Azathioprin.

unheilbar kranken Patienten ist. Davon unabhängig muß sich natürlich die Gesellschaft fragen, welche personellen und finanziellen Anstrengungen auf einem solchen Gebiet unternommen werden sollen. So sind für die Durchführung eines Lebertransplantationsprogrammes mit etwa 100 Transplantationen pro Jahr an einer Universitätsklinik schätzungsweise 10 zusätzliche Stellen erforderlich, der finanzielle Aufwand einer Transplantation wird mit ca. 80 000 DM zur Zeit errechnet. Ob dies gerechtfertigt ist, ist nicht so sehr eine medizinische wie eine politische Frage. Man sollte dabei aber nicht vergessen, daß andere individuelle Behandlungsverfahren, wie Dialyse, Hämophiliebehandlung usw. durchaus noch wesentlich teurer sind.

WISSEN – GLAUBE – ABERGLAUBE IN DER THERAPIE

U. Kanzow

Im Jahre 1919 veröffentlichte der Schweizer Arzt Eugen Bleuler ein Buch mit dem Titel „Das autistisch-undisziplinierte Denken in der Medizin und seine Überwindung". Es ist seitdem mehrmals aufgelegt worden und sollte von jedem Arzt – ob jung, ob alt – auch heute noch gelesen werden; denn das autistischundisziplinierte Denken ist in vielen Bereichen ärztlicher Tätigkeit auch heute noch weit verbreitet und bei weitem nicht überwunden. Darunter wird ein Denken verstanden, das in sich und in die eigene Phantasie eingesponnen ist und dem der kritische Realitätsbezug weitgehend fehlt. Es ist eine ständige Quelle der Selbsttäuschung und somit auch der Fehlinterpretation therapeutischer Ergebnisse. Die alternative, sogenannte „Erfahrungsmedizin" liegt tief in diesen Fesseln gefangen. Letztlich lebt alles, was sich unbewußt oder bewußt von der so oft zu Unrecht angegriffenen und diskreditierten Schulmedizin abgrenzt, in der verführerischen intellektuellen Narkose des autistisch-undisziplinierten Denkens. Scharlatane und Quacksalber, „betrügerische wie gutgläubige Pfuscher", wie Bleuler sagt, arbeiten in diesem Dunstkreis.

Bleuler hat aber nicht nur die fragwürdigen Randzonen ärztlicher und außerärztlicher Heiler-Tätigkeiten aufs Korn genommen, sondern in erster Linie das tagtägliche Handeln der Ärzte, die Prüfung der Arzneimittel auf ihre Wirksamkeit, ebenso auch die Elektrotherapie, die Hydrotherapie und die Diätetik seiner Zeit. Er hat auch den Universitätsunterricht von seiner Kritik nicht ausgespart.

Das affektgesteuerte, nachlässige, autistische Denken sollte vom aufmerksamen, an den Realitäten disziplinierten Denken abgelöst werden! – Eine harte Forderung, mit der sich die Medizin in unterschiedlichem Gewande seit Hippokrates bis in unsere Tage herumschlägt. Schon Aristoteles hatte dafür die philosophischen Begründungen gegeben.

In Deutschland hat der Internist Paul Martini, der Namensgeber der heute einladenden Gesellschaft, jahrzehntelang die Grundsätze wissenschaftlich haltbarer Therapieprüfungen formuliert und der Ärzteschaft mit der „Methodenlehre der therapeutisch-klinischen Forschung" nahegebracht. In eigenen Untersuchungen hat er zahlreiche Behandlungsprinzipien überprüft und ist dabei unter anderem zu einem negativen Urteil über die Homöopathie gekommen, wie vor ihm schon andere, so auch der eingangs zitierte Züricher Ordinarius für Psychiatrie, Eugen Bleuler.

Durch die ganze Medizingeschichte zieht sich der Widerstreit zwischen Wissen und Glauben und seiner Variante Aberglauben. Davon waren die Krankheitslehren, damit auch das diagnostische Gebäude, ebenso betroffen wie alle Therapieformen, seien es die medikamentösen oder die chirurgischen, die diätetischen oder psychotherapeutischen, die balneologisch-klimatischen oder die spirituellen und magisch-parapsychologischen Behandlungsweisen.

Naturwissenschaftliches *Wissen* ist durch stets wiederholte und wiederholbare Erfahrung begründet, leitet sich von immer aufs neue überprüfter systematischer Naturbeobachtung ab und von dem vernunftgesteuerten Experiment; dies Wissen ist prinzipiell für jedermann nachvollziehbar. Eine so fundierte Medizin ist Erfahrungswissenschaft par excellence! Die daraus abgeleitete Therapie erfüllt die Voraussetzungen der Wissenschaftlichkeit.

Glaube nimmt allgemein einen Sachverhalt für wahr auf die Mitteilung eines anderen hin und im Vertrauen auf dessen Ehrlichkeit – aber ohne eigene Prüfung. Im religiösen, metaphysischen Bezug gründet der Glaube auf der Gewißheit einer Heilslehre und auf dem Vertrauen in die Gottheit. Hier hat Wissen in Form von Heilswissen oder Erlösungswissen einen anderen Gehalt als das naturwissenschaftliche Wissen.

Aberglaube lebt in der Vorstellung magischer Kräfte, in Furcht vor dämonischen Einwirkungen, woraus vielfältige Zauberformeln zur Abwehr und Praktiken zur Erforschung der Zukunft bis zur Astrologie entsprungen sind. – Die vorwissenschaftliche Lebens- und Welteinsicht lebt in Märchen, Sagen und Bräuchen fort – und auch in der Volksheilkunde. Diese erlebt in unseren Tagen in der alternativen Medizin und oft pseudo-verwissenschaftlicht und aufgeputzt eine neue Blüte.

Der Hamburger Krankenhausinternist Hans Rehder hat 1955 unter dem Titel „Wunderheilungen – ein Experiment" berichtet, von welchem Mißerfolg eine von dem Gröning-Nachfolger Drampler bei mehreren Schwerkranken seiner Klinik durchgeführte sogenannte Fernsendung von München nach Hamburg begleitet war. Die darüber nicht informierten Kranken hatten keinerlei Einwirkungen, geschweige denn eine Besserung beobachtet. Drampler heilte, wie Gröning, nach eigenen Worten „durch den Geist".

Er sagte von sich:
„Sobald ich dem Kranken gegenübertrete, habe ich das Gefühl einer Kraft, die in mich einströmt, die mich durchfließt und zu den Kranken abströmt, und zwar um so stärker, je mehr Kraftanforderung an mich „angeschaltet" wird. Die geistige Empfangsschaltung meiner Patienten an mich ist aber nicht immer an meine Gegenwart gebunden, sie kann in die Ferne geradeso stark wirken wie in meinem Behandlungszimmer."

Rehder machte dann einige Tage später, wieder in Hamburg, seinen dahinsiechenden Patienten den Vorschlag, „mittels Fernsendung durch den Geist" Herrn Drampler als Behandler einzuschalten. Dies geschah zu einem den Patienten mitgeteilten Zeitpunkt, wovon aber Drampler in München nichts erfuhr. Es war also eine Scheinbehandlung! Sie existierte nur im Glauben der Kranken als Realität. Die Ergebnisse waren frappierend, auch bei einer Krebskranken sowie anderen organisch schwerkranken Patienten. Leider waren sie aber nicht von langer Dauer. – All das hat Rehder genau protokolliert, einschließlich der von den Scheinbehandelten angegebenen Sensationen. Er stellte fest,
– daß die Scheinsendungen – als Wunder angestaunt – Heilvorgänge erzeugten,

- diese als Ergebnis sorgfältig vorbereiteter glaubwürdig scheinender Einrede zu werten sind, welche gläubig aufgenommen wurde,
- die bei der Scheinsendung aufgetretenen wundersamen Gefühlserlebnisse und Erscheinungen fortan als Offenbarung der Heilkraft galten und
- den Kranken zum fanatischen Missionar des Heilers werden lassen,
- der „Heiler" selbst aber von seiner sogenannten Heilung so überzeugt werden könne, daß er bei mangelnder Sachkenntnis zum Glauben an die eigene Heilkraft verführt würde.

Der Unkritische ist stets geneigt, eine einfache, ihm leicht verständlich erscheinende Kausalkette bei der Beobachtung eines Vorganges anzunehmen. So wird jede Maßnahme, die auf den Verlauf einer Krankheit oder einzelner Beschwerden einen günstigen Einfluß zu haben scheint, schnell zum erfolgreichen Heilmittel. Daher auch der kurzatmige Slogan: Wer heilt, hat recht! Im übrigen haben „Wunderheilungen" in Berichten über das Leben und Wirken von Religionsstiftern stets eine große Rolle gespielt. Der Glaube an Wunder ist weitverbreitet; er wächst mit allen Formen der Not und der Angst – und aller Vernunft zuwider. Kürzlich mußte der Papst den Erzbischof von Lusaka (Sambia) aus seinem Amt entfernen, weil er durch – wie es hieß – „zweifelhafte Wunderheilungen" ins Gerede gekommen war.

Wenn die Behandlung allfälliger Gesundheitsstörungen, jedwede Form von Therapie, aus dem Nebel der Unzuverlässigkeit, der Fehlinterpretationen, des Mißerfolges bis zur unverantwortbaren Patientenschädigung befreit und auf der Höhe nachvollziehbarer Überprüfung gehalten werden soll, dann sind Regeln einzuhalten, die auf wissenschaftlichen Erkenntnissen beruhen, nicht aber auf Wunschdenken.

Der Übergang einer Krankheit in Heilung oder Besserung kann Folge des dem Organismus innewohnenden natürlichen Heilungsvermögens sein. Bei der großen Mehrzahl der banalen Erkrankungen läuft das so ab. Der therapeutische Eingriff soll diese Entwicklung begünstigen oder in manchen Fällen auch erst möglich machen (Abb. 1). Der Vergleich behandelter Kran-

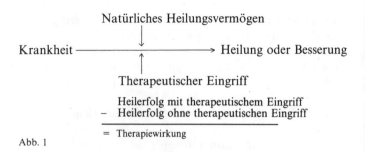

Abb. 1

ker mit unbehandelten Kranken läßt einen Schluß auf die Therapiewirkung zu. Dies setzt aber Vergleichbarkeit voraus. Und dazu sind einige weitere Überlegungen zu machen.

Das natürliche Heilungsvermögen setzt sich aus vielen Faktoren zusammen, von denen einige in der Abb. 2 aufgeführt sind. Zunehmend spielt dabei der Faktor „Konstitution" in Form immer differenzierter angebbarer Erbfaktoren eine Rolle. Der Spielbreite individueller Gegebenheiten kann nur mit der statistisch ausreichenden Zahl an vergleichenden Beobachtungen begegnet werden. Dabei wird die stets zu kontrollierende Voraussetzung gemacht, daß die Vergleichsgruppen im Rahmen der Zufallsverteilung in den relevanten Merkmalen gleichartig sind. Je weiter die wissenschaftlichen Erkenntnisse über die Vielfalt genetisch determinierter Krankheitsdispositionen vorankommen und Jahr für Jahr neue Horizonte freilegen, um so komplizierter wird die Ausdeutung gemachter Beobachtungen.

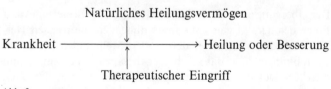

Abb. 2

Auch der „therapeutische Eingriff" fordert weitere Erläuterungen und muß in seine Anteile zerlegt werden (Abb. 3). Da sind einmal die „unspezifischen Heilfaktoren" und zum anderen die „Arzneiwirkung", also das Spezifikum der zu prüfenden Therapie.

Für Arzneiwirkung könnte auch eine bestimmte Operation oder eine definierte physikalische Therapieform oder auch eine bestimmte psychotherapeutische Behandlungsmethode stehen. Die unspezifischen Heilfaktoren sind so vielfältiger Art, daß hier wieder nur einige aufgeführt werden können. Die Bewertung der politischen und ökonomischen Sicherheit, der Sicherheit des Arbeitsplatzes und vieles aus dem familiären Umfeld könnte mit positiven oder negativen Einflußnahmen in der Aufzählung unspezifischer Heilfaktoren noch genannt werden.

Nun grenzt sich unsere Überlegung auf das Stichwort „Arzneiwirkung" ein. Daß man ihr nur mit subtilen Vergleichen und scharf durchdachten Versuchsanordnungen beikommen kann, gehört zum Elementarwissssen der naturwissenschaftlichen Medizin.

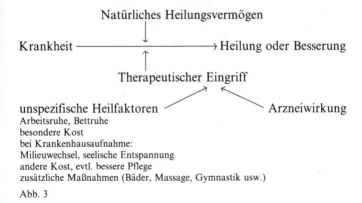

Konstitution, „Abwehrlage"
Alter (Geschlecht?), Ernährungszustand
seelische Bedingungen (Gesundungswille,
„Flucht in die Krankheit", Rentenbegehren)
allgemeine soziale und hygienische Verhältnisse
Möglichkeit zur Schonung

Natürliches Heilungsvermögen

Krankheit ⟶ Heilung oder Besserung

Therapeutischer Eingriff

unspezifische Heilfaktoren ⟋ ⟍ Arzneiwirkung
Arbeitsruhe, Bettruhe
besondere Kost
bei Krankenhausaufnahme:
Milieuwechsel, seelische Entspannung
andere Kost, evtl. bessere Pflege
zusätzliche Maßnahmen (Bäder, Massage, Gymnastik usw.)

Abb. 3

111

Lassen Sie mich an dieser Stelle anmerken, daß auch die Psychiatrie und alle Zweige der wissenschaftlich bearbeiteten Psychologie zur naturwissenschaftlich fundierten Schulmedizin gehören. Alles Geistige im homo sapiens, seine Gefühle und sittlichen Wertungen, sind nur im Gehäuse seines Körpers denkbar und wahrscheinlich ebenso genetisch eingegrenzt und bestimmten biochemischen Abläufen unterworfen wie die Regulierung der lebensnotwendigen vegetativen Stoffwechselprozesse. Daß diese naturwissenschaftlich interpretierbaren Vorgänge noch nicht oder erst in Ansätzen erforscht und bekannt sind, sagt ja nichts gegen ihre Existenz. Wahrscheinlich werden späte Nachfahren unserer Gegenwart das uns immer wieder so beschäftigende Körper-Geist-(oder Leib-Seele-)Problem einmal in unserem heutigen Sinne gar nicht mehr begreifen, weil es sich in morphologischen Strukturen und biochemischen Erkenntnissen gelöst hat.

Außerordentlich wichtige Erkenntnisse der letzten 30 bis 40 Jahre kreisen um die Placebo-Wirkung in der Therapie. Auch die Wechselwirkung zwischen Therapeuten und Therapierten hat zunehmend Aufmerksamkeit auf sich gezogen. Deshalb mußte häufig der sogenannte Blindversuch, bei dem nur der Behandelte in Unkenntnis darüber gehalten wird, ob er ein Placebo oder die zu prüfende Substanz erhält, durch den doppelten Blindversuch abgelöst werden. Dabei ist dann auch dem Behandler nicht bekannt, welcher seiner Patienten die Wirksubstanz und welcher das Scheinpräparat erhalten hat. Dies Geheimnis darf erst nach Ende des Versuchs gelüftet werden, wenn alle Befunde zusammengetragen sind. So kommt man zu einem möglichst unbeeinflußten Vergleich.

Das Placebo erwies sich als ein Miraculum naturae besonderer Art, welches dabei half, viele Naturgeheimnisse ans Licht zu bringen.

Für diese Demaskierung vermeintlich spezifischer therapeutischer Wirkungen nun einige Beispiele.

Die vor 25 Jahren durchgeführten Versuche mit der Zellulartherapie zeigten weder bei der Koronarsklerose und Cerebralsklerose noch bei der primär-chronischen Polyarthritis und bei peripheren Durchblutungsstörungen Besserungen, die über den

Zellulartherapie n. Niehans

| | Besserung in % nach | | | |
| | Zellen | | Placebo | |
	subj.	obj.	subj.	obj.
Koronar- und Zerebralsklerose	50	7	50	20
Primär-chron. Polyarthritis				
und Arthrosen	39	33	42	33
Periph. Durchblutungsstörung				
– Allgemeinbefinden	39		37	
– Libido	16		15	
– Gehstrecke		38		33

(Kanzow, 1958)

Abb. 4

Placebo-Wirkung

Symptom	Erfolgs-quote	Autor
Kopfschmerz	52 %	Jellinek
Postoperativer Wundschmerz	15–53 %	verschiedene
Asthmat. Anfall	30–40 %	Leslie
Arthritische Beschwerden	50 %	Traut und Passarelli
Angina pectoris	26–38 %	verschiedene
Husten	36–43 %	Gravenstein und Mit.
Gelenkbeschwerden (chron. Rheumatismus)	42 %	eigene
Angina pectoris	50 %	Beobachtungen

Abb. 5

Placebo-Effekt hinausgingen (Abb. 4). Prüft man jene Krankheitssymptome, die den Patienten am meisten belästigen und
quälen, also Schmerzen, Stenokardien, Husten und asthmati-
sche Beschwerden, dann wird eine starke Placebo-Beeinflußbar-
keit deutlich (Abb. 5).
Kürzlich haben Mattig und Gertler die Akupunktur kritisch
besprochen. Ihrer Arbeit entstammen die folgenden Tabellen.

113

Plazeboerfolge (nach Mattig u. Gertler, 1983)

Krankheit/ Symptom	Prozentsatz positiver Beeinflussung	Autor
Angina pectoris	bis 60	⎫
Mirgräneprophylaxe	bis 50	
Migränetherapie	bis 33	
Magen-Darm-		⎬ Kuschinsky
Beschwerden	bis 60	
Rheumabeschwerden	bis 50	
Kopfschmerzen	bis 70	⎭
	bis 60	Jellinek
Asthma bronchiale	bis 40	Leslie
Dysmenorrhö	bis 60	Wied

Abb. 6

Diese Tabelle (Abb. 6) zeigt das bereits bekannte Verhalten zahlreicher Krankheitssymptome bei Placebo-Therapie. Die in Prozentsätzen angegebene positive Beeinflußbarkeit ist erstaunlich! Bei der Akupunkturbehandlung finden sich Erfolge in analogen Größenordnungen (Abb. 7). Dies legt den Verdacht nahe, bei der Akupunktur würden Mechanismen wirksam, die mit einer spezifischen Wirkung der Nadelung nichts zu tun haben. Die British Association of Physical Medicin veröffentlichte 1966 Vergleichsuntersuchungen, die keine Überlegenheit der Akupunktur bei Nacken-Arm-Schmerzen gegenüber einer Placebo-Therapie zeigten (Abb. 8).

Untersuchungen in China haben ergeben, wie abhängig die Erfolge der Akupunktur bei der Schmerztherapie von der Einstellung der Patienten sind (Abb. 9). Je vertrauensseliger sie waren, um so größer war der Therapieerfolg.

Dies ist ein allgemeines Gesetz, welches immer dann zum Tragen kommt, wenn die Therapie mehr auf Suggestion und Glauben als auf wissenschaftlich belegbaren Wirkungen beruht. Ein an Eisen verarmter Mensch verliert die damit verbundene Blutarmut durch Gabe von Eisenpräparaten auch dann, wenn er diese Therapie innerlich ablehnt. So ist es auch, richtige Indikationen vorausgesetzt, bei der Insulin-Behandlung oder der Gabe von Vitamin B 12 sowie manchen anderen Therapeutica, deren

114

Wirkung dann auch ohne jede Suggestion nachweisbar ist. Digitalis, Beta-Receptorenblocker, Antibiotica, bestimmte Impfstoffe können als weitere Beispiele genannt werden.

Akupunkturerfolge (nach Mattig u. Gertler, 1983)

Krankheit/ Symptom	Prozentsatz positiver Beeinflussung	Autor
Funktionelle Erkrankungen (Migräne, Asthma bronchiale, Zervikobrachialsyndrom, Lumbalsyndrom, Karzinomschmerzen, Lähmungen)	52,7	Herget
Asthma bronchiale	70,6	Schnorrenberger**
Funktionelle Leiden im HNO-Bereich	72,2	Bucek
Schmerzhafte Zustände und Gesundheitsstörungen ohne organische Veränderungen	bis 70	Umlauf
Chronische Schmerzen	71,5	Deuker*
	75,5	Klien*
	70,6	Podlesch
	67,4	Cioppa
	47,5	Yuen
Koronarerkrankungen	53	Xinzhong

* Ohrakupunktur
** Moxibustion

Abb. 7

Erfolgsquote bei Nacken-Arm-Schmerzen (Brit.Ass.Phys.Med., 1966)

Akupunktur	Placebo	Resultat
15%	3%	kein Ergebnis
17%	23%	geringe Besserung
45%	53%	deutliche Besserung
23%	21%	komplette Heilung

Abb. 8

115

Schmerzminderung durch Akupunktur in Abhängigkeit von der Einstellung des Patienten; (Tung et al. 1976)

Einstellung	Erfolgsrate in Prozent
Vertrauen	≈ 75
Bedenken	≈ 66
viele Bedenken	≈ 37

Ergebnisse in China gewonnen!

Abb. 9

Subjektive Nebenwirkungen bei Placebo-Therapie (n. Beecher) (Registrierung im doppelten Blindversuch)

Trockener Mund	: 7 von 77 Pat.	= 9%
Übelkeit	: 9 von 92 Pat.	= 10%
Schweregefühl	: 14 von 77 Pat.	= 18%
Kopfschmerz	: 23 von 92 Pat.	= 25%
Hitzewallungen	: 6 von 77 Pat.	= 8%
Konzentrationsschwäche	: 14 von 92 Pat.	= 15%
Schläfrigkeit	: 36 von 72 Pat.	= 50%

Abb. 10

Erstaunlich war und ist noch immer die Feststellung, daß mit Placebo auch Mißempfindungen erzeugt werden können, die gemeinhin als Nebenwirkungen der Arzneimitteltherapie registriert werden. Das hat der Amerikaner Beecher bereits 1955 gezeigt (Abb. 10).

Die Ursachen der vielfältigen suggestiven Heilerfolge liegen teils im Arzt, teils im Patienten begründet (Abb. 11). Sie kreisen um Wünsche und Glauben, stützen sich auf Hoffnungen und Vertrauen. Ein übriges tut die Reklame, wobei oft alle Register der Kundenbeeinflussung gezogen werden.

Natürlich steckt in all unseren Therapieformen diese suggestive Komponente, mal mehr, mal weniger! Die wissenschaftliche Medizin bemüht sich darum, sie zu erkennen und einzugrenzen. Das schon bekannte Schema muß nun noch einmal ergänzt werden um den Komplex „Arzneiwirkung" und dieser aufgegliedert in die „Placebo-Effekte" und die „spezifische" Arzneiwirkung (Abb. 12). Was auf den Fortgang einer Krankheit in

116

Ursachen für suggestive Heilerfolge

Arzt: Wunsch zum Helfen und Heilen, therapeutischer
                 Optimismus, Glaube an die Wirksamkeit des
                 Therapeutikums.

Patient: Hoffnung auf Hilfe, Vertrauen in den Arzt (oder
                 eine bestimmte Klinik, Sanatorium usw.), Ver-
                 trauen in die angewandte Therapie.

Heilmittel: Reklame, Bezeichnung, Beschaffenheit, Herkunft
                 („altes indisches Volksmittel", „aus Amerika"),
                 Preis, angebliche Heilerfolge bei anderen, insbe-
                 sondere bei berühmten Zeitgenossen.

Abb. 11

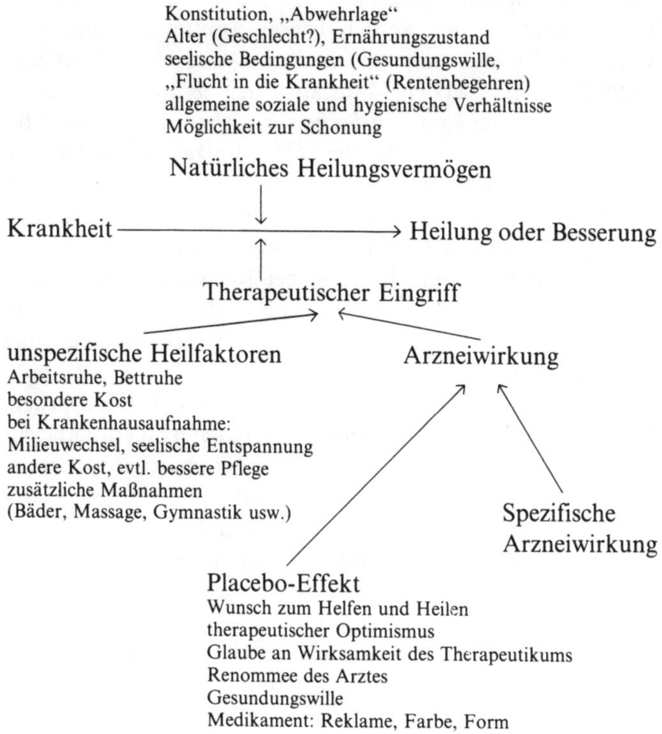

Konstitution, „Abwehrlage"
Alter (Geschlecht?), Ernährungszustand
seelische Bedingungen (Gesundungswille,
„Flucht in die Krankheit" (Rentenbegehren)
allgemeine soziale und hygienische Verhältnisse
Möglichkeit zur Schonung

Natürliches Heilungsvermögen

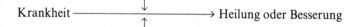

Krankheit ────────────────→ Heilung oder Besserung

Therapeutischer Eingriff

unspezifische Heilfaktoren   Arzneiwirkung
Arbeitsruhe, Bettruhe
besondere Kost
bei Krankenhausaufnahme:
Milieuwechsel, seelische Entspannung
andere Kost, evtl. bessere Pflege
zusätzliche Maßnahmen
(Bäder, Massage, Gymnastik usw.)   Spezifische
                                                    Arzneiwirkung

Placebo-Effekt
Wunsch zum Helfen und Heilen
therapeutischer Optimismus
Glaube an Wirksamkeit des Therapeutikums
Renommee des Arztes
Gesundungswille
Medikament: Reklame, Farbe, Form

Abb. 12

117

Heilung oder Besserung einwirken kann, ist nun vereint dargestellt. Glaube, Aberglaube und Wissen bilden eine Wirkungsmischung von verwirrender Vielfalt! Die Gewichte der einzelnen Komponenten sind dabei oft nur schwer – wenn überhaupt – zu bestimmen. Trotz vieler Schwierigkeiten muß aber die medizinische Wissenschaft ständig bemüht sein, die Zusammenhänge zu analysieren, weil sonst neue Erkenntnisse nicht gewonnen werden können. Darauf baut die Schulmedizin auf! Geht man davon ab und begeistert sich für sogenannte Außenseitermethoden, die der Beweisführung für die Richtigkeit ihrer Behauptungen und Annahmen stets ausweichen, dann tritt man den Rückmarsch an in vorwissenschaftliche Perioden ärztlicher Versorgung.

Seit diese Einsichten allgemein in der wissenschaftlichen Medizin anerkannt sind, werden Therapieprüfungen immer aufwendiger. Unser heutiger Arzneischatz wird bereits und muß nach den nun gesetzten Maßstäben neu geordnet und damit endlich die Spreu vom Weizen getrennt werden. Es wird dabei viel Spreu geben! Nach gleichen Grundsätzen und mit akzeptierbaren Maßstäben müssen auch andere Handlungen im Gesundheitswesen überprüft werden, von operativen Eingriffen über Geburtsleitung und -lenkung bis zu dem bunten Strauß bisher ungeprüfter und kostspieliger Rehabilitationsmaßnahmen. Die so oft in letzter Zeit mißbrauchte Forderung nach Therapiefreiheit des Arztes muß an diesen Maßstäben ihre Grenzen finden.

Jeder gute Arzt weiß, daß Zuspruch, Einrede, Suggestion, ja ,,ein bißchen Zauber" sein therapeutisches Handeln oft erfolgreicher machen. Sofern er ein selbstkritischer, wissenschaftlich gebildeter Arzt ist, erliegt er dabei aber nicht den Täuschungen des autistisch-undisziplinierten Denkens. Damit entgeht er der Gefahr, sich für einen mit besonderen Kräften ausgestatteten Heiler zu halten. Er ist dann geschützt vor den Verführungen eines unkritischen Aberglaubens an ungeprüfte oder durch Prüfung widerlegte Heilmethoden. Entscheidend war immer und wird auch in Zukunft dabei die Lauterkeit der Motive bleiben. Dies klingt pathetisch, sollte aber die einzig akzeptable Grundlage ärztlichen Handelns bei jedweder Therapie sein.

Literaturverzeichnis

Bleuler, E.: Das autistisch-undisziplinierte Denken in der Medizin und seine Überwindung. 4. Nachdruck der 5. Auflage, 1976 Springer-Verlag

Kanzow, U.: Klinische Therapieprüfung, Deutsches Ärzteblatt 45, 916 (1960)

Kanzow, U.: Kritisches zur Zellulartherapie, Dtsch. med. Journal 11, 524 (1960)

Mattig, W. u. Gertler, A.: Akupunktur – Scharlatanerie oder therapeutische Bereicherung? Inn. Med. 10, 208-212 (1983) und 10, 247-252 (1983)

Martini, P.: Methodenlehre der therapeutisch-klinischen Forschung. 3. Auflage, Springer-Verlag (1953)

Rehder, H.: Wunderheilungen – ein Experiment. Hippokrates 1955, S. 577

DISKUSSION

Moderation: *H. Kleinsorge*

Schadewaldt: Ich habe vorher in der Diskussion schon einmal die Bedeutung der Prognose hervorgehoben, die ja in der Antike eine ganz große Rolle spielte. Kann es passieren, daß wir wieder auf diese Frage stärker zurückkommen müssen – das ist meine Frage an die Transplantateure – als das in der Vergangenheit der Fall war? Seit der Einführung des Christentums heißt es ja, daß man jedem Hilfe zu leisten habe, auch eben dem infausten Patienten. Das ist ja der große Unterschied zur antiken, mitleidlosen Medizin. Kann es passieren, daß wir von diesem Standpunkt aus Kostengründen oder weil es nicht genügend Transplantate gibt, wieder zurückkommen müssen?

Neuhaus: Wenn ich dazu etwas aus der Sicht der Transplantateure sagen soll, muß ich zunächst einmal auf die Situation hinweisen, die wir am Anfang bei der chronischen Hämodialysebehandlung hatten. Da hatten wir ja auch früher mal ein Gremium aus Juristen, Theologen, Ärzten usw., die den Kreis der Patienten, die als Kandidaten für dieses Behandlungsverfahren ausgewählt wurden, noch weiter eingrenzten, weil nicht genügend Dialyseplätze vorhanden waren. Das ist ja jetzt Gott sei Dank historisch. Inzwischen gibt es viel mehr Dialyseplätze, als man eigentlich brauchen würde. Die Lebertransplantation speziell ist allerdings immer noch keine probate klinische Therapiemöglichkeit, sondern noch ein wissenschaftlich zu erprobendes Behandlungsverfahren in Ausnahmesituationen. Wir müssen natürlich darauf achten, daß wir in der an sich erlaubten Behandlung eines Patienten im Terminalstadium der Lebererkrankung aus ethischen Gründen den Patienten nicht zum Versuchsobjekt degenerieren lassen, daß wir andererseits aber mit den zahlenmäßig begrenzten Möglichkeiten, die wir haben, möglichst hohe Informationen herausbekommen, wie wir das nun weiter machen sollten. Konkret gesagt, ich hätte natürlich nichts dagegen, jeden Patienten, der im Leberkoma stirbt, möglicherweise noch zu transplantieren, um ihn eventuell zu retten. Wenn ich aber sehe, daß ich von zehn Patienten in dieser Situation maximal einen mit viel Glück über die Runden bringe, dann muß ich mich fragen, ob das sinnvoll ist, aus personellen und finanziellen Gründen – so hart sich das anhört – so weiter zu verfahren oder ob ich nicht, um diese Methode erst wissenschaftlich in den Griff zu bekommen, zunächst sagen muß, ich muß jetzt erst mal davon Abstand nehmen, diese aussichtslosen Patienten zu therapieren. Ich werde mich irgendwo dazwischen ansiedeln. Ich kann ja auch nicht in einer Phase, wo ich noch nicht so gut bin, daß ich dem Patienten zu 80 Prozent versprechen kann, daß ich ihn wenigstens über die Operation bringen kann, dem Patienten sagen: Paß mal auf, wahrscheinlich stirbst du jetzt innerhalb von zwei Jahren an deiner Grundkrankheit, aber so genau wissen wir das nicht, aber wenn du diese Operation mit einer Chance von 50 Prozent jetzt überlebst, dann kannst du später zehn Jahre leben. Das ist eine ziemlich dumme Rechnung, die völlig unärztlich ist. So kann man nicht vorgehen. Also ist man in einer sehr schwierigen Situation als Arzt und Wissenschaftler, die man aber lösen kann. Eine Lösung ist, daß man sagt, okay, wir operieren Patienten in der Zielrichtung, sie zum Beispiel von ihrem Lebertumor zu befreien. Wenn wir intraoperativ feststellen, daß das nicht geht, dann haben wir die Möglichkeit, diesen Patienten zu transplantieren, und seine Lebenserwartung ist dann sicherlich höher, als wenn wir ihm seinen Tumor belassen. Er hat natürlich, wie wir jetzt wissen – das wußten wir vor zwei, drei Jahren auch noch nicht so genau – statistisch gesehen keine sehr gute Chance, daß er tumorfrei bleibt. Somit sind wir in der Situation, daß wir den Tumorpatienten transplantieren können und ihm eine palliative Therapiechance anbieten, was ja die Onkologie insgesamt auch macht. Kaum ein Onkologe und kaum ein Internist unter Ihnen wird sagen, daß man mit einer Chemotherapie einen Patienten heilen kann. Heute kann man den Hodenkrebs heilen, man kann die Leukämie heilen. Das ist schon richtig, aber man kann keinen Magen- oder Lungenkrebs heilen. Und bei den Zirrhosen, das habe ich hoffentlich deutlich gemacht, sitzen wir eigentlich in großen Schwierigkeiten mit dieser Indikationsstellung.

Kleinsorge: Vielen Dank, Herr Neuhaus. Ich glaube, wenn wir Ihre Worte abwägen, so haben Sie uns zwar den Komplex von Problemen bei Ihrer Entscheidung gesagt und bedingt spielt dann auch bei bestimmten Zuständen die Prognose eine Rolle. Sie haben vorhin gesagt, daß Sie aus Kostengründen nicht in jedem Falle operieren. Ist das richtig?

Neuhaus: Nein. Da spielen solche Gründe auch mit. Aber wir können einfach zum Beispiel in Hannover ganz klar nicht mehr als 30 Lebertransplantationen im Jahr machen. Aus vielen Gründen.

de Vivie: Die Frage nach der Prognose bei der Herztransplantation schließt sofort ein, daß sehr, sehr strenge Indikationskriterien gewählt werden müssen. Ich habe sie vorhin kurz angedeutet, und ich will Ihnen einige Beispiele nennen, um das zu verdeutlichen. Es ist wichtig, daß ein Patient eine Altersstufe nicht überschreitet. Heute sagt man, Patienten über 50 Jahre kommen nicht für eine Transplantation in Frage. Auch generalisierte Stoffwechselerkrankungen, Infektionskrankheiten sind ausgeschlossen. Aber es geht weiter. Man muß auch in den sozialen Bereich hineingehen, man muß wissen, daß Patienten, von denen man nicht erwarten kann, daß sie hinterher ein normales Leben, also ein sehr streng auf die Krankheit bezogenes Leben führen, nicht für eine Transplantation in Frage kommen. Dazu ist der Aufwand zu groß. Andererseits muß man natürlich sagen, daß im Vergleich zur Lebertransplantation die Herztransplantation aus chirurgischer Sicht ein abgeschlossenes Verfahren ist. Ich will das mal etwas banalisieren: Die Herztransplantation ist chirurgisch ein einfach zu lösendes Problem. Da stellt sich die nächste Frage: Soll nun jedes Zentrum Herzen transplantieren? Ich bin der Ansicht, daß das nicht möglich sein darf und nicht sein wird. Ich hatte das mit der hohen Zahl von Zentren angedeutet, die hin und wieder einmal Herzen transplantiert haben, und im Grunde kommt es nach wie vor auf diesen einen Nenner heraus: Die einzige Klinik, die wirklich repräsentativ etwas sagen darf, ist Stanford, nicht Kapstadt. Ich betone das hier ganz besonders. Das bedeutet für Deutschland zum Beispiel, daß wir uns in dem jetzigen Stadium, wo drei Kliniken transplantieren und drei weitere sich darauf vorbereiten, klar darüber werden müssen, wo transplantiert werden soll. Denn die Organspende ist begrenzt, und das ist sicher noch ein juristisches Problem, Herr Schreiber, was Sie ja schon bearbeiten, wie ich weiß. Es muß im Sinne des Eurotransplant, was man bei der Nierentransplantation schon erreicht hat, in etwa auch erreicht werden, daß die potentiellen Spender ihre Organe zur Verfügung stellen, die dann an die richtigen Stellen kommen. Sie dürfen nicht einfach wahllos verteilt werden, sondern es müssen Schwerpunkte gesetzt werden.

Schreiber: Bei der Auswahl der Empfänger von diesen eben nicht beliebig verfügbaren Transplantaten war es bisher ja unter Immungesichtspunkten relativ leicht, die Empfänger auszuwählen. Da ergab sich eine bestimmte Beziehung zu einem immungeeigneten kompatiblen Empfänger. Wenn ich recht sehe, wird die Immunverträglichkeit immer weniger zu einem Kriterium für die Auswahl des Empfängers, so daß die schwierige Frage, wen nehmen wir denn nun als Empfänger, wem lassen wir diese knappen Ressourcen zukommen, immer mehr von einer naturwissenschaftlich entscheidbaren Frage zu einer problematischethischen wird. Wenn nicht genügend Organe verfügbar sind, wenn sie für alle geeignet sind und nicht nur für bestimmte Immunkriterien, dann stellt sich ja die Frage, wie wird die Reihenfolge bestimmt. Nun, der Älteste, der Wichtigste, der Jüngste, derjenige, der voraussichtlich am längsten überleben wird, der Reichste, der Bedeutendste? Dann kommt ja das ethische Problem mit ursprünglicher Schärfe wieder auf, und die Krücke, die man hat, die Hilfe, daß man sagen konnte, das macht der Computer von Eurotransplant für uns, der sagt, welcher Patient da oder dort geeignet ist, fällt weg. Dann wird es für Sie doch sehr viel schwieriger werden, und ich sehe eigentlich keine andere konsensfähige Möglichkeit, als daß nun die ärztliche Dringlichkeit wohl das Kriterium sein soll. Aber ist das hinreichend? Diese Frage wird uns sicher in den nächsten Jahren beschäftigen. Ich weiß bisher keine rechte Antwort.

Herz: Ich möchte auf eine Bemerkung von Herrn de Vivie zurückkommen, in der er ausführte, daß offenbar die Lebenserwartung bei Bypassoperationen nicht erhöht wird. Ich glaube, daß das eine ganz allgemein wichtige Frage ist, und ich möchte Herrn de Vivie bitten, dazu noch mal Stellung zu nehmen.

de Vivie: Ja, das ist natürlich eine essentiell wichtige Frage, weil die Indikationskriterien für die Koronarchirurgie – und das ist eigentlich das, was im Moment nach 10 oder 15 Jahren Koronarchirurgie das Entscheidende ist – ja erst aufgrund der Retrospektive herausgearbeitet werden können. Wir wissen mittlerweile, daß bei der Patientengruppe, die keine Angina pectoris, aber einen Herzinfarkt gehabt hat und koronarangiographisch nachgewiesen eine koronare Herzkrankheit, die Lebenserwartung nach einer Operation nicht größer ist. Andererseits ist es so, daß die Kriterien, die dazu führen, die Indikation zur Operation zu stellen, sehr klar sind. Die Patienten, die Angina pectoris haben, sind ganz klar eine Indikation zur Koronaroperation, weil wir wissen, daß sie durch die koronaren Bypassüberbrückungen sofort eine Verbesserung bzw. einen Rückgang ihrer Beschwerden haben. Es gibt eine andere Gruppe von Patienten, die die Frage aufwirft: wie kann man den Herzinfarkt verhindern? Das ist die problematischste Gruppe, die uns in der Zukunft noch beschäftigen wird.
Wir müssen also Kriterien herausfinden, um zu sehen, welche Patienten infarktgefährdet sind. Kann das nun so weit gehen, daß alle Patienten sozusagen im Screening-Verfahren schon angiographiert werden sollen? Das geht natürlich nicht. Immerhin hat die Angiographie, wenn sie heute noch so routiniert durchgeführt wird, eine Komplikationsrate von einer Promille. Die digitale Subtraktionsangiographie, die heute in die Klinik eingeführt wird, ist nicht ausreichend, um sagen zu können, ob

Stenosen, die operationswürdig sind, vorliegen. Man muß also sehen, daß man Patienten besser, strenger und kürzer überwacht, um herauszufinden, ob Kriterien wie Belastungs-EKG-Veränderungen dazu führen, daß sie Kandidaten für eine koronare Bypassoperation werden. Und der Patient, der also die typischen klinischen Zeichen eines drohenden Infarktes hat, ist natürlich rasch in ein entsprechendes Zentrum zu transportieren, damit er dort nach spezieller kardiologischer Diagnostik auch sofort operiert wird. Die Verhinderung des Infarktes scheint mir also die wichtigste Aufgabe der nahen Zukunft zu sein.

Kleinsorge: Wir haben jetzt einen Komplex diskutiert, von dem wir mit Sicherheit sagen können, daß es zu normierten Entscheidungsbildungen, zu normierten Kriterien nicht kommen wird.

Kanzow: Ich wollte dazu noch eine Bemerkung machen. Natürlich handelt es sich um ein ethisches Problem, aber man muß sich auch überlegen, ob man der Sozialgemeinschaft das zumuten kann, weil es ja eine erhebliche Finanzbelastung für jeden Staatsbürger bedeutet. Man muß sich mal überlegen, wieviel Risiken eingegangen werden müssen, um 400 000 Mark zu erarbeiten, an irgendwelchen Arbeitsplätzen, und wie hoch da schon das Verunfallungs-, unter Umständen Todesrisiko ist, um an einer anderen Stelle das Geld zu erübrigen, eine solche Operation durchzuführen. Ich glaube, eine solche, das mag merkwürdig klingen, aber eine solche Wirtschaftlichkeitsberechnung im menschlichen Bereich muß man auch vornehmen, denn es kann nicht eingesehen werden, daß einige wenige zu Lasten einer großen Gruppe bevorteilt werden und die anderen dann von ihrem Lebensglück sehr viele Abstriche machen müssen.

Neuhaus: Die Lebertransplantation wird demnächst wahrscheinlich von den Krankenkassen mit 60 000 bis 70 000 Mark finanziert werden.

125

Schölmerich: Ich muß im Grunde dieselbe Frage stellen, Herr de Vivie. Sie wissen, daß deutsche Kardiologen ja mit großem Nachdruck dagegen plädieren, Herztransplantationen zu machen, weil man dadurch, daß die Mittel dort investiert werden, eine relativ sehr viel größere Zahl von koronarchirurgischen Eingriffen nicht machen kann. Es geht also um ein Problem im Spannungsfeld von Individualmedizin und den sozialen Aspekten der Medizin, ein Problem, das in der Tat hochbedeutsam ist und für das ich keine Lösung weiß.

Rössler: Zum Fortschritt gehört ja nicht nur der Blick zurück, der den Fortschritt bis heute zeigt, sondern auch die Frage, die sich mit der möglichen Absetzung der Zukunft verbindet. Die Herztransplantation, die Lebertransplantation sind ja offenbar Techniken in einem Übergangsstadium. Sie können ja niemals als Therapie, als Standardtherapie angesehen werden. Worauf läuft das Ihrer Meinung, wie Sie das betreiben, noch hinaus? Ich würde gerne wissen, wie diejenigen, die da in der Mitte dieses Geschäftes stehen, über ihre eigene Zukunft urteilen.

de Vivie: Darf ich erst Herrn Schölmerich antworten. Also ich sehe das genauso problematisch. Es sind ja nicht nur die Mittel, die jetzt herbeigeschafft werden müssen, sondern es sind vor allem die Kapazitäten. Man kann davon ausgehen: Wenn ein Zentrum Herzen transplantiert, muß pro Transplantation, was die Intensivpflegeeinheit betrifft und was das Personal betrifft, eventuell auf etwa 50 bis 70 Prozent der Herz-Lungen-Maschinen-Operationen verzichtet werden. Das ist eine sehr, sehr hohe Zahl angesichts der Tatsache, daß wir nach wie vor sogenannte Wartelisten haben. Ich scheue mich ein bißchen, dieses Wort in den Mund zu nehmen, weil ich die Wartelisten mehr als Listen von Patienten betrachten möchte, die zur Anmeldung stehen. Es sind keine richtigen Wartelisten im Sinne des „Todes auf der Warteliste". Aber es sind halt so viele Patienten da, die nicht operiert sind, daß ich im Zusammenhang mit den finanziellen Aufwendungen im Grunde auch dafür plädiere, daß man die Herztransplantationen eigentlich nur vorantreiben kann, wenn man einer Klinik oder zwei Kliniken in Deutschland besondere

126

Rechte einräumt und dafür auch die Mittel zur Verfügung stellt. Ich kann dann anschließen an Ihre Frage, Herr Rössler. Wie wird die Zukunft aussehen? Aus der Vergangenheit kann ich Ihnen einen kurvenähnlichen Verlauf schildern. Als die Herztransplantation in die Klinik eingeführt wurde, gab es etwa zwei Jahre danach einen Boom von Transplantationen überall auf der Welt. Es gibt eine Kurve, die zeigt ganz eindeutig diesen Gipfel. Die Kurve fiel, nachdem praktisch alle bewiesen hatten, daß sie es können und daß es machbar ist, aber viele eben auch gesehen haben, daß die Langzeitüberlebensrate nicht den Erwartungen entsprach. Dazu kam allerdings das Problem, daß die Abstoßungsreaktion zu dieser Zeit noch erheblich häufiger auftrat, als das jetzt in der neuen Ära des Cyclosporin-A zu erwarten ist. Ich nehme an, daß es wieder einen Boom geben wird, daß wieder mehr transplantiert wird, aber daß man wahrscheinlich wieder begrenzen muß, bezogen auf das, was wir eben angesprochen haben, nämlich Kapazitäten und Mittel.

Rohrmoser: Ich habe mit der Naivität des Laien die Erfolgsstorys derjenigen gehört, die uns hier diesen Schritt als einen erfolgreichen dargestellt haben. Darf ich eine ganz naive Frage stellen: Ist das wirklich ein zu verantwortender Schritt gewesen? Wenn wir die Konsequenzen ansprechen, wird ja völlig deutlich, daß wir auf die elementaren und ethischen Fragen zurückkommen und daß wir sie nicht lösen können. Es ist nicht absehbar, wie wir unter den Bedingungen, den kulturellen Bedingungen, unter denen wir noch vorhaben weiterzuexistieren, diese Fragen überhaupt noch entscheiden können. Ich möchte die provozierende Frage stellen, ob dies noch ein verantwortbarer Schritt auf einem Erfolgsweg ist.

de Vivie: Es ist sehr schwer, sie zu beantworten. Ich kann es mir eigentlich nur so vorstellen, daß aus wissenschaftlicher Sicht die Herztransplantation, weitergeführt werden muß, denn sie ist auf einem Standard angekommen, wie ich ihn von der Stanford University berichtet habe. Man muß aber an gewissen Zentren Prioritäten setzen.

Neuhaus: Die Dialyse eines Patienten kostet pro Jahr 100 000 Mark. Das wird ohne weiteres akzeptiert und auch bezahlt, und darüber gibt es keine Diskussionen. Die Nierentransplantation wird etwa mit 40 000 Mark Gesamtkosten im ersten Jahr veranschlagt, wobei das eher hoch gerechnet ist, weil da Behandlungskosten berechnet sind, die inzwischen gar nicht mehr auftreten. Die Lebertransplantation wird sicherlich billiger werden, wenn die Erfahrungen größer sind und das ganze logistische Drumherum besser im Griff ist. Darüber braucht man aber jetzt nicht zu spekulieren.

Nun die Antwort auf die Frage, ob das gerechtfertigt sei. Ich würde eine klare Antwort geben. Gegenüber dem individuellen Patienten, den wir transplantieren und mit dem wir sicherlich sehr lange und ausführlich vorher gesprochen haben, mit dessen behandelnden Ärzten wir uns sehr genau darüber auseinandergesetzt haben, was sinnvoll ist, gegenüber diesem Patienten, meine ich, ist es ärztlich und ethisch vertretbar und abgesichert und berechtigt, den Transplantationsversuch zu machen. Es ist eine zweite und ganz anders gelagerte Frage, ob sich eine Gesellschaft wie unsere das leisten will, einen so aufwendigen sozialen Solidaritätszwang auf alle Mitglieder dieser Gesellschaft auszuüben, letztlich immer mehr und immer weiter Dinge zu finanzieren, die nur sehr wenigen einen sehr unsicheren Nutzen bringen. Das muß man aber politisch entscheiden, und das betrifft nicht nur Transplantationen, das betrifft auch NMR-Computertomographie und die Cytostaticatherapie, die ja immense Beträge verschlingt, und die Dialyse.

Hartmann: Herr Forth, Sie haben das Beispiel Digitalis-Ödembehandlung gebracht. Es gibt natürlich neben der Pharmakologie auch noch Wege zu einer Differentialtherapie. Etwas verwundert hat mich Ihre Stellungnahme zur Homöopathie, denn die hat einen ganz rationalen Ansatz, zumindest das Similiprinzip, es ist das gleiche Prinzip, das wir alle verfolgen, die Selbstheilungskräfte der Natur zu fördern. Auch die Allopathie verfährt im wesentlichen so, daß sie diesen Selbstheilungskräften eine Chance gibt. Man kann das nicht als irrational verwerfen. Ich würde sagen, selbst das Verdünnungsprinzip hatte einen

128

rationalen Kern, und zwar den gleichen, den die Pharmakologie hat. Sie geht auf Paracelsus zurück, der gesagt hat, mit chemischer Behandlung können wir aus den Naturstoffen ihre Heilkräfte herauslocken. Ich würde mich scheuen, von Irrationalität zu sprechen. Der Glaube an die Rationalität, Herr Forth, kann selbst irrational werden.

Forth: Herr Hartmann, ich habe das Wort „irrational" in diesem Zusammenhang nicht gebraucht. Ich habe gesagt, daß es nicht in meiner Denkschule besteht, und dann kann ich es auf diese Weise nicht interpretieren.

Schölmerich: Herr Forth, ich habe mir notiert, daß Sie nicht daran glauben, daß man Arzneimittelwirkung mit epidemiologischen Methoden nachweisen kann. Gehören bei Ihnen auch alle statistischen Verfahren, Doppelblindversuch mit Auswertung und Statistik dazu, oder was verstehen Sie unter Epidemiologie?

Forth: Ich habe von der Gefährlichkeit der Präponderanz statistischer Methoden zur Beurteilung von Arzneimittelwirkungen gesprochen. Ich bin der Meinung, daß sie nicht ausreichen, uns weiterzuhelfen, um ein sicheres Urteil zu treffen. Und Sie dürfen auch noch mal auf mein Thema schauen, „Grenzen der rationalen Beurteilung von Arzneistoffen". Sie können natürlich umgekehrt fragen: Was hast du für eine Alternative? Ich würde meinen, Sie werden in keinem Bereich eine Alternative finden, mit der Sie eine sichere Beurteilung einer Arzneistoffwirkung im Einzelfall haben. Es wird immer einen Bereich geben, wo Sie sagen müssen, nach statistischen Kriterien ist das ein wirksames Arzneimittel, für den Einzelfall kann ich gar nichts sagen. Und deswegen ist mir die epidemiologisch-statistische Beurteilung in dieser Hinsicht nicht ausreichend.

Schadewaldt: Ich bin in diesem Punkte mit Herrn Forth einig, daß die Epidemiologie auf dem Gebiet der Pharmakotherapie überschätzt zu werden scheint, und daß die Beobachtung, die alte empirische Vor- und Nachbeobachtung wieder stärker in die Diskussion hereingebracht werden sollte.

Bock: Herr Forth hat meines Erachtens nur aus propagandistischer provozierender Taktik heraus diese Frage so zugespitzt. Ich habe mich gar nicht so sehr angesprochen gefühlt, denn ich glaube, man muß doch wohl einvernehmlich sagen, daß die Einführung oder die Forderung nach Prüfung und Nachweis von Wirkung oder Wirksamkeit eine sehr sinnvolle Sache ist, um mit dem Wust von angeblichen Heilmitteln irgendwie fertig zu werden. Das, was wir gehört haben über die Nichtvergleichbarkeit von Studien sagt ja doch nur, daß noch Mängel in der Organisation, in der Technik sind. Und da haben wir viel gelernt. Wir haben zuviel in die Studien hineingepackt, es wurde zuviel verlangt, man muß möglichst einfache Fragen stellen. Ich bin nicht der Meinung, daß man nur wenige Patienten dazu nehmen soll, denn der Vorteil der epidemiologischen und der prospektiven, kontrollierten Studie ist eben doch, daß man aufgrund einer vom Statistiker als Minimum angegebenen Zahl, die meist ziemlich groß ist, einige Aussagen machen kann. Ich bin der Meinung, daß man nicht beliebig streuen kann, sowohl nicht in der Zeit als auch nicht in der Zahl der Untersuchungsstellen, man muß diese Sache methodisch verbessern. Aber sie nun gewissermaßen schon als einen Rückschritt darzustellen und wieder auf die alte Prüfung zurückzukommen, das halte ich für etwas ganz Gefährliches, und wir nähern uns damit wieder Tendenzen, die aus ganz anderen Gründen in der Öffentlichkeit verbreitet werden. Also die therapeutische Prüfung, wie sie Martini 1932 in der Methodenlehre angegeben hat, ist eine vorzügliche Sache; Amerikaner haben sie entdeckt, und dann haben wir sie auch wieder entdeckt, dann war sie bei uns hoffähig geworden, und wir sollten daran nicht so sehr viel rütteln. Wir sollten uns nur viel strenger fragen: Ist die Methodik, die wir anwenden, adäquat oder nicht? Und bei der hohen Kompliziertheit, die mit jeder neuen Erkenntnis, mit jeder neuen Methodik in die Sache gebracht wird, wird es immer schwieriger. Aber deswegen darf man doch nicht sagen, das machen wir nicht mehr.

Forth: Herr Bock, das ist wieder eine Unterstellung. Es ist immer sehr schwierig, daß wir nicht in der Lage sind, die Zwischentöne zu hören. Ich hätte niemals gewagt, die Martinischen Untersuchungsmethoden zur Kritik zu stellen, das ist gar nicht der Punkt, sondern das ist eine sehr wesentliche Bereicherung unseres Methodenrepertoires, aber nun ist die Glofibratstudie eine der Entgleisungen auf dem Gebiet. Sie ist eine zwar exzellent geplante, aber an sich bereits in den organisatorischen Grenzen steckengebliebene Studie, die keine Aussagefähigkeit hat. Sie hat uns viele Irritierungen gebracht, aber keine Aussage.

Bock: Es gibt ja Placeboreaktionen und -respondos und -nonrespondos. Ist das eigentlich in verschiedenen Gegenden der Welt verschieden?

Kanzow: Es gibt Untersuchungen darüber, daß unser Responsorverhalten – ich sage jetzt „unser", denn wir sind alle placebosensibel – unterschiedlich ist. Wenn man ein Kollektiv von Menschen auf die Placeboempfindlichkeit hin prüft, dann ändert sich das alle paar Tage oder alle paar Wochen. Es geht vielleicht auch um die Fragestellung dabei. Man hat auch versucht, gewisse Charakteristika herauszuholen. Man hat zum Beispiel gemeint, daß die ganz Kritischen am wenigsten placeboempfindlich sind. Das ist gar nicht der Fall. Es spielen da offensichtlich ganz andere Faktoren eine Rolle, die man im einzelnen noch nicht so im Griff hat. Aber das sind ganz sicher Gesetzmäßigkeiten, nach denen das abläuft.

Schadewaldt: Herr Kanzow, mir ist bei Ihren Berichten sofort die Medizinmannpraxis eingefallen, also die Ethnomedizin. Und im Unterschied zu unserer Methode, in der nach Wissen gefragt und dann eine Approbation erteilt wird nach bestandenem Staatsexamen, werden ja die Medizinmänner völlig anders ausgesucht, entweder weil sie an der Krankheit selbst litten oder weil sie einen Tabaktrank vertragen und nicht daran zugrunde gehen. Es wird also eher eine Art Offenbarungsprüfung durchgeführt. Meinen Sie, daß vielleicht die Erfolge dieser Medizinmänner, wie wir ja, wenn überhaupt, als Placeboerfolge deuten müßten, deshalb zum Teil besser sind, weil sie eben andere Persönlichkeiten sind, wie ja auch bei uns manchmal der eine Arzt, der genau dasselbe weiß wie der andere, offensichtlich eine bessere, eine größere Praxis hat, ein besseres Renommee hat als ein anderer. Das kann ja nicht nur vom Bestehen des Staatsexamens abhängen. Ich wollte Sie fragen, sehen Sie das als einen grundsätzlichen Unterschied oder glauben sie, daß auch bei uns noch im Grunde Medizinmannmentalität, -psychologie und vielleicht auch gewisse -praktiken durchaus zu finden sind?

Kanzow: Ich glaube, soweit wir praktizierende Ärzte sind, üben wir sie tagtäglich aus. Sie haben ja schon den weißen Kittel erwähnt, das Handauflegen, das Pulsfühlen. Man fühlt gar nicht, man hat die Hand angelegt. Wir haben unsere Handlungen zu einem erheblichen Maße sicher ritualisiert. Auch zu einer bestimmten Zeit am Tag im Krankenhaus Visite zu machen oder dreimal täglich, Sie wissen ja selbst, woher das medizinhistorisch kommt, ein Medikament zu verordnen, was pharmakologisch unter Umständen absoluter Unsinn ist, das reflektieren wir bisher gar nicht, oder wir werden erst langsam daran gewöhnt, das mitzubedenken. Und im Grunde bezieht sich wahrscheinlich sowohl das Ergebnis eines diagnostischen Vorgehens, wie auch nachher die Therapie auf ein Arrangement zwischen Patient und Arzt. Wenn unsere – und das ist unser großes Dilemma – naturwissenschaftlichen Erkenntnisse und die daraus sich ergebenden Schulungen des Nachwuchses und unser aller Verhalten sich sehr weit und immer weiter von den noch stark mittelalterlich gefärbten Vorstellungen unserer Bevölkerung entfernen, entsteht ein großer Dissens. Dann ist unsere Kommunikationsmöglichkeit nicht mehr gegeben, da mögen wir noch so recht haben, aber wir werden keinen Erfolg mehr haben. Und da schieben sich Allheiler und Heilpraktiker ein und Ärzte, die sich nicht so stark an die strammen und harten Regeln der wissenschaftlichen Medizin gebunden fühlen, die ein bißchen mehr drauflosheilen. Und die haben ja dann auch in diesem autistischen System langsam das Gefühl: Wenn ich das mache, dann hat das großen Erfolg. Die bilden sich also ihre eigene persönliche Schule, die sie nicht mehr hinterfragen. Die haben dann unter Umständen sehr große Erfolge. Also, zu behaupten, der sei der beste Arzt, der das vollste Wartezimmer hat, ist schon immer zweifelhaft gewesen.

Im Anschluß an den Kongreß fanden Gespräche zwischen Herrn Zöckler, Herrn de Vivie und Herrn Neuhaus statt, die die Problematik des Fortschritts bei Herz- und Lebertransplantationen vertieften. Die Gespräche hatten im wesentlichen folgenden Inhalt:

Gespräch zwischen E. R. de Vivie und C. E. Zöckler

Zöckler: Philosophie und Theologie beurteilen die Gefahren des Fortschrittes offenbar völlig anders als der naturwissenschaftlich orientierte Mediziner. Ihre Perspektive, aus der sie diesen Fortschritt betrachten, eröffnet andere Dimensionen, und diese Philosophie stößt in andere Regionen des Bewußtseins vor, als es dem technisch orientierten Mediziner möglich ist. Dieser ahnt wohl etwas von dieser Perspektive, begreift sie jedoch nicht mehr. Die Philosophie stellt Forderungen an unser Gewissen, und wir, die Chirurgen der naturwissenschaftlichen Medizin, reduzieren diese Forderungen und die Ansprüche der Philosophie auf den persönlichen Bereich der Indikation, d. h. jenen Bereich, in dem wir selbst entscheiden, ob wir einen Patienten operieren oder nicht. Auf dem Gebiet einer humanen Medizin glauben wir, der Philosophie und Theologie Genüge zu tun, ohne daß wir die Frage nach einer generellen und grundlegenden Änderung des Fortschrittes überdenken. Auch Sie, Herr de Vivie, haben mit Recht gesagt, daß es im Grund genommen immer eine Frage der Indikation selbst ist, ob man Operationen – sowohl der Herzchirurgie als auch in anderen Bereichen – durchführt, von denen man von vornherein weiß, daß sie keine heilenden Maßnahmen sind, sondern allenfalls die Lebensqualität verbessern. Meine Frage lautet: Gibt es beim augenblicklichen Stand der Entwicklung in der Transplantation von Organen bereits klare, ethisch vertretbare Indikationen?

de Vivie: Die Frage, welche Möglichkeiten sich für den Patienten mit einer Herztransplantation eröffnen, ist entscheidend. Es besteht aber kein Zweifel daran, daß die Herztransplantation zum jetzigen Zeitpunkt eine in die Klinik eingeführte Methode ist, die sowohl aus technischer als auch aus immunbiologischer Sicht als etabliert angesehen werden kann.

Zöckler: Dann müssen wir uns allerdings retrospektiv im Blick auf die Problematik des Fortschrittes die zweite Frage stellen, ob wir an irgendeiner Stelle der Forschung und der Entwicklung der Herztransplantation hätten Einhalt gebieten müssen. Es war uns doch von vornherein klar, daß wir das Leben möglicherweise nur kurzfristig verlängern konnten. Haben wir uns jemals die Frage gestellt, ob wir unsere menschlichen Kompetenzen überschreiten?

de Vivie: Der Chirurg muß darauf antworten, daß es berechtigt war, die Forschung und den Fortschritt so weit zu treiben, daß eine Herztransplantation durchführbar ist. Andererseits bleiben eine ganze Reihe von Problemen zurück, wenn man sich überlegt, in welchem Umfang und in welchem Ausmaß die Transplantation im klinischen Bereich überhaupt durchführbar ist. Um einige Beispiele zu nennen:
1. Solange nicht damit zu rechnen ist, daß die Herzen anderer Spezies transplantiert werden können, ist die Spenderzahl erheblich eingeschränkt. In den USA stehen z. B. bei 5 000 bis 6 000 potentiellen Transplantationspatienten trotz bester Voraussetzungen zur Gewinnung von Spenderherzen zur Zeit nur etwa bis maximal 500 Spenderherzen zur Verfügung, d. h. 10 Prozent des Bedarfs können gedeckt werden.
2. Ein weiterer Punkt ist die Indikation. Ich habe darauf hingewiesen, daß die STANFORD-University von den ihr angebotenen Patienten nur 10 Prozent zur Operation akzeptiert hat. Das bedeutet wiederum, daß nur ein geringer Anteil von Patienten, die mit herkömmlichen herzchirurgischen Methoden nicht mehr operiert werden können, für die Transplantation in Frage kommt. In der Zukunft werden Auswahlkriterien streng beurteilt werden müssen, und damit ergibt sich mit Sicherheit ein nur sehr kleiner Anteil von Patienten, der zur Transplantation in Frage kommt.
3. Immunbiologisch ist man durch das Cyclosporin-A sicherlich einen Schritt weitergekommen, dennoch liegt auch unter

optimalen Bedingungen die 5-Jahres-Überlebensrate nur bei etwa 55 Prozent. Ein Vergleich mit den anderen Organtransplantationen, insbesondere mit der Niere, kann kaum gezogen werden, da der Patient bei Abstoßung des Organs „Niere" nicht sterben muß, sondern weiter künstlich dialysiert werden kann, während nach Abstoßung des Herzens der Patient nicht mehr überleben kann, es sei denn, es würde ihm ein neues Herz transplantiert.

Bezogen auf den Fortschritt muß man also feststellen, daß die Herztransplantation nicht aufzuhalten war und sie auch ihren Sinn gehabt hat, wie an dem Beispiel eben demonstriert wurde. Man muß aber auf der anderen Seite damit rechnen, daß wir in Zukunft unsere Indikationen und somit die weitere Anwendung der Herztransplantation limitieren werden. Die Erfahrung, die wir mit der Herztransplantation gewonnen haben, werden uns in Zukunft andere Möglichkeiten, neuere rekonstruktive Operationsmethoden am Herzen eröffnen. Darüber hinaus spielt der Kostenfaktor zweifellos eine wesentliche Rolle.

Zöckler: Wenn wir Chirurgen so diskutieren, wie wir es soeben tun, haben wir uns bereits längst von einem philosophischen Denkansatz entfernt. Wir diskutieren innerhalb der uns von der Technik gesteckten Grenzen, d.h. wir stellen diese Chirurgie, insbesondere die Transplantationschirurgie, überhaupt nicht mehr in Frage und diskutieren nur noch über Indikationen, die wir selbst entwickelt haben, über den Kostenfaktor und ähnliches. Bleiben wir bei dieser, wenn ich so sagen darf, etwas vordergründigen Diskussion, nämlich dem Kostenfaktor. Dürfen wir grundsätzlich Kosten in Kauf nehmen, wenn dadurch andere Gebiete der Medizin zu kurz kommen könnten? Bei der augenblicklichen Situation sind wir gezwungen, die Kosten der Behandlung und der Diagnostik einzuschränken. Die Frage lautet also, wird der weitere Fortschritt in der Herzchirurgie bzw. in der Transplantationschirurgie durch die Kosten limitiert?

de Vivie: An diesem Punkt können wir das Beispiel des künstlichen Herzens anführen. Die Entwicklungskosten und die

Möglichkeiten, ein künstliches Herz einzusetzen, sind in Dimensionen entrückt, in denen zum jetzigen Zeitpunkt die Anwendung dieses Kunstherzens nicht in Betracht zu ziehen ist. Wir haben das erkannt, wodurch der Beweis erbracht ist, daß es sehr wohl Bereiche in der technischen Medizin gibt, in denen wir nicht zuletzt wegen der Kosten den Fortschritt stoppen müssen. Wenn Herztransplantationen in Zukunft berechtigt sind, dann
1. nur bei ganz strenger Indikation und
2. nur an wenigen, dafür besonders prädestinierten Herzzentren.

Zöckler: Ich möchte drei Punkte hervorheben:
1. Das Beispiel des Kunstherzens läßt ganz klar erkennen, daß es in Bereichen dieser immer weiter fortschreitenden Technisierung der Medizin sehr wohl möglich ist, nach jahrelangen Vorversuchen diesen Fortschritt zu stoppen. Leider gibt es nicht viele Beispiele dieser Art.
2. Mir erscheint die Forderung, die Herztransplantationen, und das gleiche gilt für die Lebertransplantationen, nur an ganz speziellen Zentren durchzuführen, für sehr berechtigt und vernünftig. Diese Forderung setzt allerdings voraus, daß die Spezialisten selbstkritisch genug sind, um einer solchen Regelung zuzustimmen. Ich zweifle an dieser Selbstkritik, weil wir alle die Sucht der Profilierung kennen, die zahlreiche Chirurgen dazu veranlaßt hat, für sich den Nimbus einer Organtransplantation in Anspruch zu nehmen, um sich selbst und ihre eigene Klinik aufzuwerten. Diese Behauptung ist zwar sehr hart, entspricht meines Erachtens aber den Tatsachen, und es erhebt sich daraus die Frage: Wird es überhaupt gelingen, unter uns eine solche Einschränkung zu erreichen, oder werden wir, nicht zuletzt wegen des Kostenfaktors, einen Dirigismus seitens des Staates brauchen oder erwarten müssen?
3. Wenn wir die Behauptung aufstellen, daß die Organtransplantationen zu etablierten Methoden in der klinischen Medizin geworden sind, so ziehen wir daraus meines Erachtens unberechtigt den Schluß, daß sich aus dieser Etablierung allein der weitere Fortschritt auf diesem Gebiet rechtfertigt, daß wir ihn nicht mehr aufhalten dürfen. Wir ziehen sogar retrospektiv den

Schluß, daß wir diesen Fortschritt im Gegensatz zum Kunstherzen auch während der Entwicklung bis hin zum Etablieren der Methode nicht hätten aufhalten dürfen.

Aus allem geht hervor, daß wir den philosophischen Denkansatz und die philosophische Herausforderung reduziert haben auf unsere persönliche ethische Einstellung innerhalb der Grenzen dieser etablierten Medizin. D. h. wir befürworten für uns die ethische Einstellung zur Indikation, wobei wir im Einzelfall die Weichen stellen. Wir akzeptieren das Machbare der technischen Medizin und glauben, diese Beschränkung unserer ärztlichen Möglichkeiten durch eine ethische Einstellung und eine humane Medizin überwinden zu können. Es scheint so, als ob uns in der augenblicklichen Situation gar keine andere Wahl bliebe. In diesem Versuch, die Grenzen dieser technischen Medizin zu überwinden, bekommt das Gespräch zwischen Arzt und Patient, d. h. die tiefe Beziehung zwischen ihnen, eine besondere Bedeutung. Nur wenn der Patient und der Herztransplanteur alle Möglichkeiten, die Prognose und die postoperativen Schwierigkeiten miteinander besprechen, nur dann können wir persönlich mit unserem Gewissen das Problem dieses Fortschritts lösen. Ich greife den Vorschlag von Herrn Rössler auf, der gesagt hat, die Entscheidungen seien oft so problematisch, daß auch die Nichtmediziner, nämlich die Gemeinschaft, in der wir leben, etwas von diesen Problemen mittragen müßten. Es erhebt sich die Frage, ob die Herztransplantation nicht doch eine ähnliche Entwicklung nimmt wie die Nierentransplantation.

de Vivie: Eine absolut berechtigte Frage, die wie folgt beantwortet werden kann: Technisch und immunbiologisch kann man sich eine ähnliche Entwicklung vorstellen. Der entscheidende Unterschied ist, daß die Niere jederzeit durch andere Maßnahmen ersetzt werden kann und bei dem Herzen auf der anderen Seite das Leben des Patienten unmittelbar von der Transplantation abhängt. Ein weiterer wesentlicher Punkt ist, daß der Patient mit schwerem Herzleiden in der Regel auch eine generalisierte weitgreifende Erkrankung des Organismus aufweist. Im Mittelpunkt aller unserer Überlegungen steht also die Indikation. Patienten mit angeborenen Herzfehlern, die sonst organisch völlig gesund sind, werden in Zukunft vermutlich die beste Patientengruppe für eine Herztransplantation sein. Das gleiche gilt für die sogenannten Kardiomyopathien. Ich habe das in meinem Vortrag zum Ausdruck gebracht, daß wir auf der anderen Seite bei Patienten mit schwerer koronarer Herzerkrankung, was die Transplantation anbetrifft, immer zurückhaltender werden.

Zöckler: Es scheint also so zu sein, daß im Grunde genommen die ethischen Überlegungen und die philosophische Frage, wie wir den Fortschritt in den Griff bekommen können, letztlich mit der Indikation entschieden wird. Der klinisch tätige Arzt, auch der, der um die großen Gefahren des Fortschrittes weiß, begegnet diesem Fortschritt und allen Gefahren nur in der täglichen Konfrontation mit den Konflikten, die er durch eine menschliche Medizin bewältigen muß. D. h. er hat nicht teil an einer großen übergeordneten Weichenstellung, mit der man Fortschritt steuern könnte, sondern er handelt mehr oder weniger symptomatisch. Da wo er Fortschritt dirigieren könnte, nämlich in der Entwicklung großer neuer Projekte, stellt er retrospektiv resignierend fest, daß seine Bedenken durch zunehmende Erfolge scheinbar gegenstandslos wurden. Die anfänglich hohe Letalität bei derartigen chirurgischen Fortschritten sinkt, nachdem die Methode fest etabliert ist, deutlich ab. Sie wird sozusagen nachträglich rehabilitiert.

de Vivie: In diesem Zusammenhang kann man darauf hinweisen, daß auch auf anderen Gebieten der Wissenschaft die Akzente sich schließlich verschieben, sozusagen unvorhergesehen. Beispiel: Die Mondfahrt war jahrzehntelang ein Schwerpunkt der Weltraumforschung; sie steht heute nicht mehr zur Diskussion.

Zöckler: Wir schließen mit Recht bei unseren Indikationen die Bedeutung der Lebensqualität ein. Das ist absolut korrekt und richtig, und wenn wir bei der Koronarchirurgie davon ausgehen, daß wir insbesondere die Lebensqualität verbessern, nicht aber die Lebensdauer, so erhebt sich nunmehr die letzte Frage: Auch bei einer Herztransplantation kann die Lebensqualität verbessert werden. Wie steht es mit der Angst? Der Patient hat vorher Angst vor Stenokardien. Er lebt in einer Angst wie viele Herzpatienten. Wenn er transplantiert ist, lebt er doch vermutlich, Herr de Vivie, in der Angst vor der Abstoßung des Herzens. Dazu ist er doch viel zu aufgeklärt, als daß er diese Angst nicht empfinden würde.

de Vivie: Ja, das ist ein wichtiger Punkt. Man muß bei der Herztransplantation klar wissen, daß ein Patient, der zu diesem Eingriff vorgesehen ist, den Tod vor Augen hat. Deswegen glaube ich, daß er, wenn er nach dem Eingriff bessere Lebensqualitäten haben wird – keine Angina pectoris, keine Luftnot und eine größere Belastbarkeit –, zwar Angst vor der Abstoßungsreaktion hat, aber bei entsprechender Lebensführung das ihm verbleibende Leben sehr viel bewußter leben wird.

Gespräch zwischen C.E. Zöckler und P. Neuhaus:

Zöckler: Der Fortschritt hat sich auch in der technisch-naturwissenschaftlichen Medizin verselbständigt, zumindestens in einigen Bereichen. Die Technik ist nicht mehr Mittel zum Zweck, sondern die Haupttriebfeder. Sie motiviert die Forschung, die naturwissenschaftliche Medizin und die Klinik. Was technisch machbar ist, wird in Angriff genommen. Wenn wir dem alle zustimmen, müssen wir uns ernstlich fragen, ob bei einer neuen Operationsmethode oder einer neuen diagnostischen Methode diese von vornherein im Blick auf die sicher zu erwartende Automatisierung dieses Vorganges eingeschränkt wird oder ob man nicht gar auf sie verzichtet. Es gibt unzählige Beispiele, die in diesem Stadium der ersten Konzeption so ungeheuerlich erscheinen, daß auch von den Fachleuten ernsthafte Bedenken angemeldet werden. Das gilt mit Sicherheit auch für die Herz- und für die Lebertransplantation. Ein Grund für diese scharfe Kritik im Anfangsstadium der Entwicklung einer solchen Methode ist zweifellos auch die Letalität.

139

Neuhaus: Sicherlich haben Sie recht, wenn Sie sagen, was technisch machbar ist, wird auch in Angriff genommen. Sicherlich spielt dabei auch der Ehrgeiz des jeweiligen Wissenschaftlers eine mehr oder weniger große Rolle. Ich glaube, in der Grundlagenforschung muß und wird auch immer der Wissenschaftler seiner Neugierde folgen. Sein Erfolg wird davon abhängen, ob er die Möglichkeiten und Mittel für diese Forschung hat oder in seiner Gesellschaft finden kann, d.h. also profan, ob er einen Geldgeber von dem Nutzen seiner Forschung überzeugen kann. In der Anwendungsforschung muß das Ziel gewinnversprechend oder nützlich sein, in der Medizin speziell soll es den Patienten Nutzen bringen, und der Arzt als Forscher muß sich sicher sein, daß sein ärztliches Handeln am Patienten, der in so einem Falle sicher auch Forschungsobjekt ist, ethisch vertretbar ist. Daher haben wir ja auch sogenannte Ethik-Kommissionen, die Forschungsprojekte, losgelöst vom Ehrgeiz des jeweiligen Wissenschaftlers, zuvor beurteilen. Die Gefahr, daß ein Patient durch die bisher noch nicht etablierte Behandlungsmaßnahme stirbt, ist hierbei die schwerwiegendste Hypothek. Deshalb wurden im Bereich der Lebertransplantationen zunächst nur Patienten ausgewählt, von denen man sich sicher war, daß sie in kurzer Zeit sterben würden, z.B. Patienten mit fortgeschrittenen Tumoren oder im Endstadium einer Leberzirrhose. Daß dadurch die Überlebensstatistik der neuen Methode schlecht würde, wurde bewußt in Kauf genommen.

Zöckler: Welche Korrektive bestehen, wie bei der Herztransplantation, für die Lebertransplantation – z.B. das Spenderpotential –, und könnten diese Korrektive endgültig sein? Ist nicht zu erwarten, daß diese Schwierigkeiten weiter bestehen werden? Könnten Sie vielleicht etwas zu den Zahlen der Transplantationen und der Spender sagen?

Neuhaus: Die Zahl der Lebertransplantationen wird in naher Zukunft in Deutschland sicher nicht wesentlich über 200 pro Jahr ansteigen können, da die Anzahl der zur Verfügung stehenden Spender nicht wesentlich höher sein wird. Mit Herrn de Vivie bin ich der Meinung, daß die Lebertransplantation deshalb nur an wenigen Zentren durchgeführt werden sollte, damit

140

möglichst konzentriert Erfahrungen in kurzer Zeit gesammelt werden können. Dies alles unter dem Aspekt, daß die Lebertransplantation bisher noch kein etabliertes Behandlungsverfahren ist, jedoch unter optimaler Ausnutzung der personellen und materiellen Voraussetzungen für einzelne Patienten sehr nützlich sein kann.

Zöckler: Herr de Vivie spricht davon, daß die Herztransplantation nicht aufzuhalten war und daß sie ihren Sinn gehabt hat. Als man mit den Transplantationen begann, konnte man sich allerdings durchaus noch nicht darüber im klaren sein, ob eine solche Methode berechtigt ist oder nicht. Das bedeutet, wir haben die Problematik und die berechtigte Kritik am Anfang bereits vergessen und tun so, als ob im jetzigen Stadium diese Frage keineswegs noch einmal gestellt werden muß. Wir behaupten einfach: Die Herztransplantation ist nicht mehr aufzuhalten, und sie ist berechtigt. Wie steht das bei der Lebertransplantation?

Neuhaus: Die Lebertransplantation wäre sicherlich aufzuhalten, wenn Hepatologen nachweisen könnten, daß Patienten mit Lebertumoren von Lebertransplantationen – evtl. mit irgendwelchen Kombinationen zytostatischer oder immunologischer Behandlungen – nicht profitieren und Patienten mit Leberzirrhose zu einem Zeitpunkt, zu dem man definitiv das Versagen aller konservativen Möglichkeiten und den Tod voraussagen kann, auch nicht mehr durch Lebertransplantation gerettet werden können. Dies heißt, die Indikation zur Lebertransplantation muß in einer Grauzone erfolgen, in der man nicht weiß, ob dem Patienten nicht doch eine sinnvolle, längere Lebensspanne ohne Lebertransplantation verbleibt. Denkbar wäre eine solche Entwicklung, wie sie z. B. in der Herzchirurgie auch bei den Patienten mit pulmonaler Hypertension gesehen wurde. Konsequenterweise wurden diese Patienten daher nicht mehr als Herztransplantationskandidaten angesehen.

Zöckler: Ein Korrektiv ist der Kostenfaktor. Sie selbst haben davon gesprochen, daß in Amerika eine Lebertransplantation

141

80 000 Dollar kostet. Diese Kosten könnten eventuell reduziert werden. Es ist durchaus sinnvoll zu fragen, ob die kleine Zahl der Lebertransplantationen mit einem Riesenaufwand dann berechtigt ist, wenn wir an allen Ecken und Enden sparen müssen und ganz wesentliche Dinge der Medizin vernachlässigen müssen. Denken Sie an die großen Volksseuchen wie Rheumatismus, Migräne und viele andere Dinge. Das Sensationelle wird unterstützt, das, was Millionen von Leuten quält, ist, weil es nicht sensationell ist, uninteressant und wird nicht unterstützt.

Neuhaus: Zu den Kosten möchte ich sagen, daß z. B. eine Dialysebehandlung, die heute auch bei alten und bettlägerigen Patienten durchgeführt wird, über 100 000 Mark pro Jahr kostet, daß eine Blutungsprophylaxe bei Hämophilen pro Jahr bis zu einer Million Mark kostete, daß in anderen Bereichen mit so eminent hohem finanziellen Einsatz gearbeitet und geforscht wird, daß die Lebertransplantation wie auch übrigens die Herztransplantation kostenmäßig heute noch gar nicht relevant ist. Natürlich bleibt und ist es immer eine politische Entscheidung, ob eine Gesellschaft auf dem einen oder anderen Sektor so oder so viel von dem vorhandenen Geld und den vorhandenen Mitteln einsetzen will. Denken Sie nur an die Mittel, die in die Krebsforschung investiert worden sind, inklusive aller klinischen Studien! Hier ist die politische Entscheidung, so weiterzumachen, obwohl sich bisher kein klarer Erfolg abzeichnet.

Zöckler: Gibt es bei der Lebertransplantation, ebenso wie bei der Entwicklung des Kunstherzens, irgendeinen Hinweis auf eine Weiterentwicklung, die jetzt schon gestoppt werden könnte?

Neuhaus: Es gibt bei der Lebertransplantation sicher Entwicklungen, die analog zum Kunstherzen begonnen werden. Dazu gehört der künstliche Leberersatz, mit Austauschstoffen, Enzymkaskaden, die sehr teuer sind, oder auch mit sogenannten auxillären Leberperfusionen, mit denen ich mich ja selber schwerpunktmäßig beschäftigt habe, und die alle bisher allein in den wissenschaftlichen Bereich hineingehören. Die kann man sicherlich stoppen, wobei man aber auch einen guten Anteil möglicher Erkenntnisse in der Pathophysiologie und Physiologie der Leber aufgeben würde.

Zöckler: Wir haben gemeinsam festgestellt, daß im heutigen Stadium der Entwicklung, d. h. zu einem Zeitpunkt, wo selbst die Organtransplantationen bereits zu etablierten Methoden gehören, die Automatisierung des Vorganges vielleicht dadurch sinnvoll reduziert wird, daß wir klare und äußerst strenge Indikationen stellen. In diesem Begriff „Indikation" ist der der Ethik enthalten. Wie steht es mit den Indikationen, mit den allgemeingültigen Indikationen zur Lebertransplantation? Das Arzt-Patienten-Gespräch ist die nächste Stufe einer sinnvollen Einschränkung. Wenn dieses Gespräch unabhängig von allen allgemeingültigen und mittlerweile erarbeiteten Indikationen so geführt wird, daß der Patient zu seinem Transplanteur ein tiefes Vertrauen hat, könnte man sich ja auch fragen, ob dadurch nicht Sterben auch noch akzeptabel ist oder ob Tod immer eine Bankrotterklärung der Medizin ist.

Neuhaus: Ich scheue mich, einem Patienten mit einem inoperablen Lebertumor oder einer fortgeschrittenen Leberzirrhose die Alternative Lebertransplantation oder Sterben zu erklären und ihm das Annehmen des Todes gleichsam als eine genauso positive Möglichkeit wie die Chance zum Weiterleben durch Lebertransplantation hinzustellen. Ob das ein Philosoph richtig fände, weiß ich nicht, als Arzt meine ich jedoch, daß unsere Patienten, die ja in der Regel alle junge Menschen sind, die sich sicher nicht zu diesem Zeitpunkt auf den Tod eingerichtet hatten, den Tod nicht so sehen können wie ein 70jähriger Mensch, sondern daß sie in der Regel von Mutlosigkeit und Verzweiflung geprägt sind und die Möglichkeit, z. B. durch eine Lebertransplantation weiterzuleben, dankbar ergreifen.

Zöckler: Ich komme nochmal auf die Grauzonen dieser Indikationen zurück, über die wir bereits gesprochen haben. Sie sprachen nämlich davon, daß man oft um seiner eigenen Statistik willen an der Grenze der Möglichkeiten und der Grenze der Indikationsstellung Patienten aus dem Programm ausschließt, die eventuell noch überleben könnten. Da es sich dabei um Patienten handelt, die nach unseren klinischen Erfahrungen nur noch eine sehr begrenzte Lebensdauer haben, sollte man, wenn Alternativmöglichkeiten nicht vorhanden sind, die letzte Chance, nämlich die der Transplantation, auf alle Fälle wahrnehmen. Ich habe Ihnen gesagt, daß ich gegen dieses ,,Alles-oder-Nichts-Gesetz [1] bin. Wir können nicht da, wo die ganze Medizin versagt, immer noch mit der Chirurgie unter einem irrsinnigen Aufwand bis zum Letzten gehen. Wie beurteilen Sie außerdem die Grauzone, in der wir uns zu einem Eingriff entschließen, ohne daß wir mit Sicherheit sagen können, wie lange der Patient, der infolge unseres Eingriffes stirbt, noch hätte leben können?

Neuhaus: Diese Frage macht mir sicherlich sehr zu schaffen, und ich sehe das weitgehend so, wie Sie es schildern. Diese Angst vor der einen Grauzone, in der sich die Patienten befinden, die möglicherweise noch ohne Lebertransplantation längere Zeit leben könnten, bewirkt ja, daß wir zu einem guten Teil Patienten lebertransplantieren, die andererseits die Operationen nicht mehr überstehen können und damit unsere Statistik schlecht machen und natürlich auch dadurch problematisch für unser Selbstverständnis als Transplantations-Chirurgen sind. Deshalb ist es mir viel lieber, einen Patienten mit einem diffusen Leberzellkarzinom zu transplantieren, von dem ich sicher weiß, daß seine Überlebenszeit höchstens ein halbes Jahr sein wird, als eine Patientin mit einer primär billiären Zirrhose, die vielleicht seit zehn Jahren sehr unter dieser Erkrankung leidet und auf die Operation drängt, sogar mit Selbstmord droht, wie wir es erlebt haben, bei der wir aber nicht sagen können, ob wir einen natürlichen Verlauf von weiteren zwei oder drei Jahren durch ein operatives oder postoperatives Problem abkürzen.

FORSCHUNG OHNE GEFAHR

GRUNDLAGENFORSCHUNG IN BIOCHEMIE UND PHARMAKOLOGIE – DARGESTELLT AM BEISPIEL DER OPIOIDE

A. Herz

Die Triebfeder der Grundlagenforschung ist die Neugier, die Lust am Vorstoß in das Unbekannte, getragen von der Erwartung, mit einem, wenn auch noch so kleinen Steinchen, zu dem gewaltigen Mosaik unseres heutigen naturwissenschaftlichen Weltbildes beitragen zu können. Den Biochemiker und Pharmakologen interessieren hierbei die sehr komplizierten Mechanismen, welche den Lebensvorgängen zugrunde liegen und wie diese verändert werden können. In der angewandten Forschung ist dieses Interesse stärker dem Ziel der Entwicklung von Pharmaka untergeordnet. Andererseits steht wohl meist auch im Hintergrund der nicht zweckgebundenen biochemisch-pharmakologischen Forschung eine mögliche therapeutische Anwendung, ein Ansatz, der dann von anderen aufgenommen und verwirklicht werden kann.

Die biochemisch-pharmakologische Grundlagenforschung hat in den letzten Jahrzehnten große Fortschritte zu verzeichnen. Dies gilt in besonderem Maße für die Opioidforschung, wo die Entdeckung spezifischer Opioidrezeptoren und deren endogener Liganden (Endorphine) eine ungeahnte Entwicklung mit sich brachte. (Diese Entwicklung brachte es mit sich, daß heute meist nicht mehr von „Opiaten", sondern von „Opioiden" gesprochen wird, wenn exogene und endogene Opiate gemeint sind.) Doch das Interesse an dieser Stoffgruppe ist sehr viel älter. Das Opium gehört zu den schon im Altertum bekannten Drogen. Neben der Schmerzlinderung war es vor allem der durch das Opium bewirkte rauschartige Zustand, der die Menschen zu dieser Droge greifen ließ. Vor 300 Jahren schrieb Sydenham, ein großer englischer Arzt: „Among the remedies which has pleased Almighty God to give man to relieve his sufferings, none is so universal and so efficacious as opium." Sydenham hatte hier wohl nicht nur die Fähigkeit des Opiums, selbst stärkste Schmerzen zu bannen, im Auge, sondern auch seine angstlösende, beruhigende und ein Wohlgefühl auslösende Wirkung. Daß diese euphorisierende Wirkung zur Abhängigkeit und Sucht führen kann, ist damals noch nicht in aller Deutlichkeit erkannt worden.

Dank der analgetischen Wirkung gehören die Opiate auch heute noch zu den in der ärztlichen Praxis unentbehrlichen Arzneimitteln – trotz der Gefahr der Suchtentwicklung. Dem Bestreben, erwünschte und unerwünschte Wirkungen der Opioide zu trennen, galten jahrzehntelange Bemühungen der pharmakologisch-pharmazeutischen Forschung. Eine neue Dimension gewann die Opioidforschung im letzten Jahrzehnt mit der Identifizierung der Opioidrezeptoren und der Endorphine. Dies wies neue Wege bei der Suche nach besseren und ungefährlicheren, d.h. nicht zu Abhängigkeit führenden, stark wirksamen Analgetika. Trotz gewisser Erfolge ist dieses Ziel heute noch nicht erreicht. Probleme dieser, von manchen Enttäuschungen begleiteten Entwicklung, sollen hier – beispielhaft auch für andere Klassen von Arzneimitteln – aufgezeigt werden.

1. Die Opiate

Nach der Isolierung des Morphins aus dem Opium – die erste Reindarstellung eines Alkaloids überhaupt – durch den Paderborner Apotheker Sertürner im Jahre 1805 dauerte es nicht weniger als 120 Jahre, bis seine recht komplizierte, aus fünf kondensierten Ringen bestehende Molekülstruktur durch Synthese endgültig bestätigt wurde. Zunächst wurde versucht, durch halbsynthetische Umwandlung zu Präparaten mit geringeren Nebenwirkungen zu gelangen. Eines von ihnen war das Heroin, bei dem sich aber bald herausstellte, daß es ein besonders hohes Suchtpotential besitzt. Später wurden viele Hunderte von alkaloidartigen Verbindungen mit opiatartiger Wirkung vollsynthetisch hergestellt. Es zeigte sich bald, daß auch bedeutend einfacher gebaute basische Ringstrukturen die Wirkungen des Morphins besitzen. Von großer Bedeutung war die Entdeckung, daß die Substitution des Stickstoffs mit ungesättigten Resten, z. B. der Allylgruppe, zu Substanzen führt, welche die Opiatwirkung aufheben (Opiat-Antagonisten), oder zu Verbindungen, welche sowohl opiatartige (agonistische) als auch antagonistische Wirkungen in einem Molekül vereinen. Einige dieser Partialagonisten haben ein deutlich geringeres Suchtpotential als die reinen Agonisten und stellen damit zweifellos einen Fortschritt auf dem Wege der Entwicklung ungefährlicherer Analgetika dar.

2. Die Opioidrezeptoren und ihre endogenen Liganden

Die selektive Beeinflussung gewisser Körperfunktionen durch Opiate (z. B. Hemmung der Schmerzempfindung ohne nennenswerte Beeinflussung anderer Sinnesqualitäten), die charakteristischen Struktur-Aktivitätsbeziehungen in dieser Substanzklasse sowie die Existenz von Opiat-Antagonisten stellten schon vor der Identifizierung der Opiatrezeptoren einen starken Hinweis auf das Vorhandensein spezifischer Bindungsstellen für die Opiate im Organismus dar. Der dann vor zehn Jahren, mit Hilfe hoch-radioaktiv markierter Opiate, erstmals geführte direkte Nachweis dieser Rezeptoren, die Untersuchung der Verteilung der Rezeptoren im Gehirn, Rückenmark und in peripheren Organen sowie die Analyse der Bindungscharakteristika verschiedener Liganden für diese Rezeptoren leiten eine neue Phase der Opiatforschung ein. Die Frage nach dem Sinn dieser Rezep-

147

toren führte dann zwei Jahre später zu der Entdeckung der normalen Reaktionspartner (Liganden) dieser Rezeptoren, der Endorphine oder Opioidpeptide. Damit war ein neues System von Überträgersubstanzen und/oder Hormonen gefunden, deren Wirkungen durch die von außen zugeführten Opiate nachgeahmt werden. Ein Grund dafür, daß die endogenen Opioide nicht schon früher entdeckt wurden, lag wohl darin, daß zunächst nach morphinähnlichen (alkaloidartigen) Substanzen gesucht wurde. So bedeutete es eine gewisse Überraschung, als sich zeigte, daß relativ einfache, aus nur fünf Aminosäuren bestehende Peptide opiatartige Wirkung aufweisen. Ein Vergleich der Raumstruktur von Morphin und den ersten entdeckten Opioidpeptiden, den Enkephalinen, anhand der dreidimensionalen Molekülstruktur läßt aber unschwer die Alkaloiden und Peptiden gemeinsamen Strukturmerkmale erkennen (Abb. 1).

Es ist heute eine große Anzahl von Opioidpeptiden (etwa 15–20) bekannt. Sie lassen sich auf drei großmolekulare (opioidinaktive) Vorläuferpeptide zurückführen, aus denen sie durch proteolytische Spaltung freigesetzt werden. Bei der Identifizierung dieser „Precursoren" und der dazugehörigen Gene hat die Anwendung gentechnologischer Methoden eine große Rolle gespielt; so ist es heute möglich, Opioidpeptide durch Genverpflanzung in Bakterien von diesen synthetisieren zu lassen. Die verschiedenen Opioidpeptide sind im Zentralnervensystem und

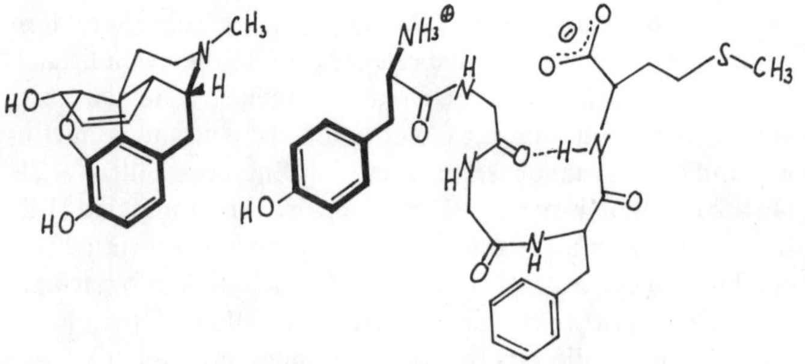

Abb. 1   Vergleich der Struktur von Morphin (links) und Methionin-Enkephalin (rechts). Gemeinsam ist beiden der Tyrosinring und die über eine CH_2-CH_2-Brücke hergestellte Verbindung zu einem basischen Stickstoffatom.

148

Methionin-Enkephalin	Tyr-Gly-Gly-Phe-Met
β-Endorphin	Tyr-Gly-Gly-Phe-Met-Thr-Ser-Glu-Lys-Ser-Gln-Thr-Pro-Leu-Val-Thr-Leu-Phe-Lys-Asn-Ala-Ile-Val-Lys-Asn-Ala-His-Lys-Lys-Gly-Gln
Leucin-Enkephalin	Tyr-Gly-Gly-Phe-Leu
α-Neo-Endorphin	Tyr-Gly-Gly-Phe-Leu-Arg-Lys-Tyr-Pro-Lys
Dynorphin	Tyr-Gly-Gly-Phe-Leu-Arg-Arg-Ile-Arg-Pro-Lys-Leu-Lys

Abb. 2 Aminosäuresequenz charakteristischer Endorphine. Den Endorphinen ist die Methionin-Enkephalinstruktur oder Leucin-Enkephalinstruktur gemeinsam. Die Verlängerung der Aminosäurekette am C-terminalen Ende des Methionin-Enkephalins führt zum β-Endorphin; beim Leucin-Enkephalin zum α-Neo-Endorphin und Dynorphin.

in der Peripherie sehr unterschiedlich verteilt; dies gilt auch für die von demselben Vorläuferpeptid abstammenden Opioide, was darauf schließen läßt, daß die die einzelnen Peptide freisetzenden Enzyme in verschiedenen Hirnarealen unterschiedliche Aktivitäten aufweisen.

Der Multiplizität der Opioidpeptide steht die Heterogenität der Opioidrezeptoren gegenüber. Die Beobachtung, daß das pharmakologische Wirkungsmuster bestimmter Morphinabkömmlinge sich von dem der klassischen Opiate wesentlich unterscheidet, führte zu der Vermutung, daß es mehrere Typen von Opioidrezeptoren gibt. Bindungsversuche an Membranpräparationen und Untersuchungen an isolierten Organen bestätigen diese postulierte Heterogenität; so werden heute vor allem μ-, δ- und κ-Rezeptoren unterschieden. Diesen verschiedenen Rezeptortypen lassen sich charakteristische Liganden zuordnen (Tab. 1). Als physiologische Reaktionspartner (Liganden) der δ-Rezeptoren sind die Enkephaline, insbesondere das Leucin-Enkephalin, anzusehen. Ein Ligand mit Alkaloidstruktur und selektiver Affinität zum δ-Rezeptor ist nicht bekannt. Umgekehrt besitzt

Rezeptortyp	endogener Ligand	exogener Ligand
μ	?	Morphin
δ	Enkephaline	
κ	Dynorphin	Ketocyclazocin

Tab. 1   Zuordnung der verschiedenen Typen von Opioidrezeptoren zu bestimmten endogenen (Endorphine) als auch exogenen Liganden dieser Rezeptoren.

das Morphin eine selektive Affinität zum μ-Rezeptor; die Frage des endogenen Liganden ist aber ungeklärt. Im Falle des κ-Rezeptors kennen wir sowohl endogene (z. B. Dynorphin) als auch exogene Liganden (z. B. Ketocyclazocin).

3. Physiologische und pharmakologische Wirkungen der Opioide

Die Heterogenität der Rezeptoren und ihre Zuordnung zu bestimmten Liganden führt zu der Frage nach den durch die Aktivierung bestimmter Rezeptortypen (und Liganden) ausgelösten physiologischen Funktionen und pharmakologischen Wirkungen. An der Beantwortung dieser Frage wird derzeit in zahlreichen Laboratorien gearbeitet. Entsprechend der außerordentlichen Komplexität und Redundanz biologischer Regelmechanismen sind die Beziehungen zwischen Ligand, Rezeptor und Wirkung oft nicht auf eine einfache Formel zu bringen. Dies zeigt das Beispiel der endorphinergen Modulation der Schmerzempfindung. Eine solche erfolgt sowohl auf der Ebene des Gehirns als auch des Rückenmarks. Im Gehirn sind es vor allem die μ-Rezeptoren (möglicherweise auch δ-Rezeptoren), welche diese Modulation, d. h. Verminderung der Schmerzempfindung, vermitteln. κ-Rezeptoren sind hier offenbar nicht beteiligt, spielen jedoch bei der Schmerzmodulation auf der Ebene des Rückenmarks eine wesentliche Rolle. Darüber hinaus gibt es Anhalt dafür, daß bei verschiedenen Qualitäten von Schmerz die verschiedenen Opioid-Rezeptortypen eine unterschiedliche Rolle spielen.

Eine gewisse Differenzierung der durch verschiedene Typen von Opioidrezeptoren vermittelten physiologischen und pharmako-

150

logischen Wirkungen von Opioiden beginnt sich auch bei anderen Körperfunktionen abzuzeichnen (Tab. 2). Besonderes Interesse verdienen hier die κ-Rezeptoren und ihre Liganden. Im Gegensatz zu Morphin und anderen Liganden des μ-Rezeptors lösen sie offenbar keine Atemdepression aus und bewirken keine Hemmung der Diurese, sondern fördern sie sogar. Auch bei der Regulation der Futteraufnahme scheinen die κ-Rezeptoren eine besondere Rolle zu spielen.

Entscheidend für die Möglichkeit der therapeutischen Verwendung solcher selektiven Liganden ist deren Suchtpotential. Eine Reihe von Hinweisen spricht dafür, daß dieses bei den Liganden des κ-Rezeptors geringer ist als bei den Liganden des μ-Rezeptors. So sind κ-Rezeptor-Agonisten in Versuchen, in denen die Tiere die Möglichkeit haben, sich Substanzen selbst zu verabfolgen, wirkungslos. Erste Pilotstudien am Menschen zeigen aber offenbar, daß Liganden des κ-Rezeptors dysphorische und psychotomimetische Wirkungen haben können, was natürlich deren therapeutische Verwendung stark einschränkt. Weitere Untersuchungen werden zeigen müssen, ob diese störenden Wirkungen mit der Aktivierung des κ-Rezeptors direkt verknüpft sind oder durch andere Mechanismen ausgelöst werden, die möglicherweise abgetrennt werden können. Sicher ist dies jedoch nicht, und es erhebt sich die Frage, ob bei Opioiden

Analgesie	
cerebral	μ
spinal	κ, μ
Atemdepression	μ (nicht κ)
Sedation	κ
„Reinforcement"	μ, δ (nicht κ)
Futteraufnahme	κ
Diurese	
Hemmung	μ
Förderung	κ

Tab. 2 Beziehungen zwischen Opioidwirkungen und der Aktivierung bestimmter Opioidrezeptortypen. Unter der Bezeichnung „Reinforcement" sind Wirkungen zusammengefaßt (z. B. Selbstverabfolgung, Selbststimulation), welche auf ein Mißbrauchspotential beim Menschen schließen lassen.

151

Schmerzhemmung und Suchtpotential nicht mehr oder weniger untrennbar miteinander verknüpft sind. Zur Zeit ist nicht klar, inwieweit das morphologische und biochemische Substrat der schmerzmodulierenden und der das Wohlbefinden regulierenden (euphorisierenden) Systeme sich überlappen oder gar identisch sind. Von der Klärung dieser Fragen wird es abhängen, ob die Annahme der permanenten Herausforderung, die in der Entwicklung eines suchtfreien, stark wirksamen Analgetikums liegt, schließlich zu einem wirklichen Erfolg führen wird.

4. Bedeutung der Neuropeptide

Die Entdeckung der Endorphine bedeutete nicht nur einen außerordentlichen Impuls für die Opioidforschung, sondern trug auch viel dazu bei, daß die gesamte Neurobiologie sich in verstärktem Maße den Neuropeptiden zuwandte. Das Interesse an Peptiden wie Vasopressin, Oxytocin, ACTH oder den hypothalamischen Freisetzungsfaktoren galt zunächst vor allem ihrer Funktion als Hormon, d. h. als Botenstoffe, welche fernab dem Ort der Freisetzung ihre Wirkung entfalten. Nach der Entdeckung der Endorphine wurde dann auch verstärkt nach dem Vorkommen anderer Peptide im Gehirn gesucht; dies führte zur Entdeckung einer großen Zahl von Neuropeptiden in den verschiedensten Regionen des Zentralnervensystems. Derzeit liegt deren Zahl wohl über 30, selbst wenn man die verschiedenen Modifikationen der einzelnen Peptide außer acht läßt. Es zeigte sich, daß viele der bei Opioidpeptiden erstmals klar erkannten (und besonders intensiv studierten) Charakteristika auch auf andere Neuropeptide übertragen werden können. Dies gilt z. B. für ihre Abstammung von großmolekularen, im Perikaryon der Nervenzelle synthetisierten Vorläufermolekülen, den axonalen Transport vom Zellkörper in die Nervenendigungen, das gemeinsame Vorkommen und die gleichzeitige Freisetzung mit klassischen Überträgersubstanzen (Co-Lokalisation, Co-Release) und schließlich die Wirkung auf die Nervenmembran als Neuromodulatoren. Wegen der Verfügbarkeit über Antagonisten lassen sich bei den Opioidpeptiden viele der Wirkungen klarer als bei anderen Neuropeptiden darstellen.

Der allen Neuropeptiden gemeinsame chemische Charakter – der Aufbau aus mehr oder weniger langen Aminosäureketten – erklärt viele ihrer Charakteristika, auch solche, welche bei der Aufklärung ihrer biologischen Wirkung und der möglichen pharmakologisch-therapeutischen Anwendung eher hinderlich ist. Als körpereigene Substanzen werden sie in aller Regel schnell durch die in Blut und Geweben vorhandenen Enzyme abgebaut. Bemühungen, durch Modifikation der Struktur, etwa durch Einführung von D-Aminosäuren, Verbindungen mit größerer Resistenz gegenüber enzymatischem Abbau zu synthetisieren, waren verschiedentlich erfolgreich; doch verändert eine derartige Abwandlung mitunter auch die biologische Aktivität. In der Regel sind Peptide oral unwirksam, da sie im Magen-Darm-Trakt abgebaut und, als hydrophile Verbindungen, auch nur schwer resorbiert werden. Dieser hydrophile Charakter der Peptide erklärt auch ihre schlechte Gehirngängigkeit; zur Erzielung zentraler Wirkungen nach systemischer Applikation sind daher in der Regel sehr hohe Dosen erforderlich. Oft ist es dann schwierig, spezifische, d.h. durch die jeweiligen Rezeptoren vermittelte Wirkungen, von unspezifischen Effekten zu unterscheiden. Spezifische Antagonisten, welche die Unterscheidung spezifischer und unspezifischer Wirkungen ermöglichen, stehen bisher nur bei wenigen Neuropeptidklassen zur Verfügung. Diese den Neuropeptiden inhärente Problematik führt uns zurück zu den alkaloidartigen Strukturen, denen diese Nachteile der Peptide nicht anhaften. Das Beispiel der Opioide zeigt, daß dieselben Rezeptoren durch Peptide und alkaloidartige Verbindungen besetzt werden können. So ist zu erwarten, daß auch in anderen Klassen von Neuropeptiden ähnliche Entwicklungen einsetzen, und es ist zu hoffen, daß sie zu therapeutisch nutzbaren Präparaten führen werden.

Abschließende Bemerkungen

Die Antwort auf die über diesem Symposium stehende Frage – Fortschritte in der Medizin, Versuchung oder Herausforderung? – kann für das hier behandelte Thema wohl nur im letzteren Sinne beantwortet werden. Der Fortschritt ist unbestreitbar. Dies zeigt unter anderem

die Entwicklung von Opioid-Antagonisten mit hoher Wirksamkeit bei der Opioidvergiftung,

die Synthese von Partialantagonisten mit deutlich vermindertem Suchtpotential,

die Zuordnung verschiedener Opioidwirkungen zu verschiedenen Typen von Opioidrezeptoren,

die Entwicklung von selektiv an diesen Rezeptoren angreifenden Substanzen,

die Differenzierung verschiedener Mechanismen und Wirkungsorte der Analgesie.

Als Herausforderung bleibt die vollständige Trennung analgetischer und suchterzeugender Wirkung allerdings bestehen. Die erzielten Teilerfolge bei der Entwicklung neuer Substanzen und Therapiemethoden geben dem Arzt aber die Möglichkeit, einerseits das Risiko iatrogener Suchtentwicklung kalkulierbar zu machen, andererseits dem Schmerzkranken die gebotene Hilfe zuteil werden zu lassen.

FORSCHUNG
IN DER KLINIK

H. E. Bock

Unter dem Leitthema „Fortschritt in der Medizin – Versuchung oder Herausforderung?" soll ich „Forschung in der Klinik" aus dem Blickwinkel „Forschung ohne Gefahr" darstellen.

I. Es ist erfreulich, daß Forschung in der Klinik als Realität anerkannt wird. Das war nicht immer so und wird immer wieder bezweifelt, obwohl es in meiner Sicht eine Selbstverständlichkeit und Notwendigkeit ist, also eine positive Herausforderung.

Jede erstmalige Anwendung eines Medikamentes am Menschen ist ein Versuch an der Gattung Mensch. Die Anwendung einer Arznei oder eines Heilverfahrens an der Einzelperson hat immer – auch und noch – den Charakter eines individuellen Versuches, selbst wenn die Medikamente bestens vorgeprüft sind. Krankheits-, umwelt- oder sonstwie konditioniert kann Atypisches, Unvorhergesehenes, Unvorhersehbares resultieren, unter besonderen Bedingungen der Krankheit (z. B. Fieber, Wasserverlust o. ä.) oder unter besonderen vom Arzt, vom Patienten, von der Krankheit geschaffenen Umständen (wie Fehler in Dosierung oder Einnahme, Mängel, der Compliance oder bei genetischen Abweichungen, Zweitkrankheiten oder Komplikationen).

Jeder Arzt weiß, daß nicht nur seine Droge, sondern auch seine Persönlichkeit, sein Wort und das Vertrauen, das er einflößt, die Sympathie, die ihm entgegengebracht wird, die Empathie, die er mitbringt – und daß sogar seine unausgesprochene Prognostik oder erkennbare Zweifelsucht in die Medikamentenwirksamkeit eingeht. Vertrauen ist zweifellos die allerbeste Grundlage einer Arzt-Patient-Beziehung. Mißtrauen bringt unübersehbare Variationen in das Zusammenspiel von Mensch zu

155

Mensch, von Körperchemismus zu Arzneichemismus. Ich beschränke mich gedanklich im wesentlichen auf Medikamentenwirkungen, doch ist prinzipiell das, was über den Heilstoff gesagt wird, auf jede Heilmaßnahme anwendbar.

Die Frage, ob es klinische Forschung, d. h. Forschung am Krankenbett, geben müsse, wird von Sachkennern bejaht werden. Aus welchem Grunde? Was ist zu erforschen? Krankheiten sind experimenta naturae, die als Dramen auf der Bühne des Lebens von Personen erlebt oder erlitten werden. Vor Ort original, müssen sie beforscht werden. Von der besonderen, einzigartigen Situation aus ergeben sich zentrifugal wie zentripetal Forschungsansätze, gedanklich wie methodisch. Selbst wenn Krankheiten nur vorgespielt werden – das gibt es entsprechend der Arbeitslosigkeit wieder mehr –, sind Situationen von Not und Hilfe nicht in gestellten Szenotesten oder am Modell allein erforschbar. Es gilt zunächst einmal, Schlüsselfälle zu erkennen. Die besondere Natur eines Erkrankungsfalles als exemplarisch zu erfassen und herauszuarbeiten, d. h. den richtigen Ansatz zu finden zur Gewinnung neuer und zuverlässiger Erkenntnisse, die anderen ähnlich Erkrankten oder der Wissenschaft nützen können, ist bereits Forschung. Konrad Lorenz hat über die Gestaltwahrnehmung gesagt, sie stehe in der vordersten Front der menschlichen Erkenntnis. „Sie ist die Speerspitze, die der menschliche Geist ins Unbekannte vorstößt." Gleichzeitig ist Gestaltwahrnehmung „Hüter des schon Erkannten, ein Speicher". Lorenz sagt in „Abbau der Menschlichkeit", S. 138: „Die moderne Medizin, vor allem die moderne medizinische Erziehung, pflegt die Leistungen der Gestaltwahrnehmung gewaltig zu unterschätzen. Es ist ein Irrtum zu glauben, daß der ‚klinische Blick' völlig ersetzt werden könne."

So vorteilhaft wie die richtige Erkennung eines exemplarischen Falles (in Einzelheiten oder als Ganzes), so unabdingbar ist die systematisierte Kontrolle des Beobachteten. Es ist zweckmäßig, es im Laboratorium, am Modell, vielleicht auch im Tierversuch, zu verankern. Alle verläßlichen modernen Heilmethoden der Inneren Medizin wie der Chirurgie wären ohne den vorangehenden Tierversuch nicht entwickelt worden. Das gilt für die Sulfonamide, Antibiotika und Tuberkulostatika bis zu den

Hormontherapeutika und zu den operativen Makro- und Mikro-Verfahren der Herz-, Hirn-, Augen-, Ohren- usw. -chirurgie.

Es gibt ätiologische, therapeutische, präventive und rehabilitative klinische Forschung. Sie kann problem- oder technikorientiert sein und sich auf die Krankheit, den Arzt, den Kranken, die Gesellschaft beziehen. Die experimentelle Medizin in ihrer ganzen physiologischen wie pathologischen Breite wird als Auskunftsquelle benötigt. Forschung in der Klinik kann nicht dilettantisch betrieben werden. Motivation allein reicht nicht aus. Es gehören sachliche und technische Voraussetzungen und Möglichkeiten dazu, ausgebildete Kliniker und Hilfsarbeiter auf vielen Ebenen. Konsiliarische Grundlagenwissenschaftler als ständige Begleiter sind erwünscht.

Ein Hauptgebiet klinischer Forschung wird immer die Verbesserung und Sicherung der Diagnostik, ein anderes die Wirksamkeit und Sicherheit der Therapie bleiben. Als Basis für die Prüfung von Medikamenten gilt – mit einigen Ergänzungen – das, was Paul Martini 1932 in der Methodenlehre der therapeutischen klinischen Forschung niedergelegt hat. Dem intellektuellen Bedürfnis des modernen Menschen – und erst recht des naturwissenschaftlichen Forschers – genügt es nicht, Phänomene nur zu beschreiben; er will sie untersuchen, analysieren. Der Arzt möchte sie fortschrittlich nutzen; er möchte Mechanismen verstehbar, Symptome erklärbar machen. Deshalb ist die Pathophysiologie eine so wichtige Vorbildung des Klinikers und in der Spezialform der klinischen Pharmakologie eine so nützliche Voraussetzung klinischer Therapieforschung. Die Grundlagenwissenschaften müssen eine engere Verbindung zu den Kliniken finden oder noch besser: institutionell erhalten. Es reicht nicht aus, einen Nachwuchsassistenten zwei Jahre theoretisch vorbilden zu lassen (früher in pathologischer Anatomie, später in Biochemie; heute z.B. in Immunologie), wobei eine nicht zu schmale Erfahrung in einer Abteilung für experimentelle Medizin oder in einem großen pharmazeutischen Forschungslaboratorium besonders nützlich sein kann. – Der Nachwuchswissenschaftler muß sich kontinuierlich um die Beibehaltung des gedanklichen und methodologischen Zusammenhanges mit seiner Ausbildungsstätte bemühen, weil er sonst sein geistiges Kapital nicht erweitern, sondern nur abheben würde. Ich denke, daß jede ärztliche Tätigkeit jederzeit und jedenorts als potentieller forscherischer Beitrag oder Ansatz nutzbar gemacht werden kann, – und sei es nur epidemiologisch-statistisch oder deskriptiv-kasuistisch.

Es ist eine Frage der Motivation und der Organisation, das zu erreichen. Es gibt klinische Forschung am Krankenbett, im Krankenhaus wie in der Außenpraxis (dort sogar ambulante). Die Universitätspoliklinik hat eine besonders wichtige Vermittlerrolle als Anreger, Beispielgeber und Überwacher, außer ihrer eigenen klinischen Therapieforschung. Viele unserer Medikamentenprüfungen wären ohne die Bereitschaft praktizierender Ärzte nicht möglich. Es gibt einen wachsenden Teil klinischer Forschung, der sich in der Praxis abspielt und ohne besondere Beratung, Hilfestellung und Überwachung bei der Gewinnung „harter Daten" nicht glückt. Sogenannte Bagatellkrankheiten können und brauchen nicht in Kliniken, die es mit ernsteren Problemen zu tun haben, beforscht zu werden: Die Problematik der chronischen Leiden kann nicht an Patienten, deren stationäre Verweildauer begrenzt ist, gelöst werden; für sie brauchte man eine viel größere Zahl unter vergleichbaren Lebensbedingungen erkrankender und genesender Menschen – und eine adäquate Methodik, wenn man innerhalb erträglicher zeitlicher Grenzen ein verwertbares Ergebnis haben will. Früher habe ich einmal die Einrichtung rein therapeutischer Kliniken vorgeschlagen, die frei von den Zwängen der Verweildauerkürzung, der Medikamentenbegrenzung, frei von primären Entschädigungsansprüchen, auch von sekundärem und juristischem Beiwerk, freiwillig und vertrauensvoll von Kranken aufgesucht werden, die zwar wissen, daß Fortschritt nicht ohne Einsatz und Risiko möglich ist, denen aber die Gewißheit genügt, daß erfahrene und sorgfältige Ärzte mit modernen Kenntnissen und klinisch-pharmakologischen Methoden die neuesten Arzneimittel unter gewissenhafter Beobachtung anwenden, die also von vornherein bereit sind, den erhofften Nutzen der in ihrer schweren Krankheit verwendeten Therapeutika gegenüber den möglichen Arzneigefährdungen als größer einzuschätzen. Was allen nützen

158

soll, müssen auch alle tragen. Man sollte mehr aufklären und dafür werben, mitmenschliche Bereitschaft bei der Suche und Findung besserer Heilmittel zu beweisen.

Bei sehr seltenen Krankheiten werden sich mehrere Kliniken zusammentun müssen, um bald zu einem Forschungsergebnis zu kommen. Die Zusammenkoppelung vieler weit verstreuter Kliniken zu polyzentrischen Studien ist jedoch nicht das Ideal, weil das Ambiente unterschiedlich sein und die Motivation der einzelnen Mitarbeiter à la longue problematisch werden kann, insbesondere, wenn diese von Halbjahr zu Halbjahr wechseln. Wie zum Arztsein ist zur Forschung Motivation nötig, aber nicht nur der Forscher, sondern auch der Kranken, der Helfer, der Träger. Bei unseren Nachwuchskräften ist sie verständlicherweise unterschiedlich und auch unterschiedlich von Krankenhaus zu Krankenhaus, je nach Einstellung und Auftrag.

Natürlich kann ich von jedem Arzt erwarten, daß er – von vornherein, endo- und autogen, zum Helfen motiviert ist. Zum harten, trockenen, ruhmlosen Forschen – (was auch ein Dienst am Kranken ist!) muß er um so mehr motiviert werden, je kleiner ein Krankenhaus und je praxisbetonter das Ausbildungsstreben ist. Heute gibt es sogar ein egoistisches Quotientendenken von Mühe zu Lohn, das mehr und mehr niederlassungsfreudige junge Ärzte veranlaßt, bereits auf die Anfertigung einer Doktordissertation zu verzichten. Dabei wäre es dringend nötig, durch die unabdingbare Forderung einer – und zwar anspruchsvolleren und verbesserten – Dissertation den Arzt zu wissenschaftlich verantwortlichem Weiterdenken auf naturwissenschaftlicher Grundlage zu befähigen, damit er sich

a) seiner Beteiligungspflicht an der Forschung bewußt wird und b) nicht der grassierenden Mode von Wunschvorstellungen, paramedizinischen Gedankenspielen und Ersatzreligionen erliegt.

Die Ausbildung von Fachärzten ist ein edles Nebenprodukt unserer universitätsklinischen Assistentenausbildung; Hauptziel ist es, Forschernachwuchs der Medizin zu entdecken und Universitätslehrer zu entwickeln. Wer von vornherein sagt, er wolle nur das Rüstzeug für die Praxis eines niedergelassenen Internisten erwerben, hat in einer medizinischen Universitätsklinik primär nichts zu suchen – so wichtig auch immer in einer forschenden Klinik nur praktisch arbeitende Mitarbeiter für den laufenden Betrieb sein mögen; das sind dann Kustoden ihrer Methodik.

So sehr ich soeben den zu schnellen und häufigen Personenwechsel in einer laufenden Versuchsreihe gegeißelt habe, so sehr möchte ich betonen, daß die Universitäten vom Wechsel des wissenschaftlichen und – in Grenzen – auch des technischen Personals, vom Durchsatz aufstrebender Nachwuchsforscher, von denen jeder den letzten Ausbildungs- und neuesten Kenntnisstand einbringen muß, abhängig sind. Eine erstarrende Masse Gleichaltriger, die nur wohldotierte, dienstplanbegrenzte Lebensstellungen anstreben, wird auch bei guter ärztlicher Alltagspflichterfüllung beim wissenschaftlichen Fortschritt wegen Lahmheit nicht konkurrieren können. Ohne den Wetteifer, ohne das Sich-bewähren-Müssen und ohne den moralischen Zwang, stets im Schrifttum wie in der Methodik auf dem laufenden zu sein, wird klinische Forschung schnell stagnieren und absinken. Die Gefahr ist um so größer, je kleiner der Radius einer Spezialität und der ausschnitthafte Horizont ihrer Vertreter ist. Auf den Unterschied zwischen Großstädten, in denen eine extreme Spezialisierung und hohe Aufgipfelung des technischen Könnens möglich ist, und Landesuniversitäten, aber auch Kreiskrankenhäusern, die die Einheit der Medizin wahren müssen, ist hinzuweisen. Fortschritt in der Medizin wird es nicht ohne Forschung geben, – ärztlichen Fortschritt nicht ohne klinische Forschung.

II. Forschung ohne Gefahr gibt es nicht. Im Gradnetz von Krankheitsschwere und Erfolgswahrscheinlichkeit müssen aber ethisch verantwortbare Grenzen eingehalten werden. Ganz ohne Risiko gibt es kein Experiment, ganz ohne Wagnis – und das schließt Gefährdung ein – gibt es keine Forschung und wohl nur selten entscheidenden Fortschritt. Die Gefahren können verteilt werden auf Modelle (Zellkulturen, Funktionssysteme), Klein-, Großtiere und schließlich auf Menschen, erst gesunde, dann bestimmt disponierte oder spezifisch „einschlägig" erkrankte. Eine Gesellschaft, die aus Prinzip den Tierversuch ablehnt, wird medikamentös nicht vorwärtskommen. Irgendwann muß auch der Sprung vom Tier zum Menschen in eine neue Dimension des Geistigen und Seelischen gemacht werden: damit ist eine neue Gefährdung verbunden, auf deren Minimierung man achten muß. Illusionär und töricht wäre es, zu verlangen, der Menschenversuch solle doch am Körper des Arztes gemacht werden. Ich kenne es aus meiner ärztlichen Erziehung nicht anders, als daß der Arzt zum Selbstversuch bereit sein muß. Systematisch kann man nicht alle Medikamente an Ärzten erproben, nicht etwa nur der Quantität wegen. Da nicht alle Medikamente vollständig verstoffwechselt oder ausgeschieden werden, würde der einzelne, der alles an sich selbst ausprobiert hat, nicht mehr mit einem erstmals zu behandelnden Kranken vergleichbar sein. Das ist ein kaum lösbares Problem bei Arzneifirmen mit einem zu kleinen Kreis verfügbarer Prüfpersonen. Am Gesunden kann man zwar basale Mechanismen, Verträglichkeiten, psychische oder emotionale Auswirkungen und Nebenwirkungen von Medikamenten erfassen, für eine enge Indikationsstellung braucht man den Kranken mit seiner bestimmten Krankheit und Symptomatik.

Ganz unvorhersehbare, schädliche Nebenwirkungen sollte es eigentlich nicht geben, wenn ein Medikament vorschriftsgemäß entwickelt ist, d. h.: vorgeprüft wurde unter allen Kautelen des zeitgemäßen Wissens. – Gebiete aber, die heute noch nicht im Blick des Untersuchers liegen, sind mögliche Überraschungsfelder von morgen. „Das Unbekannte kann man nicht planen" – hat meines Wissens UEBERLA einmal gesagt.

Die Contergan-Katastrophe konnte sich – von einigen juristisch zu behandelnden Besonderheiten abgesehen – nur entwickeln, weil bis zu diesem Zeitpunkt teratogenetische Auswirkungen nicht im Blick der Forscher lagen. Solange man die Durchlässigkeit der Placenta, den teratogenetischen Kalender mit den besonderen Gefährdungszeiten in der Frühschwangerschaft oder das Heranreifenmüssen der (auch bei der Geburt noch nicht vollständigen) biochemischen Ausstattung der Schutz- und Abwehrfunktionen noch nicht beachtete oder von ihnen noch nichts wußte, konnten manche Zusammenhänge, die heute kontrolliert werden, nicht erkannt werden. – Es sei denn durch jenes intuitive Gestalterkennen, durch jenen blitzartigen Einfall eines Erfahrenen, dem das Besondere eines neuen Geschehens auffiel (wie z. B. dem Kieler Pädiater Wiedemann zu Beginn der Conterganschäden), deren Thalidomidspezifität etwas später von Lenz behauptet und bewiesen wurde.

Solange man „Hochdruck im kleinen Kreislauf" nicht als etwas Besonderes erkannt hatte, war kein Grund, bei der Arzneiprüfung von Appetitzüglern und anderen Medikamenten ausgerechnet dieses Gebiet unter die Lupe zu nehmen.

Eingehender Erforschung bedürfen die Manifestationsfristen exogener Schädigungen – und auch ihre Auswirkungsdauer, möglicherweise bis zur Nachkommenschaft.

Hinzu kommt, daß im Tierversuch niemals dem Menschen und seiner Geistigkeit und Seelenlage völlig identische Verhältnisse vorliegen können. Der Tierversuch hat eine Sicherungsfunktion, er ist ein Vorfilter, um die Richtung von Wirkungs- und Schädigungsmöglichkeiten zu erfahren. An evolutiv gleichartigen Systemen sind Analogieschlüsse erlaubt. Selbstverständlich gehört zu jeder Arzneiprüfung auf Wirkung und Wirksamkeit die kurz- und langfristige Toxizitätsprüfung und nach dem Tierversuch die schrittweise Anwendung am Menschen: erst an gesunden danach an erkrankten Einzelversuchspersonen, dann an begrenzten, genau beobachteten Kollektiven, schließlich im Massenversuch nach Zulassung unter Rezeptpflicht. Diese stufenweise Differenzierung ist erforderlich. Die Vorprüfung psychotroper Medikamente an Tieren ist bis zu einem bewundernswerten Fertigkeitsgrad entwickelt worden, dennoch wird es beim Menschen noch Kurz- oder Langzeitwirkungen geben, die man erst durch längere Beobachtung an verschiedenen disponierten und erkrankten Patienten – quasi im Dauerexperiment – erkennen kann.

Langzeittoxizität und langzeitige Wirkung und Nachwirkung von Arzneirückständen sind wichtige klinisch-pharmakologische Themen, die neben dem Tierversuch dringend der krankenbettnahen Forschung in Kliniken bedürfen und wohl nur im Zusammenhang mit klinischen Pharmakologen gelöst werden können. – Zusätzliche Probleme sind 1. die (prinzipielle wie kasuistische) Interaktion mehrerer, zugleich gegebener Medikamente, 2. die Unterschiedlichkeit der Konstellation bei dem

162

Zusammentreffen mehrerer Krankheiten am gleichen Menschen. Es handelt sich dabei nicht wie im Reagenzglas um Reaktionen zwischen Substanzen, sondern um komplizierte Wechselwirkungen biologischer Mechanismen und menschlicher, auch seelischer Reaktoren. – Die strukturelle Aufklärung von Rezeptoren und Synapsen ist erstaunlich weit gediehen, auch die pharmakologische Erforschung ihrer Blockade und Stimulation. Ein Ende dieser Forschung ist nicht abzusehen.

Forschung in der Klinik ist unumgänglich, weil nur dort die experimenta naturae vorhanden sind. Mit ihrer Behandlung werden sie unweigerlich zu experimenta medicinae – und damit Naturforschungsgegenstände. Ihre Erforschung kann patientenbezogen, sie kann gesellschaftsbezogen sein; sie hat immer auch einen ärztlich-pädagogischen Anteil. Der Auftrag eines klinischen Hochschullehrers ist es, zu behandeln, zu erforschen, auszubilden und zu lehren. Wie bei operativen Fächern die Erforschung der Operationsverfahren und ihrer Indikationen, so gehört beim Internisten Arzneiforschung, klinische Pharmakologie zur Forschung in der Klinik.

Die Schwierigkeiten, verläßliche Aussagen über Medikamentenwirkungen zu erhalten, sind groß. Kohortenuntersuchung ist am besten, d. h. die prospektive, kontrollierte klinische Studie. Alle retrospektiven Reihen haben irreparable Inhomogenitäten und Unsicherheiten. Zur prospektiven Studie gehört Normierung der Grundbedingungen – so weit wie möglich – und auch die Beschränkung auf einige wesentliche Fragen. Viele begonnene Studien scheiterten an der Überfrachtung, andere an der Ungleichheit oder Unübersichtlichkeit der Bedingungen.

Am gleichmäßigsten – wenn auch nicht in allen Bereichen – sind die Grundbedingungen (z. B. der Unterkunft, der Ernährung, der Umwelteinflüsse, des Tagesrhythmus) in Gemeinschaften wie Heimen, Lagern, Kasernen, Gefängnissen. Gerade hier aber verbietet sich im Primäransatz – und auch im Hinblick auf unsere historisch belastete Anamnese – jede Überrumpelung der Freiwilligkeit. Auch das Gesetz verbietet es, dort Arzneiversuche anzustellen. – Es sollte dennoch ernstlich überlegt werden, ob es nicht Ausnahmen davon geben muß, wenn sie den Charakter echter Freiwilligkeit besitzen. Ist es nicht ein Stück guter, sozialer Rehabilitation, einem Menschen Gelegenheit zu geben, sein sozial-schädliches Vergehen freiwillig durch Teilnahme an Arzneiversuchen wiedergutzumachen? – Hier gibt es „vor-Ort-Probleme", die nur an Ort und Stelle aufgegriffen und gelöst werden können und deren Ergebnisse gerade den Insassen solcher Gemeinschaften zugute kommen könnten. Bei der Lösung emotionsgeladener Probleme wird immer die Orientierung am internationalen Vergleich nützlich sein, wenn man auf die Unterschiedlichkeit des Entwicklungsstandes, des Klimas, der Geographie und Geopsyche Rücksicht nimmt.

Zusammenfassung

1. Forschung in der Klinik ist notwendig und unersetzlich.
2. Jede Arzneigabe an den Menschen hat Versuchscharakter und bedarf der Beobachtung und Überwachung.
3. Forschung am Menschen von Menschen gibt es nicht ohne jede Gefahr. Diese reicht vom Irrtum über die Belästigung bis zur Schädigung.
4. Gefahren müssen minimiert werden.
Das geschieht
a) durch Vorschaltung von Modellen und Tierversuchen bei der Arzneientwicklung,
b) durch sinngemäße Planung, evtl. unter Beiziehung von consiliarii theoretici aus den aktuellen Gebieten der Grundlagenwissenschaften und der experimentellen Medizin, – bei Versuchsreihen auch durch Befragung einer Ethikkommission,
c) durch Einsatz sensibler und kritischer Untersucher,
d) durch angemessene Untersuchungsmethodik,
e) durch fachkundige Dokumentation und Auswertung.
5. Wie jedes Fortschreiten in ein Neuland, so ist Fortschritt in der Medizin sowohl Versuchung als auch Herausforderung. Zwischen (nur) subjektiver Versuchung und (auch) objektiver Herausforderung zum Forschen steht für jeden Arzt die unausweichliche Pflicht zur sofortigen helfenden Tat. Wissen und Gewissen sind gefordert.
6. Fortschritt im Einzelnen bedeutet nicht eo ipso Fortschritt im Ganzen. Vorteilhafte symptomatische Einzelwirkung ver-

bürgt nicht immer gute Gesamtwirksamkeit, – nicht einmal für den Kranken selbst, noch weniger für die Gesellschaft: man denke an das Gewöhnungs- und an das Suchtproblem. Hier wird – durch Forschungsfortschritte erst ermöglichte – Versuchung zur Herausforderung neuer Forschung, um die Mängel zu überwinden und die richtigen Maßstäbe zu finden. – Fortschritt „für heute" ist nicht unbedingt auch Fortschritt „für morgen". Die Subjektivität dessen, was wir Fortschritt nennen, geht aus der pragmatischen Definition hervor, die H. Maier-Leibnitz in seiner Präsidentenrede bei der Berliner Versammlung Deutscher Naturforscher und Ärzte (1974) gab: „...von Menschen bewirkte Veränderung von langer Wirksamkeit, die wir gern sehen".

DISKUSSION

Moderation: *P. Schölmerich*

Kanzow: Herr Herz, diese außerordentlich interessante Darstellung der Rezeptoren, die bereits gefunden worden sind, führt zu der Frage: Wie ist das in der Entwicklungsgeschichte, wie weit zurück kann man die Existenz solcher Rezeptoren jetzt schon verfolgen?

Herz: Das ist eine interessante Frage, der im Falle der Opiatrezeptoren verschiedentlich nachgegangen worden ist. Zunächst glaubte man, daß Invertebraten keine Opiatrezeptoren besitzen, aber heute wissen wir, daß das doch der Fall ist. Es scheint so zu sein, daß bei niederen Organisationsstufen die Spezifität dieser Rezeptoren weniger deutlich ist, und es gibt gewisse Hypothesen – ich bin nicht sicher, inwieweit die wirklich gut begründet sind – die dahin gehen, daß diese Rezeptoren sich aus einem quasi gemeinsamen Mutterboden entwickelt und erst später differenziert haben. Auf der anderen Seite ist es so, daß zum Beispiel die verschiedenen Typen von Opiatrezeptoren, die ich ihnen wenigstens angedeutet habe, bei niederen Lebewesen, bei Invertebraten noch nicht differenziert sind. Man kann hier doch eine gewisse Evolution sehen, die wahrscheinlich parallel läuft mit der Evolution der verschiedenen Opioide, die ich Ihnen in Gestalt dieser drei großen Vorläufermoleküle vor Augen geführt habe.

Schadewaldt: Könnte es sein, daß die Placebowirkung auf die Schmerzempfindlichkeit etwas mit den endogenen Morphinen zu tun hat, daß damit also eine somatische Grundlage geschaffen wäre?

166

Herz: Es gibt sehr detaillierte Untersuchungen von Levin in San Franzisko, mit denen der Placeboeffekt biochemisch nachgewiesen worden ist.

Kleinsorge: Herr Herz, ich sehe diese Untersuchungen von Levin sehr kritisch. Hier ist ein Befund erhoben worden, und jetzt versucht man, ihn zu deuten, natürlich mit einer Erwartungshaltung. Tatsächlich werden dabei so viele Regulationsmechanismen ausgelöst, daß man einen Zusammenhang bestimmter biochemischer Veränderungen mit einer Placebogabe nicht ohne weiteres annehmen kann. Wenn man in der psychosomatischen Forschung ein wenig zu Hause ist, so liegen viele Deutungen nahe. Aus diesen Untersuchungen von Herrn Levin kann ich nicht entnehmen, daß wirklich eine Freisetzung von Opioiden erfolgt oder eine Aktivität von Rezeptoren vorliegt. Eine Analgesie durch Placebogabe über solche Mechanismen ist also nicht bewiesen.

Herz: Es ist durchaus möglich, daß Ihre kritische Einstellung gegenüber diesen Levinschen Versuchen berechtigt ist, ich kann sie im einzelnen nicht beurteilen, die Arbeiten – es gibt ja zwei oder drei – sind im einzelnen sehr komplex und schwer nachzuvollziehen.

Schölmerich: Herr Herz, muß man annehmen, daß dann, wenn Rezeptoren da sind, immer auch endogene Substanzen da sind, die dazu passen? Ich frage deshalb, weil Glycosidrezeptoren bekannt sind und Glycoside keine physiologische Substanz des Organismus darstellen. Also gibt es multivalente Wirkungen im Rezeptorenfeld? Das ist die eine Frage. Die zweite ist: Gibt es Zusammenhänge zwischen Akupunktur und Endorphinproduktion?

Herz: Zur ersten Frage: Man müßte natürlich aus teleologischen Gründen fordern, daß dort, wo Rezeptoren da sind, auch irgendwie mal die Möglichkeit besteht, daß Endorphine freigesetzt werden. Das ist, glaube ich, heute noch nicht in allen Details untersucht. Sie dürfen nicht vergessen, daß diese ganze Entwicklung, die ich Ihnen hier dargestellt habe, sich innerhalb von zehn Jahren abgespielt hat.

Zur zweiten Frage: Das gilt auch für die Akupunktur. Ich glaube, das ist das gleiche. Ich meine, auch da ist sehr viel Unqualifiziertes publiziert worden, und ich habe den Eindruck, daß sich im Moment die Welle eher im Zurückgehen befindet. Das soll nicht heißen, daß da überhaupt nichts dran ist.

Kleinsorge: Ich möchte anmerken, daß keine Literatur über Untersuchungen über Endorphinfreisetzung unter Akupunktur im Vergleich zu einer anderen ähnlichen Schmerzreaktion im Organismus existiert. Und das müßte man voraussetzen.

Spinner: Ich habe nur eine kurze Randbemerkung. Wenn man fremde Stämme untersucht, etwa wenn Anthropologen das tun, dann unterscheidet man zwei mögliche Einstellungen, nämlich die Haltung des Teilnehmers und die Haltung des Beobachters. Der Teilnehmer ist derjenige, der am Leben dieses Stammes teilnimmt, ihre Sprache versteht usw., und der Beobachter ist der, der eben nicht daran teilnimmt. Als Soziologe bin ich hier also klarerweise nicht Teilnehmer, sondern nur Beobachter. Und wenn Sie erlauben, da fällt einiges auf: Zum Beispiel ist mir aufgefallen, entgegen meiner eigenen Voreingenommenheit, wie ungeheuer skrupulös argumentiert wurde in allen Fragen, die das Gebiet des Ethisch-Moralischen berühren, gelegentlich nach meinem Eindruck eigentlich viel zu skrupulös, denn moralisches Argumentieren ist ungeheuer belastend und ungeheuer aufwendig, und ich würde die Prognose wagen, daß man so aufwendig in der Praxis überhaupt nicht argumentieren kann und deswegen nach entlastenden Prinzipien suchen muß. Nur ein Beispiel: Wenn sie die Allokation der Mittel vornehmen, schlicht nach der Finanzierbarkeit, dann wäre das eine solche entlastende Argumentation. Geld ist jedenfalls in unserer Kultur ein moral-freies Mittel, jedenfalls nach allgemeinem Verständnis. Im Gegensatz zu dieser Skrupulösität in der moralischen Argumentation ist mir jetzt zum Beispiel aufgefallen, daß, wenn ich es nicht verschlafen habe, ein Begriff, der eigentlich immer hier hereinkommen müßte, meines Wissens noch gar nicht gefallen ist. Das ist der Begriff der Kausalität. Darf ich ein ganz kleines Beispiel aus meinem eigenen Bereich berichten? Der berühmte Skinner hat versucht, das was er Aberglauben nennt, bei Tauben zu erzeugen. Wie hat er das gemacht? Er hat einfach Tauben beobachtet. Die haben irgend etwas Beliebiges gemacht. Dann hat er genau in dem Moment, in dem eine Taube zufällig sich um die eigene Achse gedreht hat, ihr ganz schnell Futter gegeben, und die Taube hat nun Aberglauben entwickelt. Nämlich den Aberglauben, sie hätte das Futter bekommen, weil sie getanzt hat, also sich um die eigene Achse gedreht hat. Das war der Ursprung einer Konditionierung, und auf diese Weise konnte er den stabilen Glauben, den Aberglauben bei der Taube erzeugen, daß man für Tanzen Futter bekommt und daß hier eine Kausalbeziehung besteht.

Mir scheint nun, bei der Diskussion des Placeboeffektes oder etwa bei der Frage der Wirksamkeit von etwas unseriös scheinenden Mittelchen spielt natürlich die Frage der Kausalität die entscheidende Rolle. Und wenn es so komplexe Syndrome sind wie es anscheinend, wenn ich das so sagen darf, bei Placeboeffekten der Fall ist, dann wäre vielleicht der erfolgversprechendste Weg, daß man nun versucht, hier zu differenzieren, beispielsweise hinsichtlich der Kausalwirkungen von kognitiven Elementen, also von Wissenselementen, hinsichtlich der Kausalwirkung von affektuellen Elementen. Man könnte das auch negativ eingrenzen. Man könnte sagen, Kausalität dürfte vermutlich eine relativ geringe Rolle spielen, wenn sich herausstellt, daß situative Einflüsse einen großen Anteil an der Wirkung haben. Wenn also die Situation geändert wird und die Wirkung entfällt, dann dürfte von Kausalität relativ wenig die Rede sein.

Wenn ich zusammenfassen darf: Diese unterschwelligen Kausalitätsannahmen sind natürlich hochgradig klärungsbedürftig, und das scheint mir der entscheidende Punkt bei diesen Überlegungen zu sein.

Rössler: Gibt es für die Annahme der Sucht bei Tieren irgendeinen Anhaltspunkt? Und wie – wenn ich mich recht erinnere, haben Sie von Selbstversorgung gesprochen – könnte man das etwas näher erklären? Meine zweite Frage wäre: wenn sich diese Rezeptionsvorgänge im ganzen so minutiös klären lassen, gibt es Unterschiede zwischen erkrankten Menschen und gesunden

Menschen auf diesem Gebiet oder ist die Frage so nicht ohne weiteres zu klären?

Herz: Zunächst zu der ersten Frage. Ich habe die Selbstapplikationen erwähnt, in diesem konkreten Fall werden dann μ-Liganden, das Morphin als typischer Vertreter, bei Ratten, bei Affen selbst appliziert. Die Tiere drücken Hebel, und dann bekommen sie die Substanz appliziert. Wenn sie das als angenehm empfinden, dann fahren sie fort, und wenn sie es als unangenehm empfinden, dann fahren sie nicht fort. Obwohl das auch ein bißchen einfach ist. Es gibt gewisse Befunde, die zeigen, daß auch bei sogenannten aversiven Substanzen eine gewisse Selbstapplikationsrate erreicht wird. Wir bekommen hiermit Anhaltspunkte, aber allein sagen diese Versuche nicht genügend aus, um etwa über das Suchtpotential etwas zu sagen. Aber auf der anderen Seite gibt es eine große Anzahl von Phänomenen an Tieren, die nicht nur mit operating condition und solchen Dingen zusammenhängen, z. B., das Phänomen der Toleranz und das Phänomen des Entzuges, das bei Tieren und bei Menschen im Prinzip vollkommen gleich abläuft, und es ist wohl gestattet, hier Analogieschlüsse zu ziehen. Die zweite Frage war dann...

Rössler: Kann man durch diese mikrochemischen Untersuchungen irgendwelche Differenzen feststellen?

Herz: Also das kann man heute nicht wirklich. Es gibt hier eine Theorie im Zusammenhang mit den Endorphinen, die besagt, daß beim Suchtgefährdeten – wir wissen ja, daß nicht jeder Mensch gleichermaßen suchtgefährdet ist – die Wahrscheinlichkeit, daß er abhängig oder süchtig wird, nicht gleich groß ist. Und da gibt es eben eine Theorie, die besagt, daß bei einem endogenen Defizit an Endorphinen die Suchtgefährdung größer ist, einmal ganz primitiv ausgedrückt: Der endogene Mangel wird dann durch exogen zugeführtes Opiat ausgeglichen. Aber das ist nicht wirklich bewiesen, und es kann eigentlich auch gar nie bewiesen werden. Das würde Versuchsansätze beinhalten, die vollkommen unrealistisch sind. Man weiß ja nie von vornherein, wer süchtig wird und wer nicht süchtig wird.

Auf der anderen Seite gibt es aber Befunde, die zeigen, daß sich bei chronischer Verabfolgung von Opiaten die Aktivität der Endorphinsysteme verändert. Das ist aber nicht so erstaunlich, wir kennen ja dieses Phänomen der positiven und negativen Rückkopplung in verschiedener Art und Weise.

Kanzow: Herr Bock, diese klinische Forschung, sei es nun im Krankenhaus oder in der Praxis, setzt ja nach unserer heutigen Rechtslage und damit eben auch unserer sittlichen Wertung den aufgeklärten Patienten und seine Zustimmung voraus. Und das führt, wie wir wohl alle wissen, zu großen Schwierigkeiten, weil eine Art Gegenpropaganda uns Schwierigkeiten bereitet. Sie haben nicht das Problem der eventuellen Sozialpflichtigkeit der Menschen in einer Gesellschaft angesprochen, die Sie dann unter Umständen auch dazu zwingen könnte, in einem bestimmten Rahmen, unter festgelegten Voraussetzungen – auch etwas mittragen zu müssen im Rahmen dieser Forschung, wozu sie nicht ausdrücklich um ihre Zustimmung gefragt werden.

Bock: In meinem Manuskript steht ein bißchen über die mitmenschliche Pflicht, an solchen Dingen teilzunehmen, daß man dafür etwas Propaganda machen solle, und das geht am besten, wenn die Ärzte auch selbst bereit sind, dabei mitzuwirken. Ich finde schon, man hat eine soziale Pflicht, an der Entwicklung einer Sache, die allen dient, mitzuwirken. Alle haben die Pflicht, mitzuwirken, aber das können Sie nicht einklagen, glaube ich. Sie können nur durch einen Erziehungsprozeß darauf hinwirken. Der aufgeklärte, zustimmende Patient wird aber um seine Zustimmung, ganz prinzipiell, gebeten und gewonnen werden können, wenn man ihm sagt: Sind Sie damit einverstanden, an einem Versuch teilzunehmen, den wir Ihnen in Einzelheiten jetzt nicht sagen, an dem der und der auch teilnimmt. Das würde ich, und ich denke, Herr Schreiber gibt mir da recht, daß das keine arglistige Täuschung ist, sondern ein Einverständnis pauschal, nicht in Einzelheiten – auch als Aufklärung betrachten. In diesen therapeutischen Kliniken würde man bei der Aufnahme unterschreiben, daß man mit diesen Dingen einverstanden ist, daß man weiß, das Risiken dabei sind. Ich finde nichts Unmoralisches dabei.

171

Schreiber: Sie wissen, daß ich nicht zu den Propagandisten der übertriebenen Aufklärung gehöre. Ich würde aber in diesem Punkt, Herr Kanzow, den Sie jetzt angesprochen haben, doch Bedenken anmelden wollen. Sicher gibt es eine gewisse Sozialpflichtigkeit auch des einzelnen für die Entwicklung der Gesamtheit und für die Entwicklung der Medizin. Ich habe aber große Bedenken, gerade auch im Hinblick auf reduzierte Aufklärung, von so etwas auszugehen wie einer Art Generationenvertrag. Das taucht in der Diskussion über die Grenzen und die Zulässigkeit der Forschung immer wieder auf. Da wird etwa so argumentiert: Die heutige Patientengeneration kommt in den Genuß der Ergebnisse der Forschung, die an früheren Generationen gemacht worden sind, die dafür ihr Leben und ihre Gesundheit aufs Spiel gesetzt haben, zum Risiko gegeben haben; daher ist sie verpflichtet, das auch im Interesse künftiger Generationen auf sich zu nehmen. Diese Argumentation ist, glaube ich, rechtlich nicht haltbar, denn unsere Rechtsordnung geht hier von einem doch relativ individualistischen Bild aus. Einen solchen allgemeinen Generationenvertrag, noch ohne nähere Aufklärung, kann es nicht geben. Auf der anderen Seite muß Aufklärung, da würde ich Herrn Bock ganz recht geben, nicht jedes Detail enthalten. Ich meine aber, daß gerade bei Forschung, bei riskanter Forschung etwa, die Aufklärung doch einen höheren Stellenwert gewinnt, gerade die Freiwilligkeit der Mitwirkung. Ich glaube nicht, daß Sozialpflichtigkeit und Reduzierung von Aufklärung, was immer wir hier unter Aufklärung verstehen, der richtige Weg oder ein zulässiger Weg wäre.

Bock: Würden Sie uns nochmal sagen, wiewelt die Aufopferungspflicht geht? Kann man das schon als Aufopferungspflicht bezeichnen, wenn einer moralisch gezwungen wird, daran teilzunehmen?

Schreiber: Das ist, würde ich sagen, eine Aufopferung, die dem einzelnen nicht ohne völlig freie Einwilligung zugemutet werden kann. Wie weit Einwilligung dann frei ist in der Situation etwa schwerer Krankheit, das müßte man auch noch problematisieren. Man kann sicher vieles tun, was über die allgemeinen

Grundsätze, und über die allgemein zulässigen Dinge hinausgeht, mit Zustimmung, mit Einwilligung, und vielleicht kann ein
Sterbenskranker sich freiwillig zur Verfügung stellen, um nun
so seinem oder dem Leben anderer noch einen Sinn zu geben.
Aber das alles geht, glaube ich, nicht schematisch mit Aufklä-
rungsbögen und mit serienweiser Abfragung bei Schwerkranken. Ich glaube, hier hat doch das Prinzip der Individualität den
höheren Rang.

Klingspohr: Eine kurze Randbemerkung zu dem eben Gesagten, damit bei den nichtmedizinischen Diskussionsteilnehmern
kein falscher Eindruck entsteht, wenn wir von Opferbereitschaft
sprechen. Ich kann natürlich nur das überblicken, was ich in dem
Unternehmen, in dem ich tätig bin, erlebt habe im Rahmen
klinischer Prüfungen, aber das ist immerhin ein Zeitabschnitt
von 18 Jahren, und ich glaube, das ist doch weitgehend auf
andere Unternehmen übertragbar. Ich glaube, daß die tatsächlich bestehenden, nicht die theoretisch bestehenden Risiken für
Teilnehmer an klinischen Prüfungen verschwindend gering sind.

Schreiber: Ich will nicht sagen, daß klinische Forschung keine
Risiken eingehen dürfe. Es ist sogar das Prinzip, das unserem
Arzneimittelrecht zugrunde liegt, daß gewisse Risiken um gewisser Ziele willen eingegangen werden dürfen. Das ist das
Grundprinzip. Aber mit der Rechtfertigung der Forschung, aus
überwiegenden Forschungsinteressen würden sich doch unab-
sehbare Konsequenzen verbinden. Das will nicht Forschung
hindern, im Gegenteil, sondern es will nur gewisse Grenzen der
Forschung zeigen.

Kleinsorge: Ein gewisses Modell für eine Pauschalzusage der
Patienten in bezug auf das Einverständnis klinischer Prüfungen
sind ja die amerikanischen Kliniken, die der Industrie gehören
und die man als Therapiekliniken aufsuchen kann, in denen
dann umsonst behandelt wird.
Herr Bock, wir haben in der letzten Zeit zunehmend Probleme
gehabt, wenn die ärztlich geleitete klinische Prüfung nicht auch
zu Informationen bei den Schwestern und Pflegern geführt hat,

173

also beim mittleren medizinischen Personal, das dann auf der Station gefragt wurde und keine richtige Antwort geben konnte, sich frustriert fühlte.

Bock: Selbstverständlich!

ZIELGERICHTETE GRUNDLAGENFORSCHUNG UND IHRE VERANTWORTUNG

H. Gareis

K. Oppenheimer sagte, daß die Physik bei der Explosion der Atombombe ihre Unschuld verloren habe.

Als in Göttingen die Atomspaltung gelungen war, hatte sich der Weg zur Bombe, aber auch zu der größten Energiequelle, die es geben kann, aufgetan. Aus den Experimenten der Grundlagenforschung hatte die Anwendung der Ergebnisse die Welt verändert.

Ist also die Grundlagenforschung selbst unbeteiligt, weil sie nur den Weg gewiesen hat, und führt erst die Anwendung zur Schuld oder zum Segen der Menschheit?

Ein Fragenkomplex, der uns immer wieder neu beschäftigt und beschäftigen muß. Jeder, der heute in irgendeiner Form in der Forschung tätig ist, wird irgendwann vor diesen Fragen stehen und wird antworten müssen, wenn er zu den denkenden Menschen gezählt werden will.

**Was ist Grundlagen-
und was ist Angewandte Forschung?**

Gibt es eine Trennung zwischen beiden? Oder gibt es eine zielgerichtete Grundlagenforschung?

Was tut Forschung? Sie sucht nach Neuem, bisher Unbekanntem. Damit folgt sie einem menschlichen Urtrieb: der Neugierde.

Der Eros der Forschung ist der Versuch, diese Neugierde zu befriedigen.

Der Mensch hat immer alle seine ihm zur Verfügung stehenden Mittel eingesetzt, um diesen Drang zu befriedigen. Der Traum

175

zu fliegen beherrscht schon die antike Sage. Der Turm zu Babel sollte so hoch werden, daß er an den Himmel reicht; Columbus wagte Vermögen und Leben, um das unbekannte Land der Gewürze zu erreichen; die Kraft des Feuers wurde benutzt, um mit einer Maschine, der Eisenbahn, Entfernungen schneller zu überwinden.

War es Grundlagen- oder Angewandte Forschung, die diese Ziele hat erreichen lassen? Ich meine, daß das eine ohne das andere nicht zu denken ist: Grundlagenforschung ohne Anwendung wird zum Glasperlenspiel; Anwendungsforschung ist nicht möglich, ohne das zu haben, was angewendet werden kann. Eine Trennung des einen vom anderen macht keinen Sinn, weil das eine ohne das andere kein Ganzes ergibt.

Wenn wir aber die These anerkennen, kann man nicht von Grundlagen- oder Angewandter Forschung sprechen, sondern nur von Forschung schlechthin. Forschung in ihrer Gesamtheit wäre also die Suche nach Neuem und damit die Befriedigung des Triebes Neugierde.

Und doch müssen wir fragen:

Ist Forschung wirklich nichts anderes als die Befriedigung eines Triebes?

Die neue Situation der Forschung

Wir spüren, daß dies nicht ausreicht. Vielleicht müssen wir einschränkend sagen, daß dies heute nicht mehr ausreicht. Bis zum zwanzigsten Jahrhundert war das, was Forschung erreichen konnte, überschaubar, veränderte nur wenig. Das, was die Naturwissenschaft verändern konnte, veränderte nichts Grundsätzliches. Galileis Experimente und Thesen erklärten Phänomene der Natur, aber änderten sie nicht. Sie veränderten freilich das Weltbild des Menschen, aber sie veränderten nicht das Geschehen in der Natur.

Nun kann man sagen, daß die Veränderung des menschlichen Bildes von der Welt das menschliche Denken grundsätzlich verändert und daß es keine tiefergehende Veränderung gäbe als diese. Hat das Denken eines Martin Luther oder eines Karl Marx nicht Ungeheures verändert? Haben diese beiden Männer nicht beispielhaft ganze Epochen verändert und neue eingeleitet?

Wir wissen aus der Geschichte, daß in der Tat diese Männer die Welt verändert haben.

Theoretisch wäre es aber durchaus möglich gewesen, daß irgendein noch Mächtigerer Luthers oder Marx' Gedanken revidiert hätte und damit die Folgen andere gewesen oder aber diese Gedanken gar ohne Folgen geblieben wären. Eine Atombombenexplosion aber ist irreversibel, kann niemals ungeschehen gemacht werden. Eine Kernspaltung ist eine irreversible Tatsache.

Die Tatsache, daß der Mensch Lebensbedingungen geschaffen hat, unter denen sich die menschliche Rasse sprunghaft vermehrt, kann nicht mehr ungeschehen gemacht werden, ist ein endgültiges Faktum.

Alles, was der Mensch bisher im Stande war zu tun, konnte durch die Natur wieder rückgängig gemacht werden. Seine Bauten konnten wieder zerfallen; Wunden, die Kriege geschlagen hatten, konnten wieder verheilen, und alles Künstliche, das Menschenhand gemacht hatte, konnte die Natur wieder in sich aufnehmen.

Heute hat der Mensch das Bibelwort erfüllt: er hat sich die Natur untertan gemacht!

Das ist die neue Situation: Der Mensch hat eine Macht erlangt, die er nie in seiner Geschichte hatte. Seine Macht ist scheinbar über das Maß hinausgewachsen, das er selbst kontrollieren kann. Sie ist auch für ihn selbst fast unvorstellbar geworden. Nie mehr und von niemandem kann ihm diese Macht genommen werden, *es sei denn durch ihn selbst*. Er selbst wird sich ändern müssen, um Herr dieser völlig neuen Situation zu bleiben.

Forschung als die Tätigkeit zur Schaffung von Neuem, hat an dieser neuen, veränderten Situation einen, wenn nicht *den* wesentlichen Anteil.

In der Reflexion dessen, was hier geschehen ist, kann Forschung nicht mehr nur spielerisch sein, kann sie nicht mehr nur die Befriedigung eines Triebes sein.

Freilich hatte der Forscher immer nur ein Ziel; er wollte die Antwort suchen auf eine Frage, die er sich selbst gestellt hatte, die andere ihm stellen oder die die Natur stellte. Das Ziel des Forschers war kein anderes, als Antworten zu suchen auf bisher unbeantwortete Fragen.

Dieses Ziel hat sich nicht verändert. Aber die Möglichkeiten, dieses Ziel zu erreichen, haben sich grundsätzlich verändert.

Muß es nun heißen, daß diese Fragen nicht mehr gestellt werden sollen oder dürfen, daß diese Ziele keine Ziele mehr sein können, weil die resultierende Macht und damit die Gefahr so sehr gewachsen sind?

Beides kann nicht die Lösung sein.

Die Forschung kontrollieren?

Der Grundsatz „Jeder hat das Recht auf die freie Entfaltung seiner Persönlichkeit, soweit er nicht die Rechte anderer verletzt und gegen die verfassungsmäßige Ordnung verstößt", ist die Basis unserer Gesellschaftsordnung. Wir sind überzeugt, daß die Möglichkeit, sich frei zu entfalten, eines unerer höchsten Güter ist.

In einer freien Gesellschaft kann dem Bürger nicht verboten werden, nach Neuem zu suchen, Antworten zu finden auf bisher unbeantwortete Fragen.

„Beendet die Forschung!" kann also keine berechtigte Forderung sein.

Und wir wissen, daß es in 15 oder 20 Jahren auf dieser Erde fünf oder sechs Milliarden Menschen geben wird. Der Ruf zurück zur Natur oder zum einfachen Leben ist, wie sich leicht belegen läßt, technisch gar nicht möglich. Sechs Milliarden Menschen können nicht im Wald und auf der Wiese leben.

Wir selbst haben uns also in eine Zwangssituation gebracht, aus der es keinen anderen Ausweg gibt als den nach vorn. Ein Zurück ist nicht mehr möglich, den point of no return haben wir längst hinter uns gelassen. Wir wissen nicht einmal, wo er gewesen ist! Es ist wie bei einer schweren Bergbesteigung, wo der Weg zurück so gefährlich geworden ist, daß es nur die Möglichkeit gibt, mit aller Umsicht vorwärts zu gehen, weil nur dann die Schutzhütte erreichbar ist.

Vielleicht ist nichts anderes notwendig, als daß wir uns unserer Zwangssituation bewußt werden und uns nicht vorgaukeln, wir hätten Alternativen zum Vorwärtsgehen, die es uns ermöglichen würden, mit weniger Risiken zu unserer Schutzhütte zu kommen oder gar umzukehren.

Heißt es also: weitermachen wie bisher und nur versuchen, so schnell wie möglich die Gefahr hinter uns zu bringen?

Ich fürchte, wir werden nicht mehr ohne die Gefahr leben können; sie wird uns ständig begleiten, so wie der Chor des antiken Dramas. Wie im antiken Drama wird der Chor der Rufer, der Mahner zum ständigen Begleiter. Und er wird sogar wichtig sein, damit wir der Gefahr immer gegenwärtig sind.

Weil durch Forschung eine solche Machtfülle entstanden ist, müssen sich Menschen, die Forschung betreiben, dessen bewußt und bereit sein, auf die Rufer und Mahner zu hören.

Gentechnologie als Beispiel der zielgerichteten Forschung

1956 postulierten Watson und Cricks, daß die genetische Information aus Nucleotid-Sequenzen besteht und in Form einer Doppel-Helix im Chromosom angeordnet ist. Später erkannte man, daß die Information von einem Organismus in einen anderen übertragen werden kann und daß diese übertragene Information vom übernehmenden Organismus erkannt und abgelesen wird. Es war möglich geworden, eine genetische Veränderung vorzunehmen und damit in die Evolution einzugreifen.

Damit war es zum Beispiel möglich geworden, ein schnell wachsendes Coli-Bakterium zu veranlassen, menschliches Insulin zu produzieren. Das ist ein außerordentlich wünschenswertes Ergebnis, da Insulin bisher aus tierischen Bauchspeicheldrüsen gewonnen werden mußte. Man hatte also nur tierisches und nicht menschliches Insulin zur Verfügung. Nun war menschliches Insulin praktisch unbegrenzt herstellbar.

Es stellte sich in den folgenden Jahren heraus, daß die gleichen Techniken es möglich machen, auch pflanzliche Zellen zu manipulieren. Das Prinzip ist auch bei pflanzlichen Organismen das gleiche: Man isoliert das gesuchte Informationsstück aus einer Pflanze und überträgt es in eine andere. Sie erhält dadurch eine neue Eigenschaft. Zum Beispiel kann man Luzerne gegen bestimmte Stoffe, etwa gegen ein Pflanzenschutzmittel, resistent machen und dann die Resistenzeigenschaft auf eine andere Kulturpflanze, in der diese Resistenz wünschenswert wäre, also z.B. die Zuckerrübe, übertragen.

Je höher die Organismen entwickelt sind, desto schwieriger werden Gen-Manipulationen. Die Gen-Karte, also die Anordnung der Information auf dem Chromosom, ist beim Menschen weitgehend unbekannt. Es ist etwa so, als würde man von der Welt nur Argentinien und Japan kennen, und der Rest des Globus wäre eine terra incognita.

Ein gezielter Eingriff ist also nicht möglich und wird vielleicht nie möglich sein.

Ein ungezielter Eingriff, also ein Eingriff, bei dem der Zufall über das Gelingen oder Nichtgelingen entscheidet, ist aber schon sehr viel eher möglich. Kürzlich ist es gelungen, in die Eizellen von Mäusen die Information für das Wachstumshormon einzubringen. Die veränderten Eizellen wurden befruchtet und weiblichen Mäusen reimplantiert. Etwa 20 % der ausgetragenen Mäuse waren erheblich größer als ihre Geschwister. Eine genetische Veränderung ist damit auch im tierischen Organismus gelungen.

Die Frage wird an dieser Stelle gestellt werden müssen, ob diese Experimente erlaubt und wo die Grenzen zu ziehen sind zwischen dem Machbaren und dem, was wünschenswert ist. Und natürlich muß gefragt werden, wer die Frage stellen und wer sie beantworten soll.

Der Forscher als Teil der Gesellschaft

Der Forscher als Teil der Gesellschaft kann für sich nicht in Anspruch nehmen, etwas Besonderes, ein Außenseiter zu sein. In der Gemeinschaft aller ist auch der Forscher ein Teil des Ganzen. In der mittelalterlichen Stadt-Gemeinschaft hat jeder Bürger Verantwortung für das Gemeinwohl. Er hat sich und sein Tun in den Dienst der Stadt-Gemeinschaft zu stellen. Nur dann wird die Gemeinschaft umgekehrt für ihn sorgen und ihm Schutz geben vor Feinden und anderen Mißhelligkeiten. Ohne diesen Schutz wäre er hilflos Räubern ausgeliefert; ohne diesen Schutz würde sein Haus im Notfall niederbrennen, weil er allein nicht in der Lage wäre, das Feuer zu löschen.

Die heutige pluralistische Gesellschaft ist noch weit stärker aufgeteilt, als das in der mittelalterlichen Stadt der Fall war. Handwerker haben sich zu hochtechnologisierten und hochspezialisierten Berufen entwickelt. Nur durch eine solche Berufsdifferenzierung ist es möglich, Waren herzustellen und zu entwickeln, die unseren hochgestellten Ansprüchen gerecht werden. Ein einmal erreichter Lebensstandard fordert, wenn er aufrechterhalten werden soll, eine ständige Fortentwicklung, eine immerwährende Neuerung der Güter.

In der pluralistischen Gesellschaft übernimmt der Forscher die Aufgabe des Fortentwickelns, der Neuerung. Er ist derjenige, der ständig nach Neuem, nach Verbesserungen sucht. Ohne ihn würden die produzierten Güter rasch an Interesse verlieren, würden Stadt und Staat über kurz oder lang in die Bedeutungslosigkeit versinken. Andere hätten die Neuerung übernommen und würden bessere, interessantere Güter zur Verfügung stellen.

Damit ist aber umgekehrt bei der Hochspezialisierung auch unserer Wissenschaften der einzelne Forscher nicht mehr in der Lage, seinen Lebensunterhalt neben seinem eigentlichen Tun, dem Suchen nach Neuem, zu verdienen. Forschung ist zum Broterwerb geworden, zum Beruf. Der Forscher ist darauf angewiesen, daß ihm die Gesellschaft den Lebensunterhalt stellt. Der Forscher ist also Teil des Ganzen, denn die Gesellschaft gibt dem Forscher die Möglichkeit, sich ganz der Suche nach Neuem zu widmen. Freilich verlangt sie nach Gegenleistung. Diese Gegenleistung erwartet sie in Form von qualifizierten Forschungsleistungen und -ergebnissen.

Aber ist es nur das? Kann es nach dem, was wir am Anfang sagten, genügen, wenn der Forscher Ergebnisse abliefert, aus denen irgendein anderer, wer auch immer das sein mag, Anwendungen macht? Oder ist es vielmehr notwendig, daß die Gesellschaft Ziele vorgibt, daß eine zielgerichtete Forschung entsteht?

Die Freiheit der Forschung

Nun ist anerkannt, daß Forschung Freiheit braucht. Ohne einen großen Freiraum, ohne die Möglichkeit des Spielerischen, kann keine gute Forschung gedeihen. Es wäre absurd, dem Labormann vorschreiben zu wollen, welche Experimente er zu machen habe. Die interessanten Neuigkeiten entstehen häufig im unvorhergesehenen Experiment. Der Zufall, der unkonventionelle Gedanke, ist wesentlich für das erfolgreiche forscherische Arbeiten.

Und dennoch: Kontrolle des Forschens, Beschränkung der Freiheit der forscherischen Arbeit?

In dieser harten Form ausgesprochen ist es eigentlich eine Kontradiktion gegen das Dogma, daß es ohne Freiheit keine guten Forschungsergebnisse gäbe.

Und doch ist diese Beschränkung ganz und gar nichts Neues. Es gibt ganz wenige Forschungsinstitute, die eine vollständige Freiheit zum Grundsatz haben.

Mit wenigen Ausnahmen wird ein Forscher ständig kontrolliert. Er muß Berichte schreiben, deren Kontrolle für ihn eine Bewertung darstellt. In vielen Fällen werden die Mittel, die ihm zur Verfügung stehen, von dieser Bewertung und auch von der Zielrichtung seiner Arbeiten abhängig sein. Das gilt sowohl für die Forschung in den Hochschulen und Max-Planck-Gesellschaften wie in der Industrie.

Wie überall, ist also auch im forscherischen Tun Freiheit eingeschränkt. Unsere gegenseitigen Abhängigkeiten zwingen uns, Grenzen und Kontrollen anzuerkennen. Wenn ich erwarte, daß ein Staat mich beschützt, muß ich auch bereit sein, dem Hüter der Ordnung meinen Ausweis zu zeigen, wenn er danach verlangt. Wenn ich mich im Straßenverkehr einigermaßen sicher bewegen will, muß ich auch bereit sein, die Verkehrszeichen ordnungsgemäß zu beachten. Sonst ist eine Gemeinsamkeit nicht mehr möglich, sondern führt zum Chaos.

Gesetze und Kontrollorgane

Solche Kontrollinstrumente gehen über die Forschung weit hinaus. In der Bundesrepublik Deutschland ist nach dem zweiten Krieg eine ständig anwachsende Flut von neuen Gesetzen

182

und Verordnungen entstanden. Die Statistik sagt, daß durchschnittlich an jedem der 365 Kalendertage eines Jahres zumindest eine solche neue Verordnung erlassen wird. Unsere Juristen müssen sich spezialisieren, um die Fülle der Regulationen noch zu übersehen, die unser tägliches Leben in seinen Bahnen bestimmt.

Kann das anders erklärt werden als daß offensichtlich alte Grenzen entweder zu groß gezogen waren oder möglicherweise verschwunden sind?

Irgend etwas muß geschehen sein, sonst wäre diese Gesetzesflut ohne Sinn. Nun mag es wohl auch so sein, daß das eine oder andere dieser Gesetze nur zur Ehrgeizbefriedigung eines Politikers dient. Dennoch muß sich an der Grundsituation etwas geändert haben.

Der Kantsche kategorische Imperativ: „Handle immer so, daß dieses Handeln Dir und anderen zum Gesetz werden könnte", ist er noch ein Imperativ unseres Handelns? Zwei Kriege haben uns zum Beispiel lernen lassen, wie man am einfachsten und am unbemerktesten einer Gefahr für das eigene Leben entgehen kann. Im Augenblick der persönlichen Gefahr gelten pragmatische Regeln für das Überleben und setzen manche Konvention außer Kraft. Solche Not-Situationen gehen an einer Gesellschaft nicht spurlos vorüber.

Unsere Großväter erklärten ihre Einkommen freiwillig der Steuerbehörde. Und in den allermeisten Fällen taten sie das richtig und ohne etwas zu verschweigen.

Vielleicht ist aber das Wichtigste, daß unser Moralbegriff sich völlig verändert hat, wenn überhaupt ein solcher noch vorhanden ist. Die zehn Gebote des Neuen Testaments, wenn wir sie überhaupt noch kennen, dann erkennen doch nur wenige sie als Gesetze an.

Weil aber das Zusammenleben von Menschen nur unter ganz bestimmten Spielregeln möglich ist, müssen sie, wenn sie nicht oder nicht mehr vorhanden sind, geschaffen werden. Und die Spielregeln müssen eingehalten werden, oder es muß Institutionen geben, die für das Spielregelneinhalten sorgen. Ein nicht vorhandener consensus omnium muß durch Gesetze ersetzt werden.

Die Ziele der Forschung planen?

Der Forscher, sagten wir, sei Teil des Ganzen, sei Mitspieler im Gesellschaftsspiel. Seine Freiheit wird wie die anderer eingeengt dadurch, daß die Ergebnisse seiner Arbeit überprüft werden. Aber ist er frei, seinen Ansatz selbst zu wählen, frei zu entscheiden, auf welchem Gebiet er arbeiten will, wenn er sich doch schon über die Qualität seiner Ergebnisse rechtfertigen muß? Soll es nicht vielmehr eine Wissenschaftsplanung geben? Ist sie vielleicht sogar wünschenswert oder notwendig?

In der Bundesrepublik werden im Jahr rund 47 Mrd. DM für Forschung ausgegeben; davon kommen 42 % vom Staat, also vom Steuerzahler, und 57 % von der Wirtschaft. Da diese ihre Waren an den Konsumenten verkauft, bezahlt dieser, der zugleich Steuerzahler ist, auch auf diesem Weg die Forschung. 1,5 % kommen von privaten Einzelvermögen und ähnlichen Quellen. Auf jeden Bundesbürger kommen im Jahr 780 DM, die er in direkter oder indirekter Weise für forscherische Zwecke aufbringt. In den USA sind das 830 DM, also ein etwa vergleichbarer Betrag.

Muß ein solch außerordentlicher Aufwand nicht koordiniert und geplant werden, muß die Forschung nicht zielgerichteter eingesetzt werden?

Darüber ist viel nachgedacht, geredet und gestritten worden. Ich meine, daß Forschung in einer freien Gesellschaft frei sein muß in der Wahl ihrer Ziele. Ich bin davon überzeugt, daß das freie Spiel der Kräfte ganz von selbst und sehr effizient dafür sorgt, daß Forschungskräfte sich dort konzentrieren, wo Ergebnisse zu erwarten sind, die für weitere Arbeiten wichtig sind. Eine zentrale Planung in der Forschung ist so nutzlos wie in der Wirtschaft. Es gibt einige Großprojekte, die ein Staat oder sogar eine Gemeinschaft von Staaten finanzieren sollen und müssen. In der Kernphysik gibt es solche Projekte; im Anregen von Forschungsrichtungen, wie z. B. in der Gentechnologie, gibt es sie ebenfalls. Projekte fördern, Arbeitsrichtungen stimulieren soll ein Staat, aber die Freiheit der Forschung beschränken oder einschränken soll er nicht.

Zum Stimulieren und Anregen gibt es viele Möglichkeiten, die auch wahrgenommen werden. Alle Forschungsbeihilfen sind

letztlich nichts anderes als die Förderung bestimmter Arbeitsrichtungen.

Freilich fragt man zu Recht, ob ein Staat wohl gerüstet ist, die
Schwerpunkte der Forschung für die Ergebnisse der Zukunft
festzulegen. Er verfügt über einen zum Teil hochqualifizierten
Beamtenapparat, in dem sich manche Kompetenz befindet. Er
übersieht zweifellos sehr genau bestimmte Teilgebiete. Der Staat
soll und muß auf Arbeitsgebiete, die für die Volkswirtschaft eine
besondere Relevanz haben oder in Zukunft haben können,
aufmerksam machen.

Aber es ist vollständig undenkbar, daß ein Staatsapparat in
einem freiheitlichen Staat die Gesamtheit der Forschung plant
und damit auch verantwortet.

Die Zielrichtung der Forschung in ihrer Gesamtheit kann also
sicher nicht vom Staat gegeben werden.

Wir sprachen aber auch und vor allem von Zwängen und wohl
auch Gefahren, die manche Forschungsgebiete in sich bergen.
Wer plant und auch wer verantwortet *diese* Arbeiten?

Ein Staat kann eine Funktion ausüben, wenn Forschungsergebnisse in die großtechnische Produktion gehen. Auch heute ist es
bereits so, daß staatliche Behörden sogenannte Konzessionen
(Zulassungen) für neue Produktionsanlagen erteilen. Ein Indu-
strieunternehmen ist nicht mehr in der Lage, ohne staatliche
Einwilligung eine Produktionsanlage zu errichten; mag sie auch
ausschließlich mit eigenen Mitteln finanziert sein und noch so
viele Arbeitsplätze schaffen. Auch Laboratoriumseinrichtun-
gen, gleichgültig welche Arbeiten dort geschehen sollen, bedürfen der staatlichen Genehmigung.

Aber ein Staat mit seinem weitgehend anonymen Beamtenapparat kann niemals alle Forschungsarbeiten überblicken oder
gar kontrollieren.

Die Verantwortung des Forschers

Ich meine, daß ein viel größeres Regulans die Verantwortung
des Forschers selbst sein muß. Zugleich muß er sich aber der
Größe dieser Verantwortung bewußt sein.

Er muß erkennen und auch akzeptieren, was wir vorhin sagten: er ist Teil des Ganzen und hat damit so viel und so wenig Freiheit wie seine Mitbürger. Er muß aber auch erkennen und akzeptieren, daß seine Verantwortung über die der Mehrzahl seiner Mitbürger hinausgeht. Die Macht, die er in seiner Hand hat, ist viel größer geworden, als sie es jemals war. Und gewachsene Macht heißt nun einmal gewachsene Verantwortung. Außerdem legt die Gemeinschaft in seine Hand viel mehr Mittel, als sie das je in der Vergangenheit tat. Und der Umgang mit den Mitteln anderer muß die Verantwortung noch vergrößern. Damit ergibt sich für den Wissenschaftler eine bisher unbekannte Dimension dessen, was bedacht werden muß.

Kann der Impakt dieser Größe ihn lähmen, kann die Größe der Verantwortung die Leichtigkeit des forscherischen Handelns beeinträchtigen?

Ich meine, daß das der Fall sein kann, aber ich zögere zu sagen, daß dies auch so sein soll. Nicht nur für den Forscher gilt die Notwendigkeit des ständigen Überprüfens des Standortes. Auch ein verantwortungsbewußter Flugkapitän überprüft immer wieder, trotz aller Automatismen, über die er verfügt, seinen Standort selbst.

Die große Frage heißt dann: Verantwortung vor wem?

Für den Flugkapitän ist das verhältnismäßig einfach zu beantworten: Er hat sich vor seinen Passagieren zu verantworten. Sie sitzen hinter ihm, und er kann sie genau sehen, wenn er sein Cockpit verläßt und durch die Reihen geht. Sie verlassen sich vollständig auf ihn und sind ganz auf ihn angewiesen. Es ist seine Verantwortung, sie sicher an ihren geplanten Bestimmungsort zu bringen.

In den meisten Situationen ist es auch für den Arzt einfach, seine Verantwortung zu definieren: Er soll die Gesundheit seines Patienten wieder herstellen oder doch zumindest versuchen, Leiden zu lindern. Mit dem Eid des Hypokrates ist er sich hierzu verpflichtet.

Schwerer ist die Verantwortung des Forschers zu definieren. Soll er sich vor der Gesellschaft, von der er ein Teil ist, oder soll er sich im Rahmen einer eigenen Ethik, die sein Handeln bestimmen soll, oder vor Gott verantworten?

Für den in der christlichen Religion stehenden Forscher ist es notwendig, sich den Glaubensregeln zu beugen; er hat zu realisieren, welche Konsequenzen sein Handeln hat und was ihm erlaubt ist und was nicht.

Für den, der nicht im Glauben steht, ist es sehr viel schwieriger, den Bezug der Verantwortung zu definieren. „Nach mir die Sintflut" oder „Das erlebe ich doch nicht mehr" ist heute eine oft gebrauchte Redensart. Dieses Wort hat aber heute mehr Gewicht, als es jemals hatte. Denn es ist Realität geworden. Wir können mit all unseren Bomben, wie wir sehr wohl wissen, eine Sintflut erzeugen. Und der Rechenschaftsbericht, wenn alles zerstört ist, interessiert nicht, da es nicht mehr möglich zu sein scheint.

Ich glaube, daß Forscher heute, und würden sie an einem scheinbar noch so kleinen Problem arbeiten, solche Gedanken kennen müssen. Ansonsten wird die Gefahr wirklich groß.

Ergebnis

Es ist notwendig, die Verantwortung zu erkennen, die aus der zugewachsenen Macht entstanden ist. Wenn die religiöse Verantwortung vor einem Gott fehlt, muß sie eine Verantwortung vor oder für eine Gesellschaft sein, von der der Forscher selbst Teil ist. Sein Handeln hat unmittelbaren Einfluß auf die Gemeinschaft.

Damit kann der Forscher auch nicht den Anspruch stellen, nur sich oder seiner Forschungsgemeinschaft verantwortlich zu sein. Es ist notwendig, daß er sein Handeln zur Diskussion stellt. Hier liegt eine große Schwierigkeit, da er sein hochspezialisiertes Arbeitsgebiet Laien gegenüber verständlich machen muß. Er muß es darüber hinaus so verständlich machen, daß diese sich eine Meinung und gar ein Urteil bilden können. Manchmal wird er hierzu Interpreten brauchen, die sehr viel mehr als in der Vergangenheit im guten Wissenschaftsjournalismus zu suchen sind. Hier muß es zu einer wirklichen Zusammenarbeit kommen, die sogar auch zu einer Verantwortungsteilung führen kann.

Macht zu besitzen, hat Menschen immer gereizt. Aber dem Nachdenklichen war immer bewußt, daß die vermehrte Macht auch vermehrte Verantwortung bedeutet. Eine so große Verantwortung, wie sie die außerordentliche Macht, die wir heute haben, bedeutet, macht eine Einschränkung unserer Freiheit notwendig. *Die Freiheit der Forschung ist eingeschränkt, da ihre Zielrichtung der Zustimmung bedarf.* Auch die Grundlagenforschung ist eine zielgerichtete Forschung, die immer wieder der Neuorientierung ihrer Ziele bedarf. Und nur der Mensch selbst kann durch seine Fähigkeit zu denken die ihm zugewachsene Macht in kontrollierbaren Grenzen halten und erkennen, daß seine Freiheit nicht unbegrenzt sein darf und kann.

DISKUSSION

Moderation: *P. Schölmerich*

Pichler: Nach den Erfahrungen, die ich in Amerika machen konnte, glaube ich, daß größere Entdeckungen oder entscheidende Durchbrüche, ob auf dem Pharma- oder überhaupt auf dem naturwissenschaftlichen Gebiet, doch sehr oft von Zufällen abhängig sind. Ich glaube, obwohl die systematische Forschung selber sehr, sehr kostspielig ist, der einzelne ingeniöse Forscher, dem der Zufall hilft, oft viel mehr erreicht.

Zöckler: Ich habe zwei Fragen. Die erste Frage: Müssen wir nicht etwas kritischer gegenüber den früheren Vorstellungen von Forschung in der Klinik, heute dazu übergehen zu kontrollieren oder uns zumindest zu fragen, wie die Zielsetzung in der klinischen Forschung ist? Ich bin überzeugt, daß sehr starke Egoismen, zum Beispiel im Blick auf die zu erlangende Habilitation, den einzelnen Forscher manchmal überhaupt erst dazu bringen, dies oder jenes zu tun. Wenn wir also davon ausgehen, daß es keine übergeordnete Planung geben sollte in einer freien Forschung, so sollten wir uns dennoch die Frage stellen, ob der Klinikchef oder überhaupt die Klinik sich nicht einmal ernsthaft damit beschäftigen muß, warum der einzelne zu der und der Zielsetzung kommt. Ich kenne ganz gravierende Beispiele dafür, daß ein junger Forscher in der Klinik nicht getrieben wird von einem Ziel, das er sich setzt oder das er sieht im Zusammenhang der Klinik, sondern daß er sagt: Wo kann ich irgend etwas machen, damit ich möglichst rasch habilitiert werde? Ich sage das jetzt ganz bewußt etwas provokativ.

Und die zweite Frage: Wo sehen Sie die Unterschiede in der Motivation der Forschung bei uns in der Klinik und in der Industrie?

Gareis: Zu der ersten Frage: Das ist eigentlich das, was ich auch sagen wollte. Ich glaube, daß schon eine Selbstkontrolle existieren muß, daß es nicht einem reinen Ehrgeiz oder nicht nur einem Neugierdestreben überlassen werden darf, was eine Forschung tut.

Die zweite Frage: Industrie und Klinik, oder lassen Sie uns sagen, Universität und die Motivation. Ich glaube, daß die Motivation in beiden Fällen sehr ähnlich ist, denn es geht ja um die Motivation eines Individuums, eines Menschen. Und die eine Motivation ist natürlich die Befriedigung der Neugierde. Aber ich glaube, wir müssen schon sagen, der Ehrgeiz – ob nun an der Klinik oder in der Industrie oder an der Hochschule – ist immer eine Motivation für ein menschliches Individuum, ohne das wird es nicht gehen.

Bock: Ich glaube schon, daß dabei ein kleiner Unterschied besteht. Wichtig ist ganz sicher die Kontrollfunktion des Chefs, deswegen halte ich das ja für einen Wahnsinn, wenn man glaubt, es seien alles gleichberechtigte behandelnde Ärzte. Also, daß da eine Ordnung bestehen muß, ist klar. Ich möchte aber doch denken, daß ein gewisser Unterschied zwischen der Motivation in der Industrie und in der Klinik ist. Ich meine schon, die Industrie müsse sehr zielbewußt oder zweckbewußt auf ein Ziel hinarbeiten. In der Klinik ist, wenn Sie so wollen, dem Zufall sehr viel mehr überlassen, als in der Forschung in der Industrie, die auch eine Spielwiese braucht, aber doch im Ganzen von vornherein eine größere Zweckrichtung hat. Das Ziel Habilitation kann natürlich egoistisch ausgebeutet werden, aber man sieht ja am Temperament seiner Mitarbeiter sehr genau, wie sie sind, drosselt sie oder fördert sie oder schickt sie mal ein Jahr weg. Ich bejahe unbedingt die Funktion eines Chefs als Ordnungsfaktor, als ethischen Ordner der Ziele von Forschungen, aber die klinische Forschung lebt von dem exemplum naturae, das ihr begegnet, und ich würde sagen, da ist eine große Liberalität, und die soll man nicht sofort bündeln zum Ziel Habilitation.

Schölmerich: Es wird auch die Meinung vertreten, daß Grundlagenforschung und angewandte Forschung im Grunde nicht

190

trennbar seien. Ist das nicht eine Frage des Gesichtswinkels, der Perspektive? Von der Gesellschaft her gesehen ist das, was Sie sagen, sicher richtig, aber vom einzelnen Forscher aus gesehen, meine ich, ist es doch ein wenig anders. Es gibt ja sicher Forscher, die einfach nur im Grundlagenbereich forschen, ohne auch nur daran zu denken, was dabei herauskommt, und andere, die von vornherein zielgerichtet in bezug auf Anwendung tätig sind. Ist das nicht eine Frage der Perspektive?

Gareis: Perspektive und Definition, das ist eigentlich das, was ich sagen wollte. Der Grundlagenforscher, der so, wie Sie es definierten, vor sich hin forscht, bedarf der Selbstkontrolle. Er sollte schon bedenken, was aus dem, was er in der Grundlagenforschung betreibt, geschehen kann. Daß jemand anderes kommt und aus seinen Resultaten eine Anwendung macht, steht außer Frage. Ob ich dann den einen als angewandten und den anderen als Grundlagenforscher definiere, da sträubt sich mir immer so ein bißchen die Feder. Die Forschung insgesamt muß wissen, daß heute mit den Resultaten Dinge geschehen könnten, die in der Vergangenheit nie geschehen konnten.

Kleinsorge: Herr Gareis, sollten wir nicht zum Verständnis der besonderen Situation der Verantwortung des Forschers immer im Plural sprechen von „den Forschern"? Denn wir wissen ja um die Unzulänglichkeit der menschlichen Natur. Sie sprechen von der Selbstkontrolle, von der Verantwortung des Forschers. Es ist nach meiner Meinung in einem solchen Geschehen, in dem wir stehen, fast kaum noch anzunehmen, daß ein einzelner für ein wesentliches Gebiet eine volle Verantwortung tragen kann; er muß doch sicher in irgendeiner Weise immer eingebettet sein in ein hierarchisches oder ein arbeitsmäßiges Team, das dafür sorgt, daß nicht eine nun mal aus den Unzulänglichkeiten der menschlichen Natur entsprechende Fehlentscheidung mit entsprechenden Ausmaßen geschieht.

Gareis: Selbstverständlich ist heute ein einzelner Forscher nicht mehr in der Lage, die großen Ergebnisse zu erreichen, da er abhängig ist von dem, was in seinem Umfeld passiert. Mir

191

ging es im wesentlichen darum, einmal darüber nachzudenken, welche Verantwortung das Individuum als Teil eines Gesamtprojekts hat.

Kanzow: Ich möchte die Bemerkung von Herrn Zöckler aufgreifen. Daß Ehrgeiz in jeder Art von menschlichem Fortschritt steckt, darüber müßten wir uns klar sein. Ohne Ehrgeiz gäbe es überhaupt gar keinen Fortschritt. Insofern ist das noch nichts Schlechtes, es ist ein notwendiger Motor. Die klinische Medizin hat, wie Sie alle wissen, durch die Einrichtung von Ethikkommissionen eine Sicherung geschaffen, weil es wohl hier und da trotz Klinikleiter und Klinikchef Auswüchse gegeben hat, die nicht gutgeheißen werden können, und ich glaube, daß man da, soweit überhaupt Prognosen in der Forschung gemacht werden können, schon eine Sicherung hat, die hinreichend ist. Und die Industrie wird wahrscheinlich etwas ähnliches tun. Mir erscheint es nur als problematisch, wenn man davon ausgeht, daß der Forscher das Ende seiner Forschung schon erkennen könnte. Da müßte er hellseherische Funktionen haben. Wenn er das Ende schon wüßte, dann bräuchte er gar keine Forschung mehr zu betreiben. Es ist also außerordentlich problematisch, a priori Ziele oder gesetzliche Eingrenzungen zu formulieren in der Hoffnung, daß dann alles anders wird.

Rössler: Für jemanden, der einer Ethikkommission angehört, hat es etwas Deprimierendes, die Vorurteile in einem solchen Kreis ausgesprochen zu hören, mit denen man sonst pausenlos zu tun hat. Was glauben Sie denn? Daß die Ethikkommission Literatur liest, nur um zu sagen, mach das mal nicht, das ist an Tieren schon gemacht worden? Die Ethikkommission prüft die ethischen und hoffentlich auch die rechtlichen Voraussetzungen.

Schadewaldt: Herr Rössler, ich bin in der Ethikkommission der Deutschen Forschungsgemeinschaft gewesen für manche Fälle. Und da war in der Tat die Voraussetzung die Kenntnis der Literatur. Das ist wahrscheinlich bei Ihrer Kommission a priori selbstverständlich.

192

Spinner: Herr Gareis, wenn ich Sie recht verstanden habe, sagten Sie in der Hauptthese, der Wissenschaftler hat heute eine große Macht und deswegen auch eine gesteigerte Verantwortung. Dazu habe ich zwei Fragen. Mir ist nicht ganz klar, worin diese Macht bestehen könnte. Nun ist die Situation aus der Perspektive des Wissenschaftlers so: Der Wissenschaftler braucht zu seiner Arbeit Betriebsmittel, und er ist nicht der Eigner der Betriebsmittel. Genau das macht ihn abhängig, wie übrigens jeden unselbständig Tätigen. Dazu kommen noch andere Faktoren, wie etwa die jetzt erwähnte Hierarchie und dergleichen. Worin bitte kann die Macht eines Menschen bestehen, ganz allgemein gesprochen, der in der Situation ist, für seine Arbeit heute ein großes Ausmaß von Betriebsmitteln zu gebrauchen, die er selber nicht in der Hand hat, die in der Hand eines anderen sind und die er nur bekommt zu den Bedingungen, die ihm dieser andere diktiert? Das ist die Situation des Wissenschaftlers.

Zweitens, zur Frage der Verantwortung und zur Frage der Möglichkeit einer Selbstkontrolle: Die moderne Gesellschaft ist zumindest durch eine bislang nicht gekannte Komplexität der Zusammenhänge gekennzeichnet, die nicht mehr für den einzelnen überschaubar sind. Die Verantwortung des einzelnen endet aber meines Erachtens dort, wo er sein initiatives Tun mit den Handlungsfolgen, wenn es mal um drei, vier Ecken gegangen ist, nicht mehr in eine sinnvolle Beziehung bringen kann. Wenn ich mich auf der Straße fehlverhalte und andere zum Tode bringe, dann kann ich mir die Folge unmittelbar zuschreiben. Wenn ich aber Atomphysiker bin und eine neue Art von Bombe erfinde, dann bin ich heute, selbst bei schärfster Gewissensprüfung unsicher, ob ich damit dem Frieden oder dem Gegenteil des Friedens gedient habe, weil soviel Glieder zwischen der initiativen Handlung, der Innovation und dem Endergebnis, das ja noch gar nicht empirisch eingetreten ist, liegen.

Selbstkontrolle funktioniert erfahrungsgemäß nur in kleinen, überschaubaren Gruppen, zum Beispiel in der Kliniksituation, die Herr Bock erwähnt hat. Die Wissenschaft als ganzes ist natürlich ein Riesenladen geworden, völlig unüberschaubar für den einzelnen, und in solchen Großgebilden funktioniert erfahrungsgemäß Selbstkontrolle nicht mehr. Das gilt für das Militär, das gilt für die Bürokratie, und das gilt meines Erachtens auch für die Wissenschaft. Ich würde die Situation so beschreiben: Wenn der Wissenschaftler eine Entdeckung gemacht hat, und das ist ja sein Hauptjob, dann ist das vergleichbar mit der Kugel, die aus dem Lauf gefeuert worden ist. Er hat abgedrückt, die Kugel ist aus dem Lauf und kein Teufel holt sie mehr zurück. Und da endet dann zwangsläufig die Verantwortung, selbst wenn er sie tragen will. Von der normativen Situation her würde ich sagen, Wissenschaft ist eine besondere Art von Tätigkeit, bei der die Priorität völlig auf dem Innovativen liegt, auf dem Entdecken, auf dem Erfinden. Darauf bezieht sich die Kompetenz des Wissenschaftlers. In bezug auf die Handlungsfolgen hat er keine Kompetenz, keine Macht, keinen Einfluß. Und da kann man ihm eigentlich nach unseren heutigen Vorstellungen keine Verantwortung aufladen, denn so etwas wie reine Erfolgshaftung ohne die Idee des Mitverschuldens, die kennen wir, soviel ich weiß im Rechtsbereich nur noch in ganz, ganz seltenen Ausnahmefällen.

Gareis: Ich glaube, Sie haben recht mit der Kugel, die aus dem Lauf ist. Aber die Kugel, die aus dem Lauf ist, bekommt erst dann Leben, wenn ein ahderes Individuum sich wiederum mit ihr beschäftigt. Und damit hat das andere, das nächste Individuum ja wieder Verantwortung.

Neuhaus: Meiner Meinung nach ist jede relevante Wissenschaft, besonders Grundlagenforschung, im Augenblick, in der Zeit, wo sie gemacht wird, in ihren Konsequenzen nicht zu überblicken. Und selbstverständlich hat jede relevante Forschung wie alles Menschliche die Möglichkeit, gut und schlecht benutzt zu werden. Wie wollen Sie denn jetzt mit der Gentechnologie verfahren? Wollen Sie jetzt jeden einzelnen Schritt in dieser Forschung und Entwicklung möglichst eng kontrollieren, damit die zweifellos vorhandenen Gefahren möglichst weitgehend ausgeschaltet werden, oder wollen Sie sagen, das ist alles Teufelszeug, weil wir absehen können, schon zum jetzigen Zeitpunkt, daß man es mißbrauchen kann, oder wollen Sie sagen, das ist eine große Möglichkeit, das wäre die optimistischere Einstellung und die soll man konsequent weiterverfolgen, und man soll dabei wissen, daß man es auch mißbrauchen kann?

Gareis: Ich bin einer der großen Optimisten in der Gentechnologie. Aber, noch einmal, wir müssen immer bedenken, was wir hier in der Hand haben und dürfen nicht damit umgehen, als sei es eben nur ein kleines Streichholz. Daß wir hier ungeheure Möglichkeiten haben, ist für mich gar kein Zweifel. Nur es muß so gemacht werden, daß man durch den einzelnen wiederum sieht: Wo sind die Grenzen, wo sind die Gefahren, was darf ich, was darf ich nicht? In die Keimbahn des Menschen eingreifen darf ich mit Sicherheit nicht.

RECHTLICHE UND ETHISCHE ASPEKTE DER FORSCHUNG

H.-L. Schreiber

Die drei Elemente, die in meinem Thema genannt werden, „Forschung", „Ethik" und „Recht", sind in ihrer Orientierungsfunktion zweifelhaft. Wir haben gestern gehört, daß die Forschung nicht mehr ein Wert in sich sei, ihren Sinn in sich trage wie in Zeiten des ungebrochenen Fortschrittsoptimismus. Es gilt dezidiert offenbar heute nicht mehr, was Werner von Siemens 1866 prophezeit hatte, die wissenschaftliche Forschung werde „…die Menschen moralischen und materiellen Zuständen zuführen, die besser sind als sie je waren, weil die Machtfülle der Wissenschaft die Menschheit auf eine höhere Stufe ihres Daseins erheben werde". Der Fortschritt der Forschung – ich glaube, darüber sind wir wohl einig –, hat nicht mehr die Gewähr der Richtigkeit und seines Maßes in sich trotz allem, was Forschung leistet und was gar nicht herabgesetzt werden soll. Fortschritt ist aber begründungsbedürftig geworden, wie Rohrmoser im einzelnen ausgeführt hat; er trägt nicht mehr schon als Forschung seine innere Legitimation in sich. Die Forschung kann Irrwege gehen, sie kann Falsches tun, sie kann Rechte anderer verletzen.

„Ethik" und „Recht" als die beiden anderen Elemente, die in meinem Thema genannt werden, sind ebenfalls nicht von selbst sicher in sich richtig und bilden keinen Hort der Gewißheit: Die Zeit der geschlossenen ethischen Systeme ist vorbei; rivalisierende Anschauungen stehen sich gegenüber; mühsam werden Konsense und wenigstens relativ gemeinsame ethische Bewertungsgrundlagen gesucht. Wir leben im Zeitalter der Metaethik. Weischedel hat vor einigen Jahren in seinem Vortrag über das Verhältnis von Recht und Sittlichkeit von der heute allein übrigbleibenden „ungewissen Gewißheit des Gewissens" gesprochen, die zur Orientierung dienen müsse. Das Recht kann eine darüber hinausgehende sichere Gewißheit ebenfalls nicht geben. Freilich ist Charakteristikum des Rechts, daß es anders als etwa der ethische Entwurf und die ethische Entscheidung immer wirklichkeitsgestaltende Kraft haben muß, Regelungen bringen und Fragen mit Anspruch auf Verbindlichkeit entscheiden muß. Es ist, wie Ryffel gesagt hat, „wirklich maßgeblich Richtiges". Ob es aber, wenn es wirklich maßgeblich ist, dann auch richtig ist, das ist zweifelhaft. Recht kann nach ganz einhelliger Meinung der neueren Methodenlehre kein sicheres geschlossenes Gebilde darstellen, das Antworten auf alle oder etwa nur die wichtigsten Fragen bereithält. Recht ist vielmehr ein offenes System, aus dem nicht mit einfacher Subsumtion Lösungen herausgefiltert werden können. Vielmehr enthält das Recht überwiegend nur allgemeine Prinzipien, klärungs- und präzisierungsbedürftige Regeln, die erst in der Anwendung konkret werden und sich dabei zugleich verändern. Das ist in der Diskussion mit Medizinern häufig schwierig deutlich zu machen, denn Mediziner erwarten vom Recht oft zu viel an Eindeutigkeit und meinen, daß das Recht auf jede Frage eine bestimmte Antwort bereithalten müsse. Sie überschätzen offenbar angesichts der Vieldeutigkeit der Antworten in ihrem eigenen Fachgebiet die Eindeutigkeit des Rechts.

Forschung, die ihren Sinn und ihr Maß nicht in sich trägt, soll in Recht und Ethik dieses Maß und ihre Grenzen finden. Die Forschung ist frei, sagt Artikel 5 des Grundgesetzes. Forschung kann aber nicht frei sein in dem Sinne, daß sie von aller Rücksicht auf Recht und Ethik frei wäre, als lebe sie in einem außergesellschaftlichen Raum. Sie muß die Grundrechte der Menschen auf Leben, körperliche Integrität, Freiheit und Selbstbestimmung wahren; ihnen gegenüber ist sie gerade nicht frei. Die medizinische Forschung ist also auch eine Sache von Recht und Ethik. Freilich gibt es keine einfach anwendbaren und umfassenden Rechtsregeln für sie. Es ist hier so wie im Medizinrecht überhaupt: Die Regelungsdichte ist gering, meist ist ein Rückgriff auf allgemeine, insbesondere auch auf ethische Prinzipien notwendig.

Wie verhalten sich nun Recht und Ethik, die Elemente meines Themas, zueinander? Sie können, ohne daß ich darauf näher jetzt eingehen kann, gerade auf medizinischem Gebiet nicht streng voneinander getrennt werden. Historisch haben sie lange Zeit als weitgehend deckungsgleiche Teile einer einheitlichen Sollensordung gegolten. Im Zeitalter der Religionskriege und der Aufklärung zerbrach diese Einheit. Angesichts der bis heute andauernden Uneinigkeit, des viel zitierten Pluralismus der Moralen, kam dem Recht als der Basis für das Zusammenleben verschiedener Gruppen mit unterschiedlichen Anschauungen wachsende eigenständige Bedeutung zu. Ethik und Recht decken sich allerdings nicht. Sie sind in mancher Hinsicht, nicht nur auf der subjektiven Seite, auch inhaltlich zu unterscheiden. Zutreffend hat man gesagt, daß sie nicht konzentrische, sondern sich schneidende Kreise darstellen. Ihre Regelungsgehalte überschneiden sich nur teilweise, sie sind teilweise voneinander getrennt. Allerdings können sie nicht voneinander gelöst werden, es kann kein beziehungsloses Nebeneinander, keine inhaltliche Isolierung von Recht und Moral geben, wie es eine modische Anschauung in den letzten beiden Jahrzehnten postuliert hatte, die dabei aber im Grunde, etwa im Postulat der Trennung von Recht und Sittlichkeit, z. B. auf dem Gebiet des sogenannten Sittlichkeitsstrafrechts, eigentlich nur ein Vehikel einer anderen für richtiger gehaltenen Moral darstellte.

Das Recht nimmt weitgehend ethische Sachgehalte auf – wie Leben, Freiheit, Mitmenschlichkeit, Vertrauen –. Es bindet sich damit elementar an diese ethischen Sachgehalte. Sie bestimmen dann auch weitgehend die Auslegung und Anwendung des Rechts. Was aber sind, so werden Sie fragen, diese ethischen Sachgehalte denn angesichts des zitierten ethischen Pluralismus? Ein Verweis auf die Grundsätze ärztlicher Standesethik als Regulativ für die Forschung hilft hier meiner Ansicht nach nicht weiter. Einmal besteht auch über ihren Inhalt keine Einigkeit, wie Laufs zutreffend festgestellt hat. Zum anderen gibt es, wie Wachsmuth immer wieder hervorgehoben hat, weder ein spezifisch ärztliches Gewissen, noch als eine Art Reservat eine eigene ärztliche Ethik, sondern nur Gewissensfragen und Gewissenskonflikte des Arztes bzw. des ärztlichen Berufes. Für sie

198

gilt kein besonderer Maßstab, sie nehmen an der allgemeinen ethischen Problematik teil.

Inhalte ethisch rechtlicher Regelungen, die für die Forschung maßgeblich sind, können heute wohl nur Grundsätze der sogenannten Sozialmoral sein, d. h. ein Kernbestand allgemein bzw. überwiegend anerkannter Anschauungen über das, was richtig ist und gerecht. Insoweit gibt es trotz des Pluralismus doch einen gewissen Kernbestand an Überzeugungen, von denen man ausgehen kann, die ihrerseits im Recht positiviert sind und von dort aus dann wieder auf die ethischen Anschauungen zurückwirken.

Das ist eine komplizierte Wechselwirkung zwischen Recht und Moral. Die genannten Grundsätze der Sozialmoral schlagen sich nieder im Recht bzw. seiner Auslegung. Sie sind die Parameter für rechtliche und ethische Grenzen der Forschung. Sie gelten für die angewandte Forschung ebenso wie für die Grundlagenforschung. Auch diese ist nicht wertneutral, sie wird nicht etwa erst ethisch relevant, wenn sie in die Praxis umgesetzt wird, so schwierig es freilich ist, Verantwortung für fernliegende Folgen zu übernehmen. Wie alle Wissenschaft verlangt Forschung ständig Entscheidungen, die auch Sinn- und Wertfragen in sich schließen, die zu Verpflichtung und Verantwortung führen. Verfehlt erscheint mir, wenn nach einem Bericht aus der FAZ vom 2.2.1984 Odo Marquardt bei einem Symposion der Reimers-Stiftung in Homburg sich gegen die sogenannte „Finalisierung" der Wissenschaft gewandt hat und von einer wachsenden Jammerrate, bei doch offensichtlicher Erfolgsbilanz der Wissenschaft, gesprochen hat, von einem Gesetz der Erhaltung des Panikbedarfs in der Wissenschaft und einer öffentlichen Fixierung auf die verdorbenen Früchte des Fortschritts. Daran ist sicher etwas Richtiges, wenn die totale gesellschaftliche Anbindung, die völlige Auslieferung von Wissenschaft an gesellschaftliche Kontrolle kritisiert wird. Orientierungsdaten für die Wissenschaft müssen aber über die eigenen methodischen Prinzipien hinaus die Vernunft und der vernünftige Konsens sein, so weit und so unpräzise diese Kriterien auch sind. Im Referat von Hermann Krings beim Homburger Symposion ist offenbar auch diese innere Richtigkeitskontrolle der Wissenschaft durch die ihr zugleich immanenten Prinzipien der praktischen Vernunft betont worden. Zu den insoweit allgemein anerkannten Grundsätzen gehört, wenn man etwas Konkreteres sagen will, sicher die Respektierung jedes einzelnen als Person, als gleichen Träger der Menschenwürde sowie die Anerkennung des Rechts auf Leben und körperliche Unversehrtheit und des Anspruchs, nicht bloß zum Mittel für Zwecke anderer gemacht zu werden, um nur einige elementare Rechtsgrundsätze zu nennen, die die Forschung bestimmen müssen. Das alles kehrt auch im Verfassungsrecht wieder.

Nicht einfach ist freilich die Konkretisierung dieser Sätze für die medizinische Forschung. Man kann wohl das ethisch-rechtliche Grundproblem dieser Forschung verkürzt und verdeutlichend wie folgt zusammenfassen: Auf der einen Seite steht das Interesse an der Erweiterung unseres Wissens, an der Entwicklung neuer Methoden. Neue Methoden dienen dem künftig besseren Schutz von Leben und Gesundheit vieler. Daß dabei auch Ehrgeiz und Karriereinteressen sich einmischen und daß diese Forschungsintention keine reine ist, das sollte man offen zugeben. Gerade erst, wenn man das eingesteht, kann man es auch der kritischen Überprüfung und Selbstkontrolle zugänglich machen. Auf der anderen Seite sind es die Belange der einzelnen, bei denen Forschung zum Beispiel mit noch nicht gesicherten Behandlungsmethoden und mit unerprobten Arzneimitteln durchgeführt wird. Die Forschung sucht allgemeingültige Aussagen über künftig bessere Therapien. Dafür kann es nicht nur hinnehmbar, sondern sogar wichtig und förderlich sein, an Einzelfällen die Ungeeignetheit einer Methode bzw. die in ihr noch liegenden Fehlerquellen zu demonstrieren, etwa die Mangelhaftigkeit bestimmter Verfahren bei der Transplantation und die Nebenwirkungen von Arzneimitteln, die es noch zu korrigieren gilt. Für den einzelnen kann diese Erprobung den Verlust von Leben und Gesundheit bedeuten. Das ist der Grundkonflikt. Man sollte hier auf allzu glatte und voreilige Harmonisierungen verzichten, wie sie teilweise unter allzu direkter, teilweise formelhafter Bemühungen des ärztlichen Gewissens mit Formeln wie „ärztlich" – „unärztlich", „ethisch" – „unethisch" versucht werden, Formeln, die sicher ihre intuitive Bedeutung haben, aber häufig doch einfach das Problem zudecken. Es kann nur darum gehen, beiden Gesichtspunkten in einem Kompromiß gerecht zu werden. Grundsätzlich darf sich das Recht der Notwendigkeit biomedizinischer Forschung nicht verschließen, will der Staat seiner Verantwortung für Gesundheit und Leben seiner Bürger gerecht werden. Eindeutig haben aber bei der danach gebotenen Abwägung die Individualinteressen den Vorrang. Die Belange der Forschung haben zurückzutreten, wenn sie nur auf Kosten von Leben und Gesundheit einzelner befriedigt werden können. Die Rechte der einzelnen unterliegen insoweit keinem Gemeinwohlvorbehalt, wir haben gestern unter dem Stichwort „Generationenvertrag" schon darüber diskutiert. Das folgt aus Artikel 2 des Grundgesetzes, der Leben und körperliche Unversehrtheit garantiert. Die Deklaration von Helsinki/Tokio stimmt mit dieser im Grunde individualistischen Ausrichtung überein, wenn sie fordert, daß die Sorge um die Belange der Versuchspersonen stets ausschlaggebend sein müsse im Vergleich zu den Interessen der Wissenschaft und der Gesellschaft.

Die entscheidende Frage geht nun dahin, was dem einzelnen an Einbußen seiner Interessen und an Gefährdung zugemutet werden darf. Die Deklaration von Helsinki/Tokio und auch das Arzneimittelgesetz verwenden hier Formeln, die das Risiko für die Versuchsperson und die Bedeutung des Forschungsvorhabens in ein Verhältnis setzen. Das Arzneimittelgesetz spricht von der ärztlichen Vertretbarkeit einer Forschung im Hinblick auf die voraussichtliche Bedeutung des Arzneimittels für die Heilkunde. Unsere Rechtsordnung verbietet ja keineswegs jedes Verhalten, das Gefahren für Leben und Gesundheit anderer mit sich bringt. Das zeigt z. B. die Zulassung des Straßenverkehrs im gegenwärtigen Umfang mit der großen Rate an Toten und Schwerverletzten, die um der flüssigen Bewegung willen heute hingenommen werden, ferner die Zulassung gewisser Sportarten und die Verwendung von Atomenergie. Erlaubt ist entsprechend im Bereich der medizinischen Forschung eine gewisse Gefährdung. Ein Verhalten wird gestattet, das möglicherweise zu Einbußen führen kann, es darf ein gewisses Risiko eingegangen werden. Die Ungewißheit einer möglichen Gefahr wird dem Beteiligten zugemutet. Die unmittelbare Verletzung des Lebens oder wesentlicher Körperfunktionen ist prinzipiell rechtlich nicht zulässig, erlaubt ist aber eine gewisse Gefährdung. Die Kriterien für die Zulässigkeit dieses Risikos bei Forschung sind sehr schwer zu bestimmen. Sie liegen einmal in der Nähe der Gefahr, naheliegende unmittelbare Risiken sind nicht erlaubt, dagegen sind solche gestattet, die ferner liegen, die nur möglich sind. In negativer Fassung gibt das Prinzip der Nutzen-Risiko-Abwägung, das sicher nicht einem radikalen sozialen Utilitarismus das Wort redet, sondern eben an der Personenwürde, an der Personenqualität orientiert ist, durchaus etwas her. Wesentlich scheint mir, daß bei geringem zu erwartendem Ertrag kein hohes Risiko eingegangen werden darf. Je geringer der zu erwartende therapeutische Nutzen ist, desto weniger an Belastung und Risiko darf dafür aufgewandt werden. Als Konsequenz ist dann aber auch in wesentlichen Fragen der Forschung ein Risiko eher verantwortbar. Je höher ein Risiko wird, desto weniger darf es einem anderen zugemutet werden, desto höher steigen die Anforderungen an Freiwilligkeit und an den Umfang der gebotenen Aufklärung vor der Zustimmung zur Mitwirkung beim Versuch.

Das alles sind wenig präzise und nicht einfach handhabbare Kriterien. Es gibt aber jedenfalls zur Zeit nichts Genaueres. Zutreffend hat Jonas darauf hingewiesen, daß das Ausmaß dessen, was mit der Überwindung statischer naturwüchsiger Verhältnisse ohne für alle Situationen glatt anwendbare Regeln dem Menschen an Verantwortung zugemutet werde, außerordentlich wachse.

Für die über den einzelnen Betroffenen hinausgehenden allgemeinen Auswirkungen der Forschung, die allgemeinen Nachteile, gilt im Prinzip das gleiche. Zwar können Folgen von Forschung nie vollständig und abschließend überschaut werden, die ethische Verantwortung des Forschers erstreckt sich aber neben der angewendeten Methode auch auf die überschaubaren und erkennbaren Folgen. Fraglich ist das hinsichtlich der längerfristigen Folgen. Aber auch hier gilt, daß die Gefahren, die eingegangen werden, verantwortbar sein müssen, also kalkulierbar und überschaubar sind und ein gewisses Maß nicht übersteigen dürfen.

Der Weg zu konkreten Sachentscheidungen auf diesem Gebiet geht über den heute viel zitierten Dialog bzw. Diskurs, angesichts gerade der Unsicherheit, der Weite und Offenheit der ethischen und rechtlichen Kriterien. Nicht als ob im Diskurs nun ein sicherer Weg zum Richtigen gegeben sei. Ich halte die ideale Sprechgemeinschaft im Sinne von Habermas, die in beständiger Diskussion das Richtige schon aus sich heraus produziert, für eine hoffnungslose, verwegene Utopie. Man hat nicht zu Unrecht von dieser idealen Sprechgemeinschaft und dem ständigen Dialog, der die Wahrheit schon aus sich heraus bringen werde, als dem institutionalisierten Dauergeschwätz gesprochen. Für sie gilt sicher auch das Wort von Karl Kraus, daß die Menschheit tage und tage und es doch ihr nie zu dämmern beginne. Richtig ist aber, daß für eine nicht einfache Entscheidung, und hier handelt es sich durchweg um komplexe Entscheidungen, Gründe und Gegengründe offen in gemeinsamer Reflexion geprüft werden sollen, damit ein Konsens auf der Basis überzeugender Argumente gefunden wird. Auf diesem dialogischen Prinzip bauen die sich überall entwickelnden Ethikkommissionen auf. Ihre Struktur ist verschieden, die mit ihnen verbundenen Gefahren und Risiken sind nicht von der Hand zu weisen. Es besteht die Gefahr, daß eine Applanation, ein Lähmen von Initiativen einzelner erfolgt. Hinzu kommt, daß sie als Mittel der Forschungsspionage gebraucht werden können. Sie können sicher keine Garantie bieten, daß angesichts der ethischen Uneinigkeit und der Zweifel auf diesem Felde das Richtige im Gespräch der Fachleute schon zustande komme.

Das gilt vor allem dann, wenn sie etwa allein von den jeweils leitenden Personen besetzt werden, wenn z. B. die Klinikdirektoren diese Ethikkommissionen monopolisieren. Es gilt auch, wenn der Jurist, der seine Bedenken anmeldet, deswegen in einer Umgründung der Ethikkommission aus ihr herausgesetzt wird. Böckle hat in seiner Rektoratsrede vom Oktober vorigen Jahres über das Thema „Verantwortung der Wissenschaft" zutreffend ausgeführt, daß diese Ethikkommissionen keine juristische Schiedsstelle sein können, die absolute Klarheit schaffen soll, sondern eher eine Problematisierungsinstanz, die von einseitiger Zweckrationalität wegführen und dazu anregen könne, über die

Richtigkeit der Ziele, die die Forschung sich vornehme, nachzudenken. Die von juristischer Seite, insbesondere von Samson gegen die Einrichtung der Ethikkommissionen gerichteten Angriffe halte ich für unbegründet. Samson hat gemeint, wenn Ethikkommissionen lediglich Grundsätze ärztlicher Ethik reproduzieren sollten, so sei ihr Nutzen nur niedrig zu veranschlagen. Denn die bloße Anwendung ärztlicher Ethik helfe weder dem Patienten noch dem Forscher, wenn die ärztliche Ethik eben nicht mit dem geltenden Recht identisch sei, und es gehe eben um Übereinstimmung mit dem geltenden Recht. In der gegenwärtigen Situation der Unsicherheit hinsichtlich der zentralen Fragen der klinischen Versuche am Menschen, in der es an einem Konsens schon unter den Juristen fehle, so Samson, sei der Mediziner für die rechtliche Beurteilung geplanter Studien absolut inkompetent. Wer eine vollständige rechtliche Absicherung wolle, der müsse sich einen Sachverständigen und unabhängigen Rechtsrat einholen. Der Bedarf an juristischer Beratung sei viel höher als der an ethischem Palaver. Nun ist sicher richtig, daß Ethikkommissionen keine vollständige rechtliche Absicherung bringen können. Ich meine aber, daß Samson seinerseits zu sehr auf den Rechtsrat der angeblich kompetenten Juristen vertraut, die nur einige Formeln an der Hand haben und die Wirklichkeit klinischer Forschung ebensowenig wie die komplexen Fragen ärztlicher Ethik kennen. Ich meine daher, daß solche unabhängigen Kommissionen von Fachleuten sicher der bessere Weg sind als eine Konsiliarpraxis von noch so in die Problematik eingearbeiteten Juristen, die höchstens ihren zusätzlichen Rat über die rechtlichen Grenzen, die doch recht weit und unpräzise sind, geben können. Es ist sicher für die ethische und rechtliche Situation der Gegenwart nicht untypisch, daß man auf Kommissionen und auf Verfahren setzt, daß man sein Heil in solchen Prozeduren sucht, die den fehlenden allgemeinen Konsens über ethische und rechtliche Grundfragen ersetzen sollen. Gerade bei der Vielfalt und Differenziertheit der Probleme in den einzelnen Forschungsprojekten dürften aber solche beratenden Kommissionen eine hilfreiche Funktion ausüben. Sie können helfen, die sehr allgemeinen und weitgehend abstrakten rechtlichen und ethischen Prinzipien zu konkretisieren.

Literatur

1. *Böckle, F.:* Verantwortung der Wissenschaft 1983.
2. *Deutsch:* Das Recht der klinischen Forschung am Menschen 1979.
3. *Eser:* Heilversuch und Humanexperiment, Chirurg 50 1979, S. 215ff.
4. *Samson:* Über Sinn und Unsinn von Ethikkommissionen DMW 1981, S. 667ff.
5. *Schewe:* Sind kontrollierte Therapiestudien aus Rechtsgründen undurchführbar?, in: Medizinische Information und Statistik, hersgg. v. Keller u. a., Therapiestudien Bd. 33 1981.
6. *Schreiber, H.-L.:* Juristische Aspekte des therapeutischen Versuchs am Menschen, in: Medizin und Gesellschaft (Marburg 1982) S. 181ff.
7. *Schreiber, H.-L:* Rechtsprobleme bei Therapiestudien, Verhandlungen der Dtsch. Krebsgesellschaft Bd. 4, 1983, S. 13ff.

FORSCHUNG
UND
HUMANITÄT

D. Rössler

Die Frage, ob der Fortschritt in der Medizin eine Herausforderung ist, der unsere besten Kräfte gelten müssen, oder aber eine Versuchung, durch die wir in die Irre geführt werden, wenn wir ihr erliegen, gehört zu den grundlegenden Kulturfragen unserer Zeit. Damit ist nicht nur das Gewicht der Frage bezeichnet und ihre Bedeutung für die Allgemeinheit, weit über den Kreis derer hinaus, die Träger dieses Fortschritts sein müßten und die unmittelbar, so oder so, für ihn verantwortlich wären. Der Rang und die Bedeutung dieser Frage zeigen sich vor allem darin, daß ihr durch keine Antwort vollständig zu genügen ist. Sie bewegt unsere Zeit vor allem deshalb, weil bis heute keine Antwort verfügbar scheint, die so allgemeingültig und so generell überzeugend wäre, daß damit die Frage als gelöst angesehen werden dürfte.

Das eigentliche Problem aber besteht darin, daß wir gleichwohl mit Lösungen arbeiten und in dieser Frage Antworten voraussetzen müssen. Nicht nur für große kultur- und wissenschaftspolitische Entscheidungen, für die Forschung selbst, für das einzelne Projekt, für die Praxis des wissenschaftlichen Alltags ist jeder, der daran arbeitet, darauf angewiesen, zu wissen, woran er ist, und zumindest dessen gewiß sein zu können, daß er nicht der blanken Inhumanität verdächtigt und beschuldigt werden wird. Zur Begründung von Legitimationen, die das leisten könnten, reichen deshalb private Überzeugungen nicht mehr aus. Es genügt nicht, allein und persönlich seiner Sache gewiß zu sein. Die Legitimation braucht einen öffentlichen Rückhalt.

Ich möchte deshalb für die Institutionalisierung eines ethischen Diskurses innerhalb von Wissenschaft und Forschung plädieren. Legitimation kann nur dann gewonnen werden, wenn man sich für jeden einzelnen Fall auf einen begründeten Konsens berufen kann. Das muß nicht der tatsächliche Konsens der Allgemeinheit sein. Es genügt der Konsens, der durch den Diskurs in Wissenschaft und Forschung begründet wird, weil sich in derartigen Diskursen die Allgemeinheit hinreichend repräsentiert finden wird. Aufgabe und Absicht dieser diskursiven ethischen Reflexion muß es sein, den humanen Sinn von Forschungszielen und die ethische Legitimität ihres Vorgehens mit Gründen zu deklarieren. Ein derartiges Verfahren würde den einzelnen davon entlasten, die Frage nach der Humanität der Forschung, durch die er persönlich am Fortschritt der Medizin beteiligt ist, isoliert und nach zufälligem individuellen Vermögen öffentlich verantworten zu müssen. Denn die Probleme, die unter dem Thema „Fortschritt und Humanität" heute zu verhandeln sind, sind nicht von der Art, daß zufällige individuelle Antworten ihnen genügen könnten. Sie fordern vielmehr ein Verfahren, das die Grundfrage im permanenten Diskurs erhält und fällige Einzelprobleme Schritt für Schritt zu lösen vermag. Die Fragen, deren Thema als „Fortschritt und Humanität" zusammengefaßt werden kann, lassen sich in den folgenden Perspektiven näher skizzieren.

I. Aus der amerikanischen Literatur stammt der folgende Fall, der konstruiert wurde, um die ethischen und humanitären Probleme deutlich hervortreten zu lassen, die sich mit der Forschung am Menschen verbinden, und zwar am Beispiel der Erprobung eines bislang unbekannten Arzneimittels.
Man stelle sich vor, daß eine kleine Provinzstadt von etwa 10 000 Einwohnern von einer neuartigen Epidemie bedroht wird, gegen deren Erreger noch kein Mittel bekannt ist. Ein Arzt in der Stadt aber verfügt über ein Medikament, das zwar diese Wirkung erwarten läßt, das jedoch noch nicht an Menschen erprobt wurde. Der Bürgermeister will, da es Freiwillige nicht gibt, das Mittel an zwei Probanden erproben lassen: an einem tödlich kranken Patienten und an einem zum Tode verurteilten Verbre-

cher. Sollte und dürfte der Arzt das Medikament in diesem Fall an den beiden Personen ohne deren Zustimmung erproben? Die Verantwortung oder Mitverantwortung für die Gesundheit einer ganzen Stadt ließe ihm eigentlich keine andere Wahl. Erscheint nicht angesichts dessen, was hier auf dem Spiel steht, angesichts also der Frage nach Leben oder Tod von unzähligen Kindern, Müttern und Vätern, jede Rücksicht auf die persönlichen Wünsche gerade dieser zwei Probanden als bloße Sentimentalität? Könnte der Arzt sich nicht darauf berufen, daß er nur dem Votum von Bürgermeister und Stadtrat folgte und daß zudem der gesunde Menschenverstand aller Bürger auf seiner Seite wäre? Möglicherweise könnte er in einem ersten Schritt sogar versuchen, die Probanden noch zur Zustimmung zu überreden, und zwar mit Versprechungen, für die er den Stadtrat sicher leicht gewinnen würde.

Allen diesen Erwägungen steht nun aber mit aller Entschiedenheit der Grundsatz gegenüber, daß die Selbstbestimmung des Patienten uneingeschränkt zu respektieren sei. Das ist die Auffassung, die in allen großen Deklarationen zur Ethik in der biomedizinischen Forschung ausgesprochen und mit uneingeschränkter Geltung versehen wurde: ,,Die freiwillige Zustimmung des Menschen ist absolut wesentlich. Dies beinhaltet, daß die betreffende Person rechtlich die Möglichkeit haben sollte, ihre Zustimmung zu geben; sie sollte ferner so gestellt sein, daß sie in freier Wahl entscheiden kann, ohne Einwirkung irgendeiner Spur von Gewalt, Betrug, Täuschung, Zwang, Übervorteilung oder anderweitiger Form von Nötigung oder Willenseinschränkung." So wurde es bereits im Nürnberger Kodex formuliert. Die grundlegenden und allgemeinen Regeln der Deklarationen werden freilich noch einmal verschärft durch die besonderen Umstände in diesem Fall: Bei den Probanden handelt es sich einmal um einen Todkranken, um einen Patienten also, der in ganz besonderem Maß ein Recht darauf hat, in seinen Entscheidungen und Willenskundgebungen respektiert zu werden. Sodann handelt es sich um einen verurteilten Straftäter, der seine bürgerlichen Rechte selbst nicht voll wahrnehmen kann und der deshalb der besonderen Fürsorge der Gesellschaft und der staatlichen Verwaltung bedarf. In seinem Fall wäre die

Mißachtung seines Willens ein besonders massiver Verstoß gegen die ihm verbliebenen menschlichen Grundrechte.

Der ganze Fall ist nun offenbar so konstruiert, daß er die Logik der einen wie der anderen Interessenlage und ihrer ethischen Implikationen deutlich hervortreten läßt. Man kann absehen, daß hier ein Kompromiß kaum denkbar sein wird. Es handelt sich um einen Konflikt von Prinzipien, die nicht in allen Situationen einem Ausgleich zugeführt werden können. Allerdings müssen die Überlegungen zunächst noch weiter ausgedehnt und fortgeführt werden.

Offensichtlich gibt es Grenzen für die Selbstbestimmung des Menschen auch in den ethischen Fragen, die im wissenschaftlichen oder im ärztlich-medizinischen Rahmen auftreten. Muß nicht auch hier mit einer Verpflichtung des einzelnen der Gesamtheit gegenüber gerechnet werden und wird nicht die Selbstbestimmung durch diese Verpflichtung begrenzt? Jeder einzelne profitiert auf fast allen Gebieten der Medizin von den Erprobungen diagnostischer und therapeutischer Verfahren, die andere vor ihm auf sich genommen haben. Folgt daraus nicht, daß zumindest grundsätzlich und gewiß unter Abwägung aller persönlichen Umstände doch auch für jeden Nutznießer eine entsprechende Pflicht anzunehmen ist? Müßte man eine derartige Verpflichtung nicht ähnlich durch die Ethik vorgegeben sehen, wie etwa Steuerpflicht oder Wehrpflicht durch Gesetze begründet sind? Ist also nicht die Frage nach dem Fortschritt in der Medizin eine gemeinsame Frage aller Menschen – der gesunden wie der kranken –, und wäre nicht die Verpflichtung zur Teilnahme an den Aufgaben dieses Fortschritts deshalb sachgemäßer Ausdruck solcher Gemeinschaft? Sollte aber nun ein derartiger Verpflichtungsgedanke nicht akzeptiert werden und dürfte also von einer berechtigten Erwartung der Gesellschaft an den einzelnen nicht gesprochen werden, dann blieben für die Motivation offenbar nur moralisch eher fragwürdige Einstellungen übrig: Wer sich für die wissenschaftliche Forschung und etwa für die Erprobung von Arzneimitteln zur Verfügung stellte, müßte danach wohl von Abenteuerlust oder von purem Gewinnstreben geleitet sein, – in jedem Fall wäre es seine Privatsache, das zu tun oder es zu lassen. Denn wenn die Verpflichtung der Gemeinschaft gegenüber nicht als allgemeiner und allgemeingültiger Grundsatz verstanden wird, dem jeder unterstellt sein müßte, dann würde auch dieses Motiv reine Privatsache und wäre von einer allenfalls moralisch etwas aufgebesserten Abenteuerlust nicht zu unterscheiden. Welche dieser Grundsätze aber würden der tatsächlichen und der unerwünschten ethischen Qualität des gesellschaftlichen Lebens besser entsprechen?

Besondere Aufmerksamkeit verdient auf der anderen Seite die Rolle des Arztes in unserem Fall, oder, allgemeiner betrachtet, die des Wissenschaftlers in der Gesellschaft. Unerläßliche Bedingung für die Handlungsfähigkeit des Arztes ist die Vertrauenswürdigkeit, die ihm in Person und mit ihm dem ganzen wissenschaftlichen System, das er vertritt, allgemein zugebilligt werden muß. Wie das ärztliche Handeln in jedem einzelnen Fall, so ist auch wissenschaftliche Forschung überhaupt nur praktikabel und akzeptabel auf dem Boden eines vorab konzedierten und gewährten öffentlichen Vertrauens. Würde aber nun der Arzt in unserem theoretischen Fall dieses Vertrauen erhalten können, wenn er das Selbstbestimmungsrecht der beiden Probanden mißachtete? Würde er sich nicht für jeden künftigen Fall um die Grundlage seiner ärztlichen Handlungsfähigkeit bringen? Dagegen freilich läßt sich geltend machen, daß der Arzt zwei andere Grundsätze zu beachten und zu vertreten hat, die durchaus geeignet sein können, das Selbstbestimmungsrecht des einzelnen Patienten einzuschränken. Das ist einmal die Rücksicht auf die öffentliche Gesundheit oder auf die Gesundheit anderer Menschen, etwa bei der Frage, ob ein Arzt das mögliche Opfer eines paranoiden Patienten warnen und über die Krankheit ins Bild setzen müßte, wenn dieser sonst völlig unauffällige Patient sich dem Arzt mit seinen krankhaften Ideen und Aggressionen anvertraut? Das ist sodann die Rücksicht auf das für den Patienten Zuträgliche und auf das für ihn Bessere, das gegen seine eigene Einsicht geltend gemacht und durchgesetzt werden müßte. In England ist gegen einen Arzt verhandelt worden, der sich auf diesen Grundsatz berufen hat. Ein 16jähriges Mädchen, das sich zum Gebrauch kontrazeptiver Medikamente entschieden hat, suchte dazu nach reiflicher Überlegung nicht den mit der Familie verbundenen Hausarzt, sondern eine Ambulanz auf, die alles Notwendige durchführte, zudem aber als Routinevorgang, den Hausarzt über die Verordnung informierte. Der Arzt seinerseits hielt es im wohlverstandenen Interesse der ganzen Familie für richtig, die Eltern über den Schritt der Tochter zu unterrichten. Welche Rolle darf dieses wohlverstandene Interesse eines Patienten, das dessen eigener Meinung entgegensteht, für das ärztliche Handeln spielen? In Deutschland ist diese Frage akut gewesen, als Häftlinge im Hungerstreik mit ärztlicher Hilfe zwangsweise ernährt wurden. Welche Grenzen darf der Arzt dem Selbstbestimmungsrecht des Patienten setzen? Läßt sich, genereller betrachtet, Fortschritt gegen den möglicherweise vorurteilsgeleiteten Widerstand sinnvoll durchsetzen? In der Medizin sind therapeutische Fragen und wissenschaftliche Fragen, die dem Fortschritt dienen, nicht reinlich auseinanderzuhalten. Bei allen diesen Beispielen für Fragestellungen und Probleme des ärztlichen und wissenschaftlichen Handelns ist es von geringer Bedeutung, welche Entscheidung in den einzelnen Fällen tatsächlich getroffen wurde. Wichtig ist vielmehr die Einsicht, daß immer auch andere Entscheidungen möglich gewesen wären und daß also die Frage, wie derartige Entscheidungen überhaupt getroffen werden sollen, damit sie tragfähig für alle Beteiligten bleiben, die eigentlich wesentliche Frage ist. Es ist die Frage nach dem Verfahren, das derartige Entscheidungen, wie immer sie ausfallen mögen, legitimieren könnte.

II. Fortschritt und wissenschaftliche Forschung gelten in der abendländischen Kultur als Grundlage und Voraussetzung aller Entwicklung von Humanität. Wissenschaftlicher Fortschritt und Fortschritt in der Humanisierung der Welt waren für eine große Epoche unserer Kulturgeschichte geradezu identisch. Vor allem das 19. Jahrhundert hat sichtbar gemacht, daß die Befreiung des Menschen von niederdrückender und entfremdeter Arbeit, die Erweiterung von persönlichem Lebensraum, die Vermehrung von Lebensqualität und von Partizipationsmöglichkeiten an den unterschiedlichsten Lebensformen erst denkbar geworden sind durch den Fortschritt in Wissenschaft und Technik. Am eindrücklichsten konnte dieser innere Zusammenhang von Fortschritt und Humanität durch die Medizin belegt werden: Im Laufe weniger Jahrzehnte wurde eine schier unglaubliche Verminderung von Leiden und eine Befreiung von Krankheitsübeln wirklich, durch die die gesamte Zivilisation verändert worden ist. Der innere Zusammenhang von Forschung und Humanität aber läßt sich auch als prinzipielles Motiv der Anthropologie ins Auge fassen. Der Mensch ist als das nicht festgestellte Tier, durch seine Exzentrizität oder durch seine Weltoffenheit prinzipiell gezwungen und darauf angewiesen, sein Leben und seine Welt selbst zu gestalten. Diese Gestaltungsaufgabe mag im einzelnen ganz verschieden verstanden werden können, sie ist jedoch von zwei strukturellen Faktoren bestimmt: Einmal läßt sich diese Aufgabe nicht als Ausgleich desjenigen Defektes (gegenüber dem Tier) verstehen, der sie hervorgebracht hat, so also, daß die von der Aufgabe provozierte Leistung die unterscheidende Differenz aufheben und der Mensch dann doch sein Leben ohne die Belastungen der Exzentrizität und Weltoffenheit gestalten könnte. Sodann erweist sich die dem Menschen aufgezwungene Art der Weltgestaltung als grundsätzlich durch das Experiment bestimmt. Der Mensch ist als weltoffenes ein experimentelles Wesen. Er ist für jeden Schritt seiner Weltgestaltung auf das Experiment als auf das elementare Instrument seiner Lebenspraxis verwiesen, und er hat deshalb mit Recht das wissenschaftliche Experiment als die dem Humanen gemäße Form der Weltbewältigung in die Grundlagen seiner Kultur aufgenommen.

Unter solchen Perspektiven konnte die Kulturgeschichte bisher verstanden und gedeutet werden. Es ist die Frage, ob sich die jüngste Entwicklung zur Zäsur demgegenüber und zur Epochenschwelle gewandelt hat. Leitend für diese Auffassung ist die Einsicht, daß die durch den Fortschritt hervorgebrachte wissenschaftliche und technische Macht des Menschen über seine Welt und über sich selbst den überlieferten Sinn dieser Verhältnisse zu sprengen begonnen hat. Nach diesem Urteil hat die Kumulation der Macht durch die Entfaltung der Wissenschaft eine neue Qualität dieser Macht und ihrer Ausrichtung hervorgebracht. Danach steht es nicht mehr fest, daß jede Neuerung in der Wissenschaft und jedes Projekt der Forschung selbstverständlich der Humanität und ihrem Fortschritt dienen. Es muß vielmehr damit gerechnet werden, daß einzelne Fortschritte der Forschung und der Wissenschaft sich gerade gegen den humanen Sinn der allgemeinen Entwicklung kehren oder doch kehren lassen. Es muß damit gerechnet werden, daß die Forschung Folgen produziert, die der eigentlichen Forschungsabsicht entgegentreten und sie zunichte machen.

Wie immer dieser Verlust von Selbstverständlichkeit beurteilt werden mag, er hat notwendig die Konsequenz, daß die Forschung in ihren einzelnen Projekten einer neuen und zusätzlichen Legitimation bedarf, wenn sie den Anspruch auf ihren humanen Sinn aufrechterhalten will. Für die Forschung müssen Entscheidungen getroffen werden, die nicht mehr allein aus dem Gegenstand der Forschung selbst abgeleitet werden können. Jedes Forschungsprojekt wird theoretisch mit der Prinzipienfrage konfrontiert, ob es sein soll oder nicht. Für die Entscheidung solcher Fragen kann es gelegentlich gute Gründe geben, und in anderen Fällen mag sich die Entscheidung einer gewissen Beliebigkeit oder doch Zufälligkeit verdanken. Von größerer Bedeutung aber wird auch hier die Frage nach dem Verfahren, das derartige Entscheidungen überhaupt möglich macht. Sie können nicht einfach vom einzelnen Beteiligten übernommen werden mit der Absicht, sie dann irgendwie verantworten zu wollen. Dafür reichen die Konsensmöglichkeiten in diesen Fragen nicht mehr aus.

Paradigmatisch für diese Problemlage sind die Affären, die in Amerika als Baby-Doe-Fälle in jüngster Zeit diskutiert worden sind. Es handelt sich um Neugeborene mit schwersten Anomalien, und die öffentliche Diskussion entstand dadurch, daß in der Frage therapeutischer Maßnahmen und operativer Eingriffe die widersprüchlichsten Positionen vertreten worden sind. Es liegt sicher an der Eigenart amerikanischer Verhältnisse, daß Gerichte, Obergerichte und Regierungsstellen sich dabei in die Diskussion eingeschaltet haben. Die Fragen selbst aber sind überall virulent, insofern der Fortschritt medizinisch-technische Maßnahmen möglich macht, deren Anwendung nicht selbstverständlich nur humane Folgen hat. Ist die Verlängerung von Leben auch dann human, wenn es wesentlich die Verlängerung von Leiden und von Defekten bedeutet? Die Anwendung des

Fortschritts, die ihre Selbstverständlichkeit verloren hat, bedarf der neuen und ausdrücklichen Wahrnehmung.

In denselben Zusammenhang müssen denn auch Probleme anderer Art aufgenommen werden, die auf ihre Weise die Frage nach einem angemessenen Verfahren zu ihrer Lösung stellen. Dazu gehört nicht zuletzt das ökonomische Problem: Die Forschung und der Fortschritt sind so teuer geworden, daß schon deshalb eine Auswahl unter den Projekten nötig wird, die überhaupt zur Beurteilung vorgeschlagen werden. Nach welchen Kriterien soll eine solche Auswahl erfolgen? Dürften derartige Entscheidungen dem bloßen Zufall überlassen bleiben? Müssen nicht gerade sie auf kompetente Weise wahrgenommen werden? Man kann sich hier auf die Dauer nicht mit der Vermutung begnügen, daß die vielen Zufälligkeiten sich im Durchschnitt des Ganzen schon neutralisieren werden. Gerade die langfristigen Folgen solcher forschungspolitischen und forschungsökonomischen Fragen machen Abwägung und Auswahl zu höchst bedeutungsvollen und wichtigen Entscheidungsaufgaben.

III. Das Verfahren, das sich für die Beurteilung und Lösung dieser Probleme empfiehlt, ist der ethische Diskurs, der in den Institutionen von Wissenschaft und Forschung selbst geführt werden muß. Forschung und Humanität werden unter den Bedingungen der Gegenwart auf überzeugende Weise nur dann zu verbinden sein, wenn diese Aufgabe in die Zielsetzungen der Wissenschaft selbst aufgenommen wird. Der humane Sinn aller Arbeit an der Forschung bedarf in einer Epoche, die von der Legitimationskrise des wissenschaftlichen Fortschritts gekennzeichnet ist, der öffentlichen Erklärung und einer begründenden Diskussion. Der einzelne kann weder die Last der Entscheidung noch die Bürde permanenter Verantwortung sinnvoll tragen. Er braucht, gerade wenn er an riskanten Forschungsprojekten beteiligt ist, den Konsens, der ihn und seine Arbeit legitimieren kann. Sachgemäß wird der ethische Diskurs nur dann geführt, wenn die Träger der wissenschaftlichen Arbeit selbst an ihm beteiligt sind. Diese Beteiligung gibt ihm zugleich das Programm: Gegenstand der diskursiven Reflexion sind nicht in erster Linie die Prinzipienfragen, sondern die Aufgaben, die durch einzelne Projekte und durch konkrete Fälle gestellt werden.

Die humane Legitimität der Forschung ist nach dem Verlust ihrer selbstverständlichen Gültigkeit auf neue Institutionen ihrer Begründung angewiesen. Diese Aufgaben brauchten freilich von der Forschung nicht nur als erzwungene Reparatur eines tragischen Defektes aufgefaßt zu werden. Die bewußte ethische Reflexion könnte sich vielmehr als Gewinn erweisen. Sie könnte der Freiheit der Forschung vor dem Forum der Öffentlichkeit wie im eigenen Kreise ein neues Fundament und damit ihrem eigenen Sinn neue Gewißheit geben: zugleich Funktion der Humanität und deren Ausdruck zu sein.

DIE ÖFFENTLICHKEIT

W. Hausmann

Nach den glänzenden und fundierten Vorträgen dieses Vormittages kann ich nicht verhehlen, daß ich eine gewisse Beklommenheit verspüre, jetzt mit einer gänzlich unwissenschaftlichen Betrachtung, sozusagen aus dem journalistischen Alltag, vor Sie hinzutreten. Immerhin, Öffentlichkeit, das kann schrecklich sein. Öffentlichkeit als Alptraum, dafür gab es jetzt in der Bundesrepublik Deutschland ein Lehrstück, teils Trauerspiel, teils Posse. Die Mitwirkenden: ein General, ein Minister, ein Kanzler. Das ist die eine Seite von Öffentlichkeit. Andererseits ist Öffentlichkeit ein begehrtes Gut und ein knappes Gut dazu. Öffentlichkeit ist das Ziel vieler Bemühungen, ist etwas, das einzelne oder Gruppen mit Informationen, Appellen, Wünschen oder Verlautbarungen zu erreichen trachten. Sie wenden sich zu diesem Zweck über ein Medium an das Publikum. Das Publikum, so formulierte der Göttinger Publizistikprofessor Wilmont Haacke, stellt das Echo der Publizistik dar, und als eine einfach gehaltene Begriffsbestimmung schlug er vor, unter Publikum anwesende oder verstreute Vielheiten zu verstehen, die durch das Entgegennehmen von Aussagen partielle Öffentlichkeit darstellen und bewirken. Die Aussagen, die von diesen Vielheiten entgegengenommen werden, kommen nun bekanntlich in ganz unterschiedlicher Gestalt daher. Blätter der Boulevard- und Regenbogenpresse gehen mit ihrem Material anders um als Tages- und Wochenzeitungen, illustrierte und politische Magazine verfahren bei der Umsetzung von Informationen anders als etwa zielgruppengerichtete Publikumszeitschriften. Den elektronischen Medien wird im allgemeinen, jedenfalls zur Zeit noch, mehr Überzeugungskraft zugeschrieben als den Druckmedien, zu denen natürlich auch das Buch gehört.

Welchen Rang die sogenannten neuen Medien einnehmen werden, wird sich bald zeigen. Die Frage nach dem Einfluß der Massenmedien wird gestellt, seitdem es Massenmedien gibt, also seit rund 300 Jahren. Wir können hier nur kurz nachsehen, welche Zeit der Bundesbürger im allgemeinen den Massenmedien heutzutage widmet. Nach der letzten mir bekannten Untersuchung schenkt er ihnen monatlich rund 185 Stunden seiner Aufmerksamkeit. Davon entfallen täglich auf Rundfunk und Fernsehen je 108 Minuten, auf Zeitschriften und Zeitungen 45 und auf Bücher 30 Minuten, Tonträger beanspruchen neun Minuten. Drei Viertel des Zeitbudgets entfallen also auf elektronische und ein Viertel auf Druck- oder Lesemedien. Hörfunk und Fernsehen stehen mit je 36 Prozent an der Spitze, die Lektüre von Zeitungen und Büchern macht je zehn Prozent. Das ist also der statistische Hintergrund, vor dem Medizin vorkommt.

Für das Publikum ist die Medizin, das wissen Sie alle, ein höchst faszinierender Bereich, der medizinische Fortschritt oder was immer dafür gehalten wird, ist nun einmal von höchster Attraktion. Über kaum einen anderen Wissenschaftsbereich wird so fleißig publiziert, so fleißig geschrieben und so fleißig gelesen wie über diesen. Und dies war es zweifellos auch, was die Veranstalter bewogen hat, hier einem Journalisten das Wort zu geben.

Wenn nämlich Mediziner Journalisten dazu einladen, auf einer gelehrten Veranstaltung wie dieser zu sprechen, dann haben sie meist im Auge, daß ihm etwas über die Zunge kommt, was ihnen am Herzen liegt, das gefährliche Tun und Schreiben, mit dem erstens immer wieder die Öffentlichkeit verunsichert wird und zweitens immer wieder das Vertrauensverhältnis zwischen Arzt und Patient untergraben wird. Daß Fachleute sich über Presseberichte ärgern, das hat durchaus Tradition. In manchen Zeitungen schwebten Flugzeuge selbst dann noch auf silbernen Schwingen durch den Äther, als dieser längst als nicht vorhanden erkannt war. Und daß Lise Meitner einen Vortrag über kosmetische Physik gehalten habe, war ebenso zu lesen wie die Behauptung, daß vor einem Bergwerksunglück schon lange vorher die Grubenhunde ängstlich gebellt hätten. Ganz so unbegründet war und ist das Mißtrauen der Experten gegen die Reporter wohl auch nicht.

Ärzte speziell befürchten, daß die Medien unerfüllbare Erwartungen wecken, daß sie leichtfertig mit ungeprüften Nachrichten umgehen, daß sie zu sehr dem Aktualitätsfetischismus huldigen und auf oberflächliche Weise Halbwahrheiten verbreiten. Die Kritik an sensationell aufgemachter oberflächlicher Medizinberichterstattung ist üblich, ist verständlich und berechtigt. Das will ich unumwunden hier gleich einräumen. Zwar hat die Sensationsberichterstattung gelegentlich ihr Gutes, wenn etwa Berichte über prominente US-Ladys und ihre Brustoperationen viel weniger prominente Frauen zur Krebsvorsorge motivieren, aber das macht die oft haarsträubend alberne und gefährliche Pressequacksalberei auch nicht wett. Gelegentlich wird gefragt, was diese unentwegte Jagd auf die Neuigkeiten eigentlich soll. Das Publikum habe doch immerhin noch viele Entdeckungen des vorigen Jahrhunderts nachzuholen. Nun ist es noch nicht lange her, daß lautstark geklagt wurde, neue wissenschaftliche Erkenntnisse brauchten zu lange, bis sie bekannt würden, und sie gerieten erst nach mehrjähriger Verzögerung in die Lehrbücher. Heute kommen die „news" sehr schnell vom Kongreß in die Fachjournale und von dort selbstverständlich in die allgemeine Presse. Nun können Sie als Fachleute gewiß viel besser beurteilen als ich, ob diese medizinische Informations- und Artikelspringflut notwendig ist oder was sie notwendig macht. Bei einem Transport in die von vielen Ärzten sogenannte Laienpresse kommt es allerdings leicht zu Verstümmelungen, Entstellungen, aber aktuelle Berichterstattung ist offenbar auch für die medizinischen Fachblätter nicht ohne Probleme.

Ich las vor kurzem in der Münchener Medizinischen Wochenschrift als etwas hilfloses Fazit nach drei Seiten langer Diskussion des Themas den Satz, entscheidend bleibe der kritische Leser. Hier war der Arzt gemeint, der nicht jeden neuen wissenschaftlichen Befund gleich als Handlungsanweisung für die Praxis mißverstehen sollte. Aber ein Bericht in einem tagesaktuellen Massenmedium kann natürlich nicht damit enden, daß dem Leser, Hörer, Zuschauer geraten wird, die Sache nun mal noch nicht so ernst zu nehmen. Die Massenmedien sehen sich grund-

sätzlich den Gesetzen der Aktualität und der Exklusivität verpflichtet. Deshalb werden sie nie auf Neuigkeiten verzichten,
Neuigkeiten rangieren im allgemeinen auch vor den Wichtig-
keiten. Ergebnisse der Forschung sind inzwischen zunehmend
Gegenstände öffentlicher Diskussionen und politischer Entscheidungen geworden. Es finden sich zahlreiche Beispiele auch
in der Medizin, von der Großgerätetechnik über Präventions-
bemühungen bis hin zur Krankenhausplanung und der hier viel
besprochenen ethischen Problematik. Der Steuerzahler will nun
einmal und soll auch wissen, wofür sein Geld ausgegeben wird.
Wie in „Selecta" kürzlich zu lesen war: er ist der kleine Bruder,
der seine Nase in alles steckt. Die Journalisten nehmen außerdem heute vor den Experten, gleich welcher Natur, gleich welcher Herkunft, auch keine stille und ehrfürchtige Haltung mehr
ein. Sie fühlen sich oft als Angehörige einer Herausforderungs-
branche, und die Zeit, da sie noch unablässig über die Großtaten
der Männer in Weiß staunten, sind wohl endgültig vorüber. Jede
wissenschaftliche Disziplin muß heute darauf gefaßt sein, nach
ihren Methoden, Absichten, nach ihren Erfolgen und Risiken
befragt zu werden. Informationen für Nicht-Fachleute sind, wie
einmal gesagt wurde, sozusagen Sozialabgaben, die der Wissen-
schaftsbetrieb zu entrichten hat. Schließlich ist eine regelmäßige
Publizistik und Berichterstattung, so unbequem sie dem Stand
oder dem einzelnen Arzt gelegentlich sein mag, schon deshalb
unerläßlich, weil die Forderung nach dem informierten, mün-
digen Patienten sonst auf schiere Heuchelei hinausliefe.

Wenn es richtig ist, daß Ärzte und Journalisten Verwandte in
der großen Familie der Aufklärer sind, so hat Christian Schütze
es in der Süddeutschen Zeitung einmal geschrieben, dann muß
dabei beachtet werden, daß die Vorstellungen von Aufklärung
natürlich unterschiedlich sind. Journalisten klären nun mal
nicht nur über Medizinisches auf, sondern auch schon mal über
ärztliche Standespolitik oder strittige Ansichten zur Katastro-
phenmedizin. Ich bezweifle aber, daß die Öffentlichkeit Schaden
nimmt, wenn sie erfährt, daß auch Ärzte unterschiedlich denken,
daß die rund 132 000 berufstätigen Ärzte in der Bundesrepublik
Deutschland mehr als eine einzige genormte Meinung haben.
Von Professor Volrad Deneke stammt das Wort, daß der ärzt-

liche Beruf von Natur öffentlichkeitsscheuer als jeder andere Beruf sei. Als einstiger Journalist weiß der Hauptgeschäftsführer der Bundesärztekammer sicher, wovon er spricht.

Nun ist das Verhältnis zwischen Ärzten und Journalisten in den zurückliegenden Jahren häufig und ausgiebig diskutiert worden, und es hat sich, glaube ich, auch viel daran verbessert, die Ergebnisse sind sehr vernünftig, wie mir scheint. Dennoch besteht das Problem weiter. Ohne Zweifel erwartet z. B. die Öffentlichkeit von der Medizin viel mehr, als jemals erfüllt werden kann. Als Redakteur und Moderator einer Sendereihe im Hörfunk, die sich seit Jahren bemüht, Patienten und Ärzte ins Gespräch miteinander zu bringen, kenne ich die unerfüllbaren Erwartungen sehr gut. Tatsächlich verbringen wir einen beträchtlichen Teil der Sendezeit darauf mitzuteilen, was die Medizin alles nicht kann, und ich glaube, damit haben wir auch noch Stoff für Jahre. Nicht nur die Boulevardpresse bedarf übrigens der Sensation, die Interferon-Artikelflut seinerzeit ergoß sich vorzugsweise durch die Spalten der Fachpresse. Verunsicherung des Publikums geschieht auch nicht immer durch Journalisten. Professor Julius Hackethal hatte nicht nur die Patienten, sondern ich glaube, auch seine Arztkollegen ganz schön verunsichert. Und eben erst hat das Bundesgesundheitsamt mit dem Zulassungswiderruf von Schmerz- und Rheumamitteln für weitere Verwirrung gesorgt. Daß der Journalist durchaus nicht immer der Schuldige an Sensationsmeldungen oder Falschmeldungen ist, belegt eine Doktorarbeit, die kürzlich an der Gießener Universität mit „sehr gut" bewertet wurde. Die Dissertation, von der auch in den Zeitungen berichtet wurde, war die direkte Folge einer wissenschaftlichen Kontroverse über die Mammographie. Die Doktorandin hatte anhand dieser Kontroverse den Weg einer Information bis zu ihrer deformierten Veröffentlichung untersucht. Es zeigte sich dabei, daß journalistische Tätigkeit nur zu einem geringen Teil an den Tatsachenverbiegungen die Schuld trug und daß, wie eine Nachrichtenagentur formulierte, Wissenschaftler ihre Autorität auch schon mal ins Spiel bringen, wenn sie auf dem Gebiet, zu dem sie sich äußern, gar keine Experten sind und daß sie sich dabei zuweilen auch höchst unwissenschaftlicher Methoden bedienen.

Die Kontroverse ist Alltag in der Medizin, wie in jeder Wissenschaft überhaupt, und als Journalist, der mit Angehörigen Ihres Berufs häufig zusammenarbeitet, kenne ich ein wenig die Einschränkungen und Vorbehalte und gelegentlich auch die Arroganz, mit der Vertreter konträrer oder auch nur benachbarter Theorien oft bedacht werden.

Mein Berufskollege Dr. Flöhl von der FAZ hat die Schwierigkeiten zwischen Medizin und Journalisten und Presse im Grundsatz auf die statische Haltung der Mediziner und die angeblich beweglichere Haltung der Journalisten zurückgeführt. Ich meine aber, daß so mancher Mißklang zwischen Ärzten und Journalisten auch daher rührt, daß die Eigengesetzlichkeit des jeweiligen Mediums nicht berücksichtigt und erkannt wird. Z. B. gehört es zu den unbestreitbar hinderlichen Tatsachen im Journalismus, daß die Öffentlichkeit gar nicht a priori an ausschließlich sachlicher Information interessiert ist. Abgesehen von der Nachrichtengebung benötigt man im allgemeinen Reizworte, um Aufmerksamkeit zu erregen. Das Erstaunliche, das Amüsante, auch das Bedrohliche und Übertriebene, das alles sind Rezeptionshilfen. Ein „wissenschaftlicher Durchbruch" oder „sensationelle Erkenntnisse" interessieren einfach mehr als ein paar vorläufige Beobachtungen. Man spricht in der populären Berichterstattung von verbalen Startsignalen, die nötig sind. Ein Beispiel: Eine Vokabel wie Elektroschock wirkt tatsächlich elektrisierend, das Wort Heilkrampfbehandlung klingt demgegenüber nach Ausflucht, zu schonend. Die eingängige und vor allem kurze Vokabel wird immer der exakteren und umständlicheren vorgezogen werden, jedenfalls solange Überschriften in schmale Druckspalten und leserlich auf kleine Bildschirme gebracht werden müssen. Die Frage ist: Was interessiert den Journalisten überhaupt, was erweckt seine Aufmerksamkeit, was läßt ihn zur Schreibmaschine, zur Feder, zum Mikrofon oder zur Kamera greifen? Welche Ereignisse und Entwicklungen erscheinen ihm berichtenswert? Andersherum gefragt: Welche Merkmale müssen Informationen besitzen, damit ihr erwünschter Transport in die Medien und damit in die Öffentlichkeit überhaupt vonstatten gehen kann? Die meisten Erfahrungen mit diesen Mechanismen haben vermutlich die Politiker. Das ist nicht verwunderlich, denn eines der wesentlichen Auswahlkriterien ist im Status des Informationsgebers begründet. Das wird im politischen Bereich wie selbstverständlich gehandhabt. Wenn ein Minister zu einer Pressekonferenz einlädt, ist der Zustrom der Presse sicherlich größer, als wenn sein Referent dies tut. Die Chance auf Resonanz in der Öffentlichkeit ist in der Regel also um so größer, je höher der Rang der aussagenden Person ist. Dies gilt nicht nur für Personen, sondern auch für Gruppen, Organisationen und Verbände. Allerdings ist den Journalisten im Einzelfall oft Schnelligkeit wichtiger als Umfang und Aufmachung und umgekehrt. Die Ministermeinung wird gelegentlich nur kurz mitgeteilt, die Gegenmeinung ausführlich dargelegt. Der Veranstaltung des Berliner Gegenärztetages vor einigen Jahren war in manchen Blättern mehr Raum und Aufmachung gewidmet worden als der Berichterstattung über die offizielle Veranstaltung. Status ist eben nur *ein* Kriterium.

Ein weiteres, außerordentlich wichtiges Kriterium nennen die Publizistikfachleute „Konsonanz". Das ist etwas, das der einzelne Journalist, wenn er sich nicht speziell mit kommunikationstheoretischen Überlegungen befaßt oder gar ein Publizistikstudium absolviert hat, eher unbewußt berücksichtigt. Er beachtet in diesem Sinne bevorzugt, was sich mit seinen oder den Erwartungen der Öffentlichkeit deckt, was vorhersehbar ist, was in ähnlicher oder gleicher Form schon einmal Aufmerksamkeit erregt hat, was stereotypisiert oder ritualisiert ist. Und gerade in der Medizin gibt es viele Einzelthemen, die dieser Konsonanzerwartung entsprechen, von der Heroisierung bis zur Diffamierung des Arztberufes. Differenziertere Informationen zu oft komplizierten Vorgängen oder komplexen Sachverhalten im journalistischen Alltag vertragen sich nicht immer mit diesen Konsonanzgesichtspunkten. Konflikte sind attraktiver. Werden zu viele Blinddärme herausoperiert, zu viele Kaiserschnitte gemacht? Sind Krankenhäuser oder Methoden der Medizin prinzipiell inhuman? Steigt die Zahl der Kunstfehler? Haben wir zu viele Arzneimittel? Entwickelt sich die Medizin nicht in die falsche Richtung? Fragen dieser Art zu stellen, ist selbstverständlich richtig, und die Antworten darauf müssen gegeben werden. Solche Fragen können den Journalisten nicht als schädlich angelastet werden. Die Öffentlichkeit will, darf und muß das alles wissen.

Und schließlich die Personalisierung. Personalisierte Themen haben einen hohen Aufmerksamkeitswert. Es gibt auch in der Medizin Persönlichkeiten, die sich mit diesem oder jenem Thema in der Öffentlichkeit so umfassend oder geschickt befaßt haben, daß sie praktisch als Repräsentanten dafür gelten. Eng mit der Personalisierung einer Information oder eines Themas, z. B. „Krebs ist heilbar" – Mildred Scheel – hängt damit der Gefühlswert zusammen. Er ist verständlicherweise auf diesem Feld besonders hoch, da Gesundheit und Krankheit sehr bedeutsame emotionale Positionen einnehmen. Auch die Überraschung hat einen hohen Eigenwert für den Journalisten, wobei es sich im Sinne der bereits erwähnten Konsonanz meist um Überraschungen vor dem Hintergrund des Erwarteten handelt. Beispiel: Der Bericht über die neueste Wunderkur gegen Krebs oder die Schwangerschaft der Prinzessin Di. Fachberichte lesen sich selbstverständlich anders. Ein Pressebericht ist im Prinzip so aufgebaut: Man kann den letzten Absatz weglassen, und man kennt immer noch die ganze Geschichte. Und dann kann man den ganzen Rest weglassen, kürzen bis oben zur Schlagzeile und kennt dann theoretisch immer noch die ganze Geschichte. Das sind Grundlagen journalistischer Arbeitspraxis. So arbeiten eben Reporter, sie können gar nicht anders, sie müssen kurz und kürzbar schreiben. Sie müssen ständig Neues finden, sie können sich gar nicht mit Dingen abgeben, die nicht neu sind. Sie brauchen den Aufhänger. Dies sind keine Entschuldigungen, dies sollen Erklärungen dafür sein, warum das Wirklichkeitsbild der Medien nur so selten mit dem Wirklichkeitsbild der Experten übereinstimmt. Es ist gar nicht schwer, tägliche Belege für Ignoranz, Dummheit oder Voreiligkeit in den Massenmedien zu finden, aber daneben gibt es auch die kontinuierliche, verantwortungsbewußte journalistische Arbeit, die nach meiner Überzeugung von erheblichem Nutzen sein kann. Viele Fortschritte in der Hygiene, in der Seuchenbekämpfung und im Impfschutz hängen sicherlich sehr eng mit der publizistischen Aufklärung zusammen, und ich glaube, ähnliches kann man heutzutage auch von der Bereitschaft zur Organspende sagen, obgleich es auf der anderen Seite auch hier wieder in Massenmedien Hervorbringungen gegeben hat – man denke an den Film „Fleisch" von Rainer Erler, der dem Thema Schaden zugefügt hat. Der Medizinjournalist kennt sozusagen ein etwas anderes Geschäft als der Allroundreporter. Und der verantwortungsbewußte Medizinjournalismus hat durchaus seine selbstgesetzten Gebote. Dazu gehört es, keine falschen Hoffnungen und keine Angst zu verbreiten. Zu ihnen gehört es auch, den Sachverstand des Arztes beizuziehen, die Mitteilungen von Interessengruppen zurückhaltend zu beurteilen, zur Selbsthilfe, aber nicht zur Selbstbehandlung zu verleiten. Der Medizinjournalist macht sich mit den wesentlichen Fachmeinungen vertraut, und er kann im allgemeinen zwischen echter Kompetenz und angemaßter Autorität unterscheiden. Schon dies ist, betrachtet man das Pressematerial gewisser Public-Relations-Firmen, von nicht geringem Wert. Allerdings kann er nicht immer verhindern, daß zweifelhafte Informationen von anderen Redaktionen veröffentlicht werden. Dies berührt interne, strukturelle Probleme, die sich in allen Medien entsprechend den privatwirtschaftlichen oder öffentlich-rechtlichen Umweltbedingungen finden.

Es gibt in der Bundesrepublik Deutschland eine nicht unbeträchtliche Zahl von Fachjournalisten, die sich speziell mit medizinischer Thematik für die Massenmedien befassen. Zusammenschlüsse wie das Kollegium der Medizinjournalisten oder der Arbeitskreis Medizin-Publizistik bemühen sich um sorgfältige, solide Berichterstattung. Und auch immer mehr Ärzte sehen ein, daß ihre eigene publizistische Tätigkeit mithelfen kann, ein weniger verzerrtes Medizinbild in der Öffentlichkeit zu etablieren. Aus meiner Rundfunkarbeit kenne ich viele Ärzte mit einer enormen Begabung zur leichtverständlichen Schilderung der Sachverhalte, wie man sie in den Medien braucht, die sich ja an ein nicht vorinformiertes Publikum, an ein Laienpublikum wenden. Die Chancen, sich in der Öffentlichkeit Gehör zu verschaffen, sind nun allerdings sehr verschieden. Zu den ersten Voraussetzungen gehören offenkundig nicht einmal der Wahrheitsgehalt oder Neuigkeitswert, sondern die Fähigkeit zum richtigen Umgang mit den Massenmedien, und darin sollte sich Fertigkeiten verschaffen, wer gehört werden will. Ein Arzt kann sicherlich leichter etwas über Kommunikation lernen als der Kommunikator über Medizin. Und wer Medizin studiert hat, wird auch im allgemeinen nicht Journalist, sondern Arzt, obgleich sich das im Zeichen der Ärzteschwemme ja auch noch ändern kann.

Im übrigen ergibt sich eine der wesentlichen Informationsquellen in der Tagespublizistik aus dem persönlichen Kontakt zwischen Fachleuten und Journalisten, und ich glaube, die Fälle solcher partnerschaftlichen Zusammenarbeit sind glücklicherweise nicht mehr die Ausnahme. Der Vorteil für den Journalisten ist die rasche und verläßliche Auskunft, und umgekehrt ergibt sich für den Experten die Möglichkeit, rasch Öffentlichkeit herzustellen, wenn dies beide Beteiligten für nützlich und sinnvoll halten. Möglicherweise hat die Abneigung mancher Ärzte gegen die oft so lästigen Journalisten eine Ursache darin, daß sie oft so quälend einfache Fragen stellen, auf die es eben keine einfachen Antworten gibt, wie sich ja im bisherigen Verlauf dieser Tagung auch gezeigt hat. Nun sind aber die Fragen des Journalisten die Fragen des Lesers, des Hörers und Zuschauers, und er stellt sie stellvertretend deshalb notgedrungen einfach. Noch nicht so lange sitzen Mediziner und Journalisten an einem Tisch, aber sie tun es mittlerweile, und auf beiden Seiten ist, glaube ich, so manches Vorurteil geschwunden. Sie haben beide einen sensiblen Beruf. Eine ganz entscheidende Fundierung des ärztlichen Ethos stellt der vielzitierte Sicherstellungsauftrag dar, den Journalisten ist die Pflicht zur Information ähnlich bedeutsam. Es ist wichtig, daß beide mehr voneinander wissen. Und weil mit großer Wahrscheinlichkeit auch weiterhin Journalisten einfache Fragen stellen werden, auf die es keine einfachen Antworten gibt, möchte ich zum Schluß daran erinnern, was Volrad Deneke einmal gesagt hat: Je mehr Ärzte sich schon während ihrer Ausbildung mit den Grundbegriffen der Kommunikationswissenschaften vertraut machen, um sich in ihrer Praxis und in publizistischer Mitwirkung dann später danach zu richten, desto geringer werden morgen und übermorgen die Risiken für die Patienten sein, desto bessere Chancen werden morgen und übermorgen den Lesern, Zuschauern und Hörern aus der medizinischen Publizistik für Laien erwachsen.

ÄRZTLICHE VERANTWORTUNG IM SPANNUNGSFELD VON NOTWENDIGKEITEN UND VERSUCHUNGEN

F. Hartmann

Wenn der Begriff Fortschritt in den Geschichtswissenschaften als unwissenschaftlich verworfen wird, dann sollte er auch in der Wissenschaft Medizin nicht verwandt werden. Er ist ein vorwissenschaftlicher ideologischer Begriff und wurde nicht zufällig von den französischen Ideologen (Condorcet) eingeführt. Er ist inhuman, weil er gegen die historische Gerechtigkeit verstößt, die jeder Epoche und jeder Menschengruppe zubilligt, daß sie jeweils das Äußerste aus ihren Fähigkeiten unter gegebenen Bedingungen verwirklicht haben – bei über Jahrtausende gleichbleibendem Gewicht und Bau des menschlichen Gehirns. Die negative Dialektik Adornos hält zwar an der Ideologie des Fortschritts fest, sieht ihn aber im Verfall: Die Selbstbefreiung des Menschen von den Zwängen der Natur hat ihn in neue Abhängigkeiten von Technik, Menschen, Organisation, kurz von Hervorbringungen der Rationalität geführt.

Fortschritt ist ein Allgemeinbegriff. Ein begrenzter Erfolg mit einem punktuellen Ziel ist noch nicht Fortschritt. In Evolution und Geschichte können wir nur Bewegung, nicht eine allgemeine Richtung wahrnehmen. Ist Fortschritt als Summe von Erfolgen zu definieren? Er ist ein Gefüge von Folgen. Was im Einzelfall wie ein partieller Erfolg aussieht, kann in einem größeren Zusammenhang ein Rückschritt sein. Fortschritt ist nicht Gleichschritt in eine allgemeine und bekannte Richtung.

Die Begriffe Wissenschaft, Forschung und Fortschritt werden wie selbstverständlich in eins gedacht. Der Begriff Fortschritt aber selbst muß kritisch von sittlichen Gesichtspunkten aus untersucht werden. Versteht sich das Fortschrittliche und der Fortschrittliche nicht als sittlich höherstehend? Und ist konser-

226

vativ als zurückbleiben oder rückschrittlich nicht oft Makel sittlicher Minderwertigkeit? An solchen Polarisierungen ist unser öffentlicher Dialog reich. Für die Notwendigkeit von Versuchen an Menschen, Erprobung neuer Medikamente, Entwicklung und Einführung neuer diagnostischer Verfahren und der zugehörigen Apparate muß häufig der Fortschritt als Argument herhalten. Ein Argument, das allzuleicht mißbraucht werden kann, ethische Probleme zu verdecken und sittliche Zweifel zu beruhigen oder zu übertönen. Im Begriff Fortschritt verbergen sich Hoffnungen und Versprechen. Er ist als richtunggebende und vorwärtstreibende Kraft an die Stelle von Heil und Erlösung getreten, und die unkritische Nachaufklärung hat daraus die Emanzipation gemacht. Gewechselt hat aber nur der Träger der Kraft, ehemals Gott – jetzt der Mensch. Diese geschichtliche Herkunft hat den Begriff Fortschritt sittlich tabuisiert, unbefragbar gemacht für kritischen Rationalismus, ununtersuchbar für kritischen Empirismus, unaussetzbar ethischer Argumentation. Deswegen fehlt er einfach in der „Ethik des Arztes".
Er ist das unausgesprochen, weil unaussprechbare „Heilige"; aber er ist nur eine Anleihe. Gott war der Inbegriff von Sittlichkeit und als solcher vor sittlichen Fragen und Zweifeln geschützt. Nur die Frühaufklärung vertraute eine Zeitlang der Identität von Vernunft und Sittlichkeit, von Rationalität und Moralität. Wir haben allen Grund, zu zweifeln. Fortschritt ist ein problematischer Begriff. Zweifel sind nicht nur erlaubt; sie sind geboten. Die Selbstverständlichkeit, mit der das Gute fortschrittlich und das Fortschrittliche gut „ist", bedarf der Befragung. Wenn also Fortschritt und fortschrittlich in einer Erörterung ethischer Probleme in der Medizin in einem Antrag, einer Rechtfertigung oder einer Begutachtung durch eine Ethik-Kommission auftauchen, dann ist der Dialog nicht zu Ende, sondern er muß sich ausdehnen auf die Frage, welchen sittlich/ unsittlichen Gehalt das Argument „fortschrittlich" in diesem Falle in dieser Aussage hat.

Wenn das Moralische sich – wie noch Th. O. Vischer voraussetzte – nicht mehr von selbst versteht – und dieser Zweifel ist Anlaß für unser Symposium und Thema –, dann muß auch den Moralisten, die praktizierte Medizin kritisch untersuchen, die

Frage gestellt werden, ob denn ihre moralischen Maßstäbe so fraglos, so verallgemeinbar, so übereinstimmungsfähig sind. Es hat sich deswegen in der Vergangenheit bewährt, die Ärzte an ihren eigenen Maßstäben, an den von ihnen proklamierten Idealen zu messen. Solange es schriftlich bezeugtes Arztsein gibt, läßt sich auch ärztliche Apologetik nachweisen. Der Arzt mußte sein Denken und Tun, seine Zweifel und seine Unzulänglichkeit immer verteidigen, sich immer öffentlich rechtfertigen.

In der hippokratischen Schrift „Das Gesetz" heißt es dazu: „Allein für die ärztliche Kunst ist in den Staaten keinerlei Strafe festgesetzt außer der Verachtung."

In der zeitgenössischen ärztlichen Apologetik haben die Ärzte sich manche Blößen gegeben, indem sie bewährte Grundsätze verkürzten und überhöhten: nicht schaden – salus aegroti suprema lex – medicus minister oder servus naturae.

Verantwortung weist auf zwei Kennzeichen einer menschlichen Lage hin:

1. Es besteht ein Zwang, auf gestellte Fragen Antworten zu geben.

2. Diese Antworten stehen unter der Aufsicht sittlicher Werte, sie sind verbindlich.

Nun wird häufig – auch und gerade von den Medizinkritikern – der Eindruck erweckt, es gäbe einen Kanon von Werten, ein Ethos oder eine Moral, der nur folgerichtig und lagegerecht angewandt zu werden brauchte. Wäre er damit auch persongerecht? Die Klage, daß die Nutzung technischer, psychologischer, sozialer, organisatorischer, architektonischer usw. Möglichkeiten nicht hinreichend wertegeleitet seien, hört sich vordergründig so an, als ob ein wohlbegründeter Wertekodex nur erweitert und ergänzt zu werden braucht. Nach welchen Grundsätzen, welchen Regeln, welchen Verfahren?

Mein Beitrag zum Ethos medizinischer Forschung und wissenschaftsgeleiteter ärztlicher Praxis ist zunächst, Ethik als ein menschliches Vermögen zu beschreiben, Werte zu schaffen, zu erkennen, anzuerkennen, zu ertragen, zu verwirklichen und über ihre Begründungen ständig kritisch nachzudenken. In den Akten der Verwirklichung zeigt sich dann, daß Ethik Nachdenken über und Besinnung auf Spannungslagen in Wertgefügen ist. Sie ist demgemäß ein dynamischer und kein statischer Begriff. Als Praxis bezieht sie ihre Probleme und Energien aus diesen Spannungen. Gingen die Lösungen ohne Rest auf, wäre die Spannung verschwunden, unser Gewissen käme zur Ruhe. Es ist das Kennzeichen der Lage des Menschen und des Arztes, daß sie in ethischer Praxis etwas schuldig bleiben. Ob sie dabei auch schuldig geworden sind, signalisiert am einen Pol das Gewissen, am anderen das Gesetz.

Wenn man einen Beruf ergreift, tritt man in einen Raum von Unabweisbarkeiten ein. Für den Arzt ist das die Aufgabe, Not zu wenden, d.h. 1. Immer drohende Not, die wir Kranksein nennen wollen, abzuwenden, vorzubeugen, Gesundheit zu behüten; 2. Aufgebrochene Not zu lindern oder zu überwinden. Er sieht sich in ein Spannungsfeld mit dem Kranken gestellt, das durch ein komplexes aktiviertes Wertgefüge aufgebaut ist: persönliche Wertvorzüge und -bezüge des Kranken aus Lebensgeschichte und -entwurf; in der Mitwelt, besonders den Solidargemeinschaften wirksame Werte, Normen, Regeln, Sitten, die wir Kultur nennen; die persönlich verinnerlichten und ausgestatteten Wertvorstellungen des Arztes, die wir der Wissenschaft zurechnen wollen.

Ich nähere mich dem gestellten Problem auf dem Wege einer Untersuchung der Sprache, in der wir diese sittlichen Spannungslagen zugleich angemessen zu beschreiben und befriedigend zu lösen versuchen – befriedigend hier in einem pragmatischen, nicht in einem emotionalen Sinne, etwa als Stolz auf Erfolg oder beruhigtes Gewissen.

Das häufige Auftreten der Vorsilbe ver- in diesen Zusammenhängen weist auf unangenehme Lagen hin. Sie lassen sich fast nur wieder durch Verben mit ver- beschreiben: verbunden, verschränken, verstehen, verwirklichen, verwickeln.

Vertrauen, die Voraussetzung dafür, daß überhaupt ein Kranker-Arzt-Verhältnis entsteht, ist ein Verhältnis von Zu- zu Miß-trauen, in dem das Zu- überwiegt. Dies Zu- steht aber immer unter dem Vorbehalt des jederzeitigen Entzugs als Miß-trauen. Deswegen müssen wir oft zu der starken Formel „unbedingtes Vertrauen" greifen, um auszudrücken, daß in diesem bestimmten Verhältnis das Miß- ausgeklammert bleibt. Der Arzt erwartet das bedingungslose Vertrauen als Ideal.

Die Anteile von Zu- und Miß- sind geschichtlichem Wandel unterworfen; wir können kein verläßliches Gleichgewicht voraussetzen, auch nicht in der Zeitgestalt einer Kranker-Arzt-Beziehung. Das ist ja einer der Gründe dafür, daß wir uns – von Zweifeln und Gefühlen der Vergeblichkeit geplagt – einem Thema wie dem dieses Symposiums zuwenden – und es mit Ernst durchdenken müssen.

Das Vertrauen eines Kranken zu einem Arzt bildet sich aus einer Not heraus: eine Sorge, ein Mißbefinden, ein beunruhigendes Zeichen, eine offenkundige Krankheit verwirren die gegenwärtige Lage und zukünftige Entwicklung eines Daseins. Die Organe reden hinein; sie schweigen nicht mehr. Der Kranke – und das macht ihn krank – verliert die Übersicht über das unübersichtlich gewordene Leidgeschehen, über die komplexer werdenden Beziehungen zur Um- und Mitwelt; und für ihn verwirren sich die in den Lebensentwurf, die Lebensgeschichte nach vorne weisenden Leitstrahlen seiner Lebenspläne. In dieser Lage sucht er Rat und Hilfe dessen, der ihm sachkundig das Verwirrte ordnet: inhaltlich und zeitlich. „Der Kranke, der vertrauen kann, legt bei diesem Drama seine ganze eigene Kraft in die Hände dessen, der ihm hilft" (P. Sloterdijk). Mit der Differenzierung der Subkultur Heilkunde ist das Vertrauen in der Not des Krankseins nicht mehr einheitlich. Zwar ist nach wie vor ein Person-Vertrauen zu dem Arzt, wenn dieser frei gewählt werden kann, wirksam. Zugleich ist es aber auch ein Vertrauen in dessen Sachkunde. Fachvertrauen, enger, punktueller, wird dem Spezialisten entgegengebracht, oft bis zum Verschwinden von dessen Personkenntnis aus dem Vertrauensverhältnis. Überall, wo Apparate diagnostisch und therapeutisch benutzt werden, wird ein Technikvertrauen wirksam. Das ist mehr als eine Metapher; denn es umfaßt das Vertrauen zu den Technikern mit, die das Gerät bauen, warten, anwenden, die Ergebnisse auswerten, auch wenn dabei Rechenmaschinen mithelfen. Schließlich vertraut der Kranke den Institutionen der Ärzteschaft, der ärztlichen Aus- und Weiterbildung, den Versicherungen, dem staatlichen Gesundheitswesen, der Gesetzgebung und der Organisation eines Krankenhauses: Institutionen- und Organisationen-Vertrauen.

Trauen bezieht sich auf Treue. Der Ausdruck Be-treuen tritt immer deutlicher neben den des Be-handelns in dem Maße, in dem die ärztliche Aufgabe zunehmend durch die chronischen Krankheiten besetzt wird. Be-handeln bezieht sich auf den in der Tat oft zur Tatenlosigkeit verurteilten akut Kranken. Der Arzt ist der Handelnde. Er ist Träger des Vertrauens und der Verantwortung. Diese Figur der älteren Medizin gilt nicht mehr uneingeschränkt. Der Ausdruck Be-treuung von chronisch Kranken beschreibt ein gegenseitiges auf Dauer angelegtes Treueverhältnis, das sich vom Behandlungsverhältnis unterscheidet. Es legt dem Arzt die sittliche Verpflichtung auf, dem Kranken soviel Selbst-Vertrauen zurückzugeben, daß er für sein Dasein als chronisch Kranker soviel wie möglich Selbst-Verantwortung übernehmen kann. Das Abhängigkeitsverhältnis des akut Kranken wird verwandelt in ein Arbeitsbündnis. (Abb. 1) Die Versuchung des Arztes besteht darin, das Abhängigkeitsverhältnis unnötig lange und extensiv aufrechtzuerhalten, den Kranken nicht rechtzeitig und ausreichend für Selbstentscheidung und Selbsthandeln freizugeben. Der Kranke ist unbewußt versucht oder versucht bewußt, Verantwortung für sich beim Arzt zu belassen; er besticht ihn durch Übertragung von Vertrauen. Wer fühlte sich dadurch nicht geschmeichelt!? Diesen Vorgang einer Übertragung zu durchschauen, ist eine Besonderheit des diagnostischen Blicks bei chronisch Kranken. (Abb. 2).

Ver-nunft leitet sich von Ver-nehmen ab. Sie redet nicht eindeutig; sonst müßte sie zwischen Menschen nicht dialogisch-

akut	chronisch	.
Krankheit	Kranksein	
Angst	Sorge	
Gefahr	Behinderung	
Verzweiflung	Niedergeschlagenheit	
Fremdverantwortung	Selbstverantwortung	
Fremdvertrauen	Selbstvertrauen	
Be-Handlung	Be-Treuung	

Abb. 1

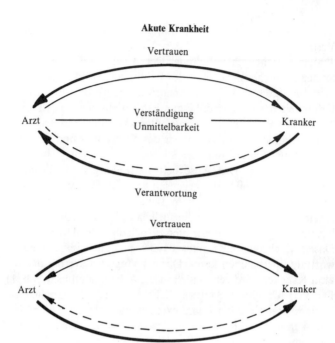

Akute Krankheit

Vertrauen

Arzt ——————— Verständigung ——————— Kranker
Unmittelbarkeit

Verantwortung

Vertrauen

Arzt   Kranker

Verantwortung

Chronisches Kranksein

Abb. 2

argumentativ aus einem Geflecht von Gründen herausgearbeitet werden. Das Ver-nehmen der Ver-nunft aus dem Stimmenge-wirr der vernünftigen Argumente ist eine Leistung, deren Ergeb-nis immer vorläufig bleibt. Ihre Anwendung in Praxis ist immer ein Versuch. Der Arzt hat es außerdem mit einer „Vernunft des Leibes" (F. Nietzsche) zu tun und auf sie zu achten, den noch Gesunden und den Kranken auf sie zu verweisen, die in kriti-schen Lagen selten mit der Vernunft, die in der Helle unseres Bewußtseins aufscheint, nicht übereinstimmt. Diese dialektische Ordnung unserer Vernünfte bringt die Vorsilbe ver-mahnend zum Ausdruck.

Nicht anders steht es um unseren Ver-stand. Er stellt sich quer dem Fluß der Erscheinungen in den Weg; er stellt sie sich zurecht; er stellt still. Und wenn der „Verstand still steht" ist keine Erkenntnis mehr möglich. Seine Bewegung ist also nötig, um die Bewegung der Erscheinungen analytisch untersuchen zu können. Das ver-signalisiert die Gefahr von Disharmonien und Dyschronien (Asynchronien) zwischen diesen beiden Bewegungen, wenn das Ge-stell unserer Verstandeswerkzeuge den Erscheinungen nicht angemessen gewählt ist.

Der Verstand ist das Hauptwerkzeug unserer wissenschaftlichen Erkenntnisleistung. Um so unverständlicher ist, daß die Möglichkeiten des Ver-stehens in die Wissenschaft des Arztes, in die medizinische Forschung noch nicht aufgenommen sind und in der Regel der ärztlichen Kunst, ihrem Empirismus und Pragmatismus zugewiesen werden. Der analytisch verfahrende Verstand und das phänomenologisch arbeitende Verstehen sind gleichrangige Erkenntnisvermögen zwischen Menschen. Diesen Sachverhalt zu verleugnen, zu verdrängen, abzublenden heißt, sich der Versuchung auszuliefern, die Ergebnisse des Verstandenhabens in wesentlichen Teilen zu leugnen und nicht zu gebrauchen, ja, die im Verstehen erkannten Gestalten und Ganz-

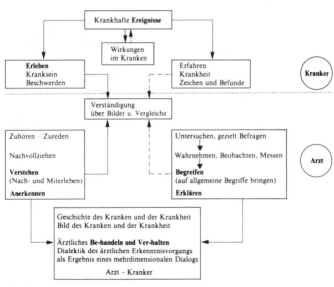

Abb. 3

heiten analytisch zu zerstören. Das innere Gefüge ärztlicher Erkenntnis ist also recht spannungsreich. (Abb. 3)

Auf der Ebene der ärztlichen Tätigkeiten begegnen wir den gleichen Verflechtungen. Hier ist es das Verhalten des Arztes und des Kranken, das zwischen Haltungen – die ihrer Bestimmung nach auf Werte bezogen, weil von diesen abgeleitet – und Handlungen oder Unterlassungen vermittelt. Ver-halten und Ver-mitteln drücken wieder aus, daß dies nicht bruchlos und spannungsfrei gehen kann. Die Schichten und Ebenen auch dieses Gefüges weisen Verwerfungen, Risse, Spannungen auf. Im Begriff und Verfahren der Ver-antwortung sind all diese Spannungen gebündelt. Sie ist kein theoretischer, sondern ein pragmatischer Begriff. Wenn man von einer Ethik des ärztlichen Berufs spricht, so ist dies eine Verantwortungsethik, die sie mit allen erkenntnisgeleiteten handelnden Berufen gemeinsam hat.

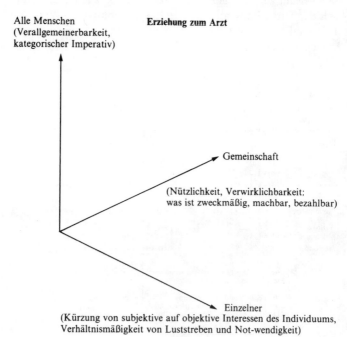

Alle Menschen
(Verallgemeinerbarkeit,
kategorischer Imperativ)

Erziehung zum Arzt

Gemeinschaft

(Nützlichkeit, Verwirklichbarkeit:
was ist zweckmäßig, machbar, bezahlbar)

Einzelner
(Kürzung von subjektive auf objektive Interessen des Individuums,
Verhältnismäßigkeit von Luststreben und Not-wendigkeit)

Abb. 4a   Entstehung verwirklichter Sittlichkeit

Verantwortung vermittelt zwischen Gesinnung und Lage. Das macht ihre Spannung und Kraft aus, die Nicolai Hartmann mit dem Merkmal „Mut zum Schuldigwerden" ausgezeichnet hat – nicht zum notwendigen, aber zum unvorhersehbar und unbeabsichtigt möglichen Schuldigwerden und Schuldigbleiben. Das „Wort" im Begriff Ver-Ant-Wortung ist ursprünglich nicht Metapher, sondern Träger von Inhalten, Gefühlen, Appellen; das, was der Kranke mitteilt, verschwindet nicht im Empfänger Arzt. Als verantwortliches Handeln, Verhalten, Antworten kommt es wieder zum Vorschein. Verantwortung vollzieht sich nach unserem Verständnis von menschlicher Würde im Medium von stetiger Verständigung. Verständigung wird damit zu einem Kernbegriff und -auftrag verantwortlichen ärztlichen Tuns. Fremdverantwortung tritt ein, wenn Eigenverantwortung nicht möglich ist, z. B. der Kranke sich die Antworten auf seine Fragen

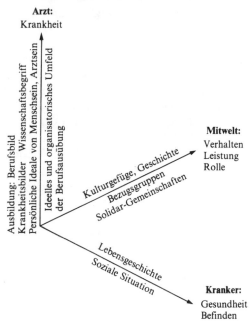

Abb. 4 b   Bildung eines verwirklichten Begriffs von Gesundheit/Krankheit für einen Kranken und einen Arzt in einer gesellschaftlich-geschichtlichen Lage

235

geben, vielleicht die Fragen nicht einmal zu einer Beantwortung zurechtstellen kann. Aber der Arzt kann und muß davon ausgehen, daß der Kranke zunächst im Rahmen des noch vorhandenen Selbstvertrauens auch selbstverantwortlich darüber nachdenkt, ob er sich den Solidargemeinschaften und dem Arzt anvertrauen darf, soll, muß. Der bewußte, vernünftige, nachdenkliche Mensch nimmt Selbstverantwortung als wohlverstandenes Eigeninteresse („enlightend self-interest" oder „ichbezogener Altruismus") wahr, bevor er Zumutungen an Mitmenschen oder Institutionen stellt. (Abb. 4a, 4b)

Mit der Ausweitung und Vertiefung ärztlichen Wissens und Könnens ist auch das Maß des zu Verantwortenden gestiegen. Der fachliche Abstand zwischen Ärzten und Kranken ist unvergleichlich größer als in der Epoche antiker kosmologischer Anthropologie, physiologischer Pathologie und Diätetik. Verständigung ist schwieriger unter den Bedingungen aufgeklärter und aufklärender Emanzipation, zugleich aber auch notwendiger.

Ob Verantwortung des Arztes sich nicht auch qualitativ verändert hat, muß ernsthaft geprüft werden; desgleichen die Frage, ob diese Verantwortung sich noch auf den einzelnen Kranken und dessen mitmenschlichen Lebenskreis, allein auf seine Zukunft beziehen kann, oder ob die Wissenschaft und Arbeit des Arztes in jenen Griff der Menschheit nach der Allernährerin Natur einwirkt, der gefährlich für ihre Zukunft werden kann. Ich prüfe diese Frage an Hans Jonas' „Prinzip Verantwortung" und an Hans Georg Gadamer.

Nach Hans Jonas hat sich mit der Verfügungsmacht des Menschen über die Natur auch das Wertgefüge seiner Handlungsmöglichkeiten qualitativ verändert. In der antiken Kosmologie und kosmologischen Anthropologie war die Natur und auch die Natur des Menschen nicht veränderbar und nicht verfügbar, dem Arzt auch nicht die Natur des Kranken. „Die Natur war kein Gegenstand menschlicher Verantwortung – sie sorgte für sich selbst." In der Stoa philosophisch verfaßt, wurde diese Haltung zur Natur die eigentlich philosophische Grundlage der abendländischen Heilkunde (E. Bloch). Sie liegt noch dem kantischen ethischen Prinzip zugrunde, der Mensch dürfe den Men-

236

schen niemals nur als Mittel benutzen; vielmehr müsse er immer zugleich Zweck sein und bleiben. Es ist eine der großen Versuchungen, von diesem Grundsatz in der Forschung und in der Lehre abzuweichen.

Hans Jonas argumentiert nun, daß die Fülle des Wissens und Könnes dem Wissenden und Könnenden selbst nicht mehr auf seine Ordnung und Folgen hin durchschaubar ist. Der Wissenschafter verengt sich zum Forscher. Den nicht unmittelbar Beteiligten ist der Durchblick erst recht nicht möglich. Das überlieferte Verständnis von Verantwortung des Wissenschafters reicht nicht aus, um dem Sachverhalt gerecht zu werden, „daß das vorhersagende Wissen hinter dem technischen Wissen, das unserem Handeln die Macht gibt, zurückbleibt... Die Kraft des Vorherwissens und Macht des Tuns erzeugt ein neues ethisches Problem. Anerkennung der Unwissenheit wird dann die Kehrseite der Pflicht des Wissens und damit Teil der Ethik". Jonas sieht das besonders im Hinblick auf die unübersehbaren Folgen von Eingriffen in die Natur: „Keine frühere Ethik hatte die globale Bedingung menschlichen Lebens und die ferne Zukunft, ja die Existenz der Gattung zu berücksichtigen." Nachdem „der Mensch selber unter die Objekte der Technik geraten" ist, der „homo faber seine Kunst auf sich selbst" kehrt und „sich dazu fertig macht, die Erfinder und Verfertiger alles Übrigen erfinderisch neu zu fertigen", weitet sich die alte Kunst der Prognostik auch für den Arzt über den Einzelfall hinaus auf die Familie, die Menschheit, die allgemeine Zukunft aus. Das hat am Anfang der Insulinära schon die Ärzte beunruhigt, welche Folgen es wohl haben könnte, wenn man chronisch Kranke zu bedingten Gesunden mit Fortpflanzungsmöglichkeit macht. Die Möglichkeiten von Embryo-Transfer stellen uns vor das gleiche Problem. Unterschiedliche ethische Werte stehen in beiden Fällen in einem Spannungsverhältnis zueinander: Überlebens- und Fortpflanzungswünsche einzelner oder Ehepaare zu natürlichem Gleichgewicht der Gattung. Kein Zweifel, daß es sich um Eingriffe in die Natur, um künstliche „Evolution" handelt. Es ist ein „unauffälliger Übergang zu der Erleichterung der Gesellschaft von der Lästigkeit schwierigen individuellen Benehmens unter ihren Mitgliedern: das heißt der Übergang von ärztlicher zu sozialer Anwendung", „das schwierige Problem von entmündigender gegenüber freigebender Fürsorge". Das wird uns bei der Be-treuung chronisch Kranker noch beschäftigen.

Wenn Jonas von der „heute fälligen Ethik der Zukunftsverantwortung" spricht, so gemahnt das uns Ärzte an die Verkümmerung der Kunst der Prognostik unter dem Druck der Techniken und Erfolge der Diagnostik in den vergangenen 200 Jahren. Die Erweiterung des diagnostischen Wissens und Könnens hat keineswegs, wie erhofft, eine größere Sicherheit in der Prognostik gebracht. Diagnostische und prognostische Meßgrößen und Leitdaten sind nicht notwendig und nicht hinreichend identisch. Durch die therapeutische Erfahrung wurde die Prognose vieler Krankheiten verbessert; wir wissen mehr über ihre statistischen Wahrscheinlichkeiten unter künstlichen Bedingungen. Eine allgemeine Prognostik der Folgen medizinischer Wissenschaft und ärztlicher Praxis auf die nachfolgenden Generationen ist noch nicht entwickelt. Das hat – gerade in Deutschland – zeitgeschichtliche Gründe. Das enthebt uns nicht der Pflicht, über das, was Hans Jonas und andere vor-gedacht haben, für unseren Verantwortungsbereich nach-zudenken.

In einer allgemeinen Form, die nicht mehr individualistisch eingeengt ist auf die hippokratische Grundfigur ein Kranker – ein Arzt, hat H.G. Gadamer die stoische Philosophie uns in Erinnerung gebracht: „Nicht, was sich alles machen läßt, ist die Frage, sondern, was sich so machen läßt, daß das, was sich von selbst erhält, dadurch nicht zerstört wird", sich – und wenn mit ärztlicher Hilfe – weiter selbst erhalten kann. Das erinnert uns daran, daß der Arzt nichts gegen die Natur im Kranken vermag. Er ist trotz allen technischen und therapeutischen Fortschritts der Diener – hyperetes, minister, servus – der Natur geblieben. Und gerade diesen Umstand benutzt Gadamer für das ebenso hintergründige wie nachdenkliche Gedankenspiel, ob es nicht gut wäre, eine sich so verstehende Wissenschaft Medizin zum Vorbild, zum Beispiel für Wissenschaft und andere Wissenschaften zu machen. Wären wir in unserer derzeitigen Verfassung einem solchen Anspruch gewachsen?

Mir regen sich angesichts solcher Erwartung Verlegenheit und Scham, nicht Selbstbewußtsein und Stolz. Wo soviel Spannung und Komplexität vorüberzieht, lauert die Versuchung am Wege, auszulassen und zu vereinfachen.

Ver-suchung ist ein Vorgang, der bei Erkenntnisbewegungen auftritt, die wir Suchen nennen. Versuchen ist aber auch ein Handlungsbegriff für das geplante Suchen im Experiment des Forschers wie für das empirische Suchen in Diagnostik und Therapie. Der Ausgang ist unbekannt. Ob die Ausgangsbedingungen richtig gewählt wurden, kann nicht sicher gesagt werden. Die erste Versuchung ist die, die Bedingungen so zu wählen, daß das gewünschte Ergebnis herauskommt. Eine andere ist, zu sehr und zuviel Nebenziele im Auge zu haben.

Gäbe es nicht für den praktizierenden Arzt seit eh und je Versuchungen, so hätte es eines Eides der Hippokratiker und der Erklärungen von Genf, Helsinki und Tokio nicht bedurft. Wären medizinische Forscher nicht Versuchungen erlegen, hätte es nicht schon im 19. Jahrhundert Prozesse, später Verordnungen und seit Nürnberg Gesetze und internationale Vereinbarungen gegeben.

Um die Gründe zu erkennen, muß man in die Wissenschafts- und Medizingeschichte der vergangenen 200 Jahre zurückblicken. Peira war ursprünglich die unmittelbare, ungestellte ärztliche Erfahrung; Empeiria und Experimentum war die bewußt angestellte und wiederholte Erfahrung. Ein diagnostischer und therapeutischer Eingriff in die Natur und in die natürlichen Vorgänge des menschlichen Körpers war undenkbar; deswegen die Beschränkung auf Betrachtung und Beobachtung des Kranken und seines Urins, Betasten des Pulses, von Wunden und Geschwülsten, Hinhören auf das Wort und krankhafte Geräusche, nichtinstrumentielle Diagnostik. Der ärztliche Eingriff außerhalb der Chirurgie ist ein Ereignis, das in der 2. Hälfte des 18. Jahrhunderts beginnt. Je vielfältiger er wird und in den Körper eindringt mit Methoden der Physik, der Chemie, der Mikrobiologie, der Psychologie und der Epidemiologie, um so größer wird die Macht, um so ausgedehnter die Herrschaft des Arztes über den menschlichen Körper und später darüber hinaus. Das ist die medizinische Seite an jener Dialektik der Aufklärung, deren Fortschrittsglaube sich auf den erfolgreichen Versuch gründete, den Menschen von den Zwängen der Natur

– der Umwelt, der Mitwelt und seiner Inwelt – zu befreien, zu emanzipieren und ihm die Mittel zu geben, die Natur durch Beherrschung für sich zu nutzen. Die alten Zwänge wurden durch neue ersetzt. Das nannte Adorno den Verfall des Fortschritts. Mit dem Maß der Macht des Arztes über die Menschen stiegen seine Verantwortung und die Anfälligkeiten für Versuchungen.

Rössler hat diese Lage beschrieben als das Spannungsverhältnis des Ethos wissenschaftlicher Rationalität zum Ethos der Barmherzigkeit.

Ich habe Zweifel, ob das Verhältnis von Herausforderung und Versuchung ein alternatives Entweder-Oder ist. Herausforderung wird immer dann zur Versuchung, wenn sie den Herausgeforderten zur Preisgabe seines Ethos, seiner Werthaltungen, zur Übertretung seiner sittlichen Maximen und Regeln zu verführen sucht. Der Sinn der Zusammenstellung von Herausforderung und Versuchung kann gerade in diesem ethischen Zu-

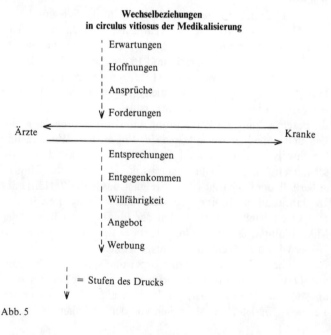

**Wechselbeziehungen
in circulus vitiosus der Medikalisierung**

Erwartungen

Hoffnungen

Ansprüche

↓ Forderungen

Ärzte ⟵————————————⟶ Kranke

Entsprechungen

Entgegenkommen

Willfährigkeit

Angebot

↓ Werbung

↓ = Stufen des Drucks

Abb. 5

sammenhang gefunden werden. Der Herausforderer muß nicht unethisch handeln, den Herausgeforderten versuchen wollen. Er kann wohlmeinend auffordern. Die Versuchung ist dann der Eindruck einer sittlichen Zumutung beim Herausgeforderten. Ein Blick auf mögliche Herausforderungen im Kranken-Arzt-Verhältnis zeigt, daß wir immer dann von Versuchungen sprechen müssen, wenn der Herausforderer einen unsittlichen Antrag verbirgt, einen Versuch, sein Gegenüber zu Nebenzielen des eigentlichen Vertrags-Gegenstandes zu verleiten oder zu überreden. (Abb. 5)

Ein zweites Beispiel ist die Verhaltensdynamik von Arzt und Krankem im Falle chronischen Krankseins. In der akuten Krankheit überträgt der Kranke Vertrauen und Verantwortung auf den Arzt, bis zur Gänze. Für den Kranken besteht die Versuchung darin, es bei dieser Übertragung auch dann zu belassen, wenn die Krise überwunden, die Krankheit aber nicht heilbar ist. Der Arzt ist versucht, die Verantwortung weiter zu tragen und das Vertrauen zu genießen, obgleich es an der Zeit wäre, dem Kranken durch einen umfassenden therapeutischen Plan zuerst Selbstvertrauen zu geben und ihm Selbstverantwortlichkeit zurückzugeben, ihm zu helfen, sich zu einem „bedingt Gesunden" machen zu lassen, sich selbst dazu zu machen und sich dementsprechend zu verhalten. Das muß die mitmenschliche Umgebung pädagogisch und organisatorisch mit einbeziehen. Es ist eine sittliche Forderung an den Arzt, das Be-handlungsverhältnis rechtzeitig in ein Be-treuungsverhältnis überzuführen.

In diesen Beispielen treten Menschen, einzelne Personen als gegenseitige Versucher und Herausforderer auf. Die Unterscheidung der beiden Begriffe scheint mir auf dem Versuch zu beruhen, Herausforderung sei so etwas wie ein wertfreier Begriff und erst in der Versuchung trete das Unsittliche zutage.

Diese Hoffnung wird deutlich, wenn man die Begriffe Herausforderung und Versuchung auf Fortschritt bezieht, insbesondere dann, wenn man Fortschritt für einen tatsächlichen Vorgang, einen objektiven Sachverhalt, ein Gesetz der Geschichte oder der Evolution hält. Andere aber sehen mit guten Gründen Fortschritt als einen Glauben, eine Ideologie, eine Hilfskonstruktion an, die die Geschichte so zurechtstellt, daß sie eine logische, rationale Ordnung erkennen läßt und für das Subjekt der Geschichte eine Sinndeutung des eigenen Lebens und Handelns zuläßt, Lebens- und Entscheidungspläne, eigene und gemeinsame Zukunft rechtfertigt. Die Inbezugsetzung von Herausforderung und Versuchung zu Fortschritt ist also nicht eine auf einen unbezweifelbaren Sachverhalt, sondern auf – wenn auch anonyme – Menschen, deren Geschichtsverständnis bezweifelbar ist.

Die allgemeinste Versuchung für den forschenden und handelnden Arzt besteht in einem Eingriff in biologische, anthropologische und soziale Gleichgewichte. Es mag widersprüchlich klingen: aber je ganzheitlicher sich eine „Ganzheits-Medizin" versteht, um so größer wird die Versuchung, weil die Versuchungsfelder sich erweitern und vielgestaltiger werden.

Die Eingriffe in menschliche Gleichgewichte, ohne die Erforschung am Menschen nicht möglich ist, sollten daraufhin geprüft werden, ob sie dem Postulat Gadamers genügen, nur mit der Variante: nicht nur nicht zu zerstören, sondern sich auf jene Hilfen zu beschränken, die notwendig sind, damit das, was sich nicht mehr selbst im Gleichgewicht halten kann, sich mit ärztlicher – d. h. dem Wort, dem Dabeisein –, medikamentöser und technischer Hilfe wieder ins Gleichgewicht setzt und darin hält. Das gilt für die forschende Auffindung und Entwicklung solcher Hilfen in Diagnostik und Therapie sowie für die Indikation ihrer Anwendung.

Diagnostische Eingriffe sind alle Belastungsproben, mit denen Gleichgewichte ausgelenkt werden, z. B. Glucosetoleranztest, Durstversuch, Belastungs-EKG, Lagerungsprobe nach Ratschow, Carotis-Druckversuch, Schilddrüsenstimulation, Stehversuch.

Jede Therapie ist ein Versuch. Der absolute Erfolg kann keinem Kranken sicher vorausgesagt werden, weder die Wirkung, die notwendige Dosis noch das Verhältnis von Wirkung und Nebenwirkung. Ehrlich sagen wir „Ich will es versuchen" oder „Wir wollen es versuchen". Auch hier liegt die Versuchung darin, die Natur zu zwingen, nicht, ihr aufzuhelfen. Vorsicht und Rücksicht leiten ärztliches Handeln in der Regel zum Herantasten an neue Gleichgewichte: chronische Entzündungsprozesse, immunologische Ungleichgewichte, labile Gleichgewichte nach Organtransplantationen, Cytostase, Antihypertensiva, O_2-Gaben bei Ateminsuffizienz usw.

Einige Vorwürfe der Medizin-Kritik weisen uns nachdrücklich auf Versuchungen hin, deren Quelle eine unreflektierte Fortschritts-Ideologie sein könnte: Medikalisierung der Gesellschaft, Inhumanität des Krankenhauses, Macht der Experten usw. Gemeinsam ist diesen Themen, daß sie auf die Versuchung hinweisen, aus mehr Wissen und Können zu Gesundheit und Krankheit, das sich bei Ärzten ansammelt, ein Definitionsmonopol für gesund und krank einerseits und ein Behandlungsmonopol alles Kranken nur durch Ärzte andererseits abzuleiten. Natürlich berufen sich die Ärzte dabei auf den wissenschaftlichen Fortschritt. Sie nehmen ihn z. B. einseitig auch für die Verbesserung der Lebenserwartung in den vergangenen 100 Jahren in Anspruch, was übrigens die Ärzte bis in die 20er Jahre unseres Jahrhunderts noch nicht getan hatten.

Ein Teil der Ziel-, Richtungs- und Wegunsicherheit der Medizin – die bei ihren Kritikern lediglich verdrängt ist, aber im Stil der Polemik und der Heftigkeit des Gefühlsgehalts sich Luft schafft – beruht auf der nicht hinreichenden Unterscheidung von Forschung–Wissenschaft–Praxis, oder von Forscher–Wissenschafter–Arzt. Die Unterscheidungen Kunst und Wissenschaft oder Arzt und Mediziner sind im ersten Fall verlegen, im zweiten bösartig.

Eine Medizin, die sich als eigenständige Wissenschaft nach innen selbst versteht, nach außen begründen will, muß sich einen

---

Die Wissenschaft Medizin hat zumindest folgende Konstituenten:

1. Die Gegenseitigkeit von homo patiens und homo compatiens

2. Die Unmittelbarkeit der Begegnung und des Umgangs, aus der sich die Mittelbarkeit von Krankheitserkennung und -behandlung erst ableitet

3. Die Verständigung über Gesundsein und Kranksein einer Person

4. Die Auslegung alles medizinischen Wissens und Könnens, der techne iatrike, auf einen Kranken und seinen Arzt in einmaliger Lage

---

Abb. 6 a

Die „Wahrheit" naturwissenschaftlicher Aussagen erfordert folgende Bedingungen:

1. Genau bekannte Bedingungen der Beobachtungen; identische Beobachtungsgegenstände

2. Genaue Messung von Örtern, Zeiten, Mengen, Eigenschaften, Ereignisfolgen

3. Beobachterunabhängiges Verhalten der Objekte und Vorgänge; Objektunabhängiger Beobachter

4. Beliebige Wiederholbarkeit und Bestätigbarkeit auch für andere Beobachter

5. Verallgemeinbarkeit der Aussagen bis zu Naturgesetzen

Abb. 6 b

Rahmen geben, der nicht primär methodisch angelegt, sondern auf das Wertmuster gegründet ist, das sich aus der Hilfspflicht für kranke Menschen ergibt. Er müßte dem Anspruch gerecht werden, den Gadamer so beschreibt: „Wiederum scheint mir das Modell der Medizin richtiger. Arzt und Kranker sind hier die Menschheit selbst und die Tugend beider sind die Hoffnung und die Geduld, nicht als leere Zuversicht und nicht als tatenloses Hinsehen – im Gegenteil: beide erlauben vernünftige Tätigkeit". Unter vernünftiger Tätigkeit versteht Gadamer die Selbstbefreiung des Menschen aus der emanzipatorischen Utopie und das Erwachen aus dem technologischen Traum.

In der Tat hat auch das Handeln unter dem Gebot instrumenteller Vernunft, technischer Rationalität sein Ethos. In den Ansprüchen der praktizierten Medizin an die Technik kommen diese ethischen Anforderungen und Möglichkeiten der Technik zutage. Von äußerlich angewandten wie von eingepflanzten Geräten verlangt man Eigenschaften wie leicht, haltbar, geräuschlos, geruchlos, unauffällig, verläßlich, verträglich, wenn möglich kurze Anwendung, damit wenig Abhängigkeit. Bei äußerlich sichtbaren Lebens- und Gleichgewichtshilfen wie Brillen, Hörgerät, Prothesen humanisieren auch ästhetische Gestaltung, Perfektion bis zum Anschein von Natürlichkeit und Unsichtbarkeit die Technik. Technik ist ein Mittel der Entstigmatisierung. Ethos der Technik und Ethos der Barmherzigkeit lassen sich in Grenzen in Übereinstimmung bringen; und der Versuch dazu ist eine unbegrenzte Herausforderung, die nicht durch Machbarkeit, sondern durch eine dem Arzt und dem

Ingenieur gemeinsame Sittlichkeit motiviert und überwacht ist. Damit ist die Spannung nicht aufgehoben zwischen dem anonymen statistischen Kalkül, der technisch-organisatorischen Rationalität, der instrumentellen Vernunft und dem Ethos einer personalen Beziehung zwischen Menschen – einem Kranken – und einem Arzt.

Um die Technik der medizinischen Forschung und die der ärztlichen Praxis in dieses humanisierte Verhältnis zueinander zu bringen, ist nicht nur eine Unterscheidung von Wissenschaft, Forschung und Praxis notwendig, sondern deren Ordnung zueinander. Diese Ordnung soll auch den Zweck haben, den medizinischen Forschern und dem praktizierenden Arzt von seinen Nöten zu entlasten. Denn die sittlichen Spannungslagen, in denen beide sich vorfinden, verpflichtet uns auch, auf Hilfen der Not-Wende zu sinnen. Notwendig in diesem Sinne ist ein Begriff von Wissenschaft, der das Wesentliche, d. h. Sittliche, von Forschung und Praxis in sich aufnimmt, beide aufeinander bezieht und sie im Hinblick auf ihren Gegenstand, den kranken Menschen, bewertet:

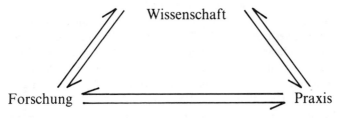

Ver-Antwortung entfaltet sich in dieser Ordnung als Antwort auf die neuen technischen und organisatorischen Möglichkeiten.

Mit Absicht stelle ich die Herausforderung und Versuchungen in Grenzlagen menschlichen Überlebens an den Schluß, um eine nachdenkliche Erinnerung an ein unwiderbringliches antikes ärztliches Ethos mit der Hoffnung zu verbinden, wir könnten doch noch daraus lernen, auch wenn sich die geschichtlich-gesellschaftlichen Bedingungen gründlich verändert haben. Ernst Bloch hat dieses Ethos so beschrieben: „Aber der letzte Grund für dieses utopische Zögern (der antiken Ärzte) mag gegebenenfalls in der ärztlichen Vorsicht und Verantwortlichkeit liegen. Ein anderer Grund liegt gegebenenfalls in dem empirischen Sinn, der mit Vorsicht nahe verwandt ist und der dem beflügelten Geist Blei an die Sohle heftet. Aber der letzte Grund für die erstaunliche, oft auch selber heilsame utopische Zurückhaltung neben aller ‚schöpferischen' Medizin dürfte philosophisch sein, ob er bewußt ist oder nicht: die Herkunft der europäischen Heilkunde aus der Stoa. Diese Schule vertraute dem natürlichen Verlauf der Dinge, wollte ihn nirgends sprengen, überall ihm gemäß werden." Nun ist freilich diese Ehrfurcht vor dem Leben als Wirkung der Natur älter; sie weist über Hippokrates hinaus zurück auf die Botschaft des Mythos vom Tod des unsterblichen Asklepios als Strafe des Zeus dafür, daß jener – von Gold bestochen – einen Toten auferweckt hatte. In der dritten pythischen Ode erzählt Pindar: „Alle die nun, die an von selbst entstandenen Wunden leidend kamen, oder indem ihre Glieder von dunklem Erz oder einem weitgeworfenen Stein verwundet waren, oder deren Körper durch Sommerhitze oder Winterkälte geschädigt war, die löste und befreite er, jeden von einem anderen Leiden, und er brachte sie wieder in die Höhe, die einen mit sanften Sprüchen behandelnd, andere, indem sie Milderndes tranken, oder ihren Gliedern überall Medikamente auflegend, andere aber mit Schneiden. Aber: auch die weise Kunst ist an den Gewinn gekettet. Auch jenen verführte, mit prächtigem Lohn, das Gold in den Händen, einen schon gepackten Menschen vom Tode zurückzubringen."

Gold ist für uns eine Metapher nicht nur für den Erfolg des Geldes, sondern auch des Ehrgeizes. Den antiken Arzt mahnte der Mythos vor den Versuchungen der Macht, die sein Beruf ihm über menschliches Leben gibt, und zeigt deren Grenzen. Uns mahnt und tröstet kein Mythos mehr, es sei denn, wir erkennen im Fortschritt einen Mythos, den unsere Rationalität zugleich ablehnen müßte, wenn sie sich selbst ernst nimmt. Innerhalb von 200 Jahren haben wir die gewaltige Strecke durchmessen von der Vermeidung des Schein-Todes bis zur Erzeugung von Schein-Lebenden. Vom Leben reden wir qua Biologie und Anthropologie analytisch und logisch. Sein Mysterium erleuchtet, sein Noumenon erschüttert uns nicht mehr.

DISKUSSION

Moderation: *H. Kleinsorge*

Zöckler: Herr Rössler, ich komme auf das Beispiel zurück, das Sie gebracht haben: Die Seuche in der Stadt. Wäre nicht die Konsequenz für den Arzt, der dort in die Verantwortung genommen wird, und zwar sicher auch in die Selbstverantwortung, daß er nach einem engsten Kontakt und Gespräch mit den Betroffenen versucht zu handeln? Auch dann, und das ist das Entscheidende, wenn er Schuld auf sich nimmt. Ich glaube, daß wir in unlösbaren Konfliktsituationen bereit sein müssen, Schuld auf uns zu nehmen, für die wir dann allerdings auch zur Verantwortung gezogen werden.

Rössler: Ich meine schon, daß der Arzt in diesem Fall ja irgendwie handeln muß. Die Lage ist eigentlich nur dadurch charakterisiert, daß er sowohl auf die eine wie auf die andere Weise hätte handeln können. Es sind im Grunde genommen gleich gute Gründe, die dafür sprechen, dieses Mittel auszuprobieren und es nicht auszuprobieren. Er wird in jedem Fall schuldig. Ich meine nur, man darf ihn weder mit dieser Entscheidung noch mit seinem Schuldigsein isolieren. Weder dürfen ihm die anderen Beteiligten alle sogenannte Verantwortung allein zuschieben, um ihn nachher in der Luft zu zerreißen oder zerreißen zu lassen, noch dürfen wir ihn mit der Entscheidungsfindung allein lassen. Man muß die Entscheidung mitfinden und mittragen, nicht alle, aber in einer repräsentierenden Gruppe. Und um diese Gruppe muß sich der Arzt bemühen. Er darf nun freilich auch nicht sagen, ich kann das schon, meine Brust ist breit genug, alle Verantwortung selbst zu tragen.

Hartmann: Zur Differenzierung des Begriffs „Schuld", den Herr Zöckler ja angesprochen hat: Man unterscheidet ja die

Gesinnungsethik und die Situationsethik. Mit Gesinnungsethik kann man in einem praktischen Beruf gar nicht weiterkommen. Situationsethik ist zu wenig. Das ist aber das, was häufig praktiziert wird in der Medizin. Dazwischen also die Verantwortungsethik, die ja nicht nur meint, daß Schuld entsteht, sondern, und ich lege Wert auf diese Differenzierung, man bleibt auch schuldig oder jemandem etwas schuldig. Ich meine, wenn Herr Neuhaus zum Beispiel nach wohlerwogener Urteilsbildung auch mit anderen aufgrund von Kriterien sagt, nein, in diesem Falle kann ich nicht transplantieren, dann wird trotzdem bei ihm die Frage wach bleiben und auch wachbleiben müssen: Bin ich diesem Patienten nicht doch etwas schuldig geblieben? Dieses, einem anderen Menschen schuldig bleiben, das ist ja das, was unser Gewissen aufrecht hält und solche Diskussionen wie hier überhaupt erst ermöglicht. Würden Sie dem zustimmen?

de Vivie: Auch direkt dazu, Herr Rössler. Mich hat das natürlich auch sehr beeindruckt, dieses Beispiel. Und ich glaube, wenn ich das mal so ganz pauschal sagen kann, daß diese Problematik, jedenfalls zum jetzigen Zeitpunkt, nicht zu lösen ist. Das Problem ist einfach die Entscheidung des einzelnen. Ich möchte ein Beispiel dazu nennen, wohin das führen kann. Ein sehr bekannter amerikanischer Neuchirurg, der sehr im Blickpunkt seiner Entscheidungen gestanden hat, weil er ein hochdekorierter und anerkannter Wissenschaftler gewesen ist, ist aufgrund seiner mutigen, verantwortungsbewußten und couragierten Entscheidungs- und Lebensweise an einem Punkt in seinem Leben dazu gekommen, seine praktische Tätigkeit als Arzt niederzulegen und nur noch als Wissenschaftler zu arbeiten, weil er nicht mehr diese Verantwortung tragen konnte. Die Gesellschaft, in der er gelebt hat, hat es ihm unmöglich gemacht.

Schreiber: Herr Rössler, so sehr wir übereinstimmen im Prinzip des Diskurses und der Wichtigkeit des Diskurses, würde ich doch jetzt mal die Sache ein bißchen auf die Spitze treiben und Bedenken anmelden wollen, die eigentlich eher in die Richtung dessen gehen, was Herr Zöckler eben gesagt hat. Ist das, was Sie jetzt mit der Übernahme der Verantwortung durch die Gruppe, durch die repräsentative Gruppe, durch die anderen vorschlagen, nicht eine Art von Sozialisierung der Verantwortung, wenn ich es mal zugespitzt sage, die es nicht gibt? In Ihrem Beispiel würde das Recht sicher eine eindeutige Auskunft geben. Das ist ja mal auch diskutiert worden im Zusammenhang der Fälle, die Herr Albrecht, regierender Landesfürst, gebracht hat in seinem Buch „Der Staat", am Beispiel der Folter. Wenn man nur durch Folter den Urheber einer schweren Vergiftung herausbekommen könnte, darf man das tun oder darf man das nicht tun? Rechtlich dürfte sich der Arzt sicher den Todkranken und den zum Tode Verurteilten nicht greifen für sein Experiment. Ich glaube, daß hier das Recht, und ich glaube auch die Ethik, die ethischen Überzeugungen, nicht nur allgemeine Appelle zu einer Prozedur, also zum Reden mit den anderen geben, sondern eine eindeutige Antwort geben. Aber Herr Zöckler fragt doch nach anderem, nämlich: Darf der Arzt in einer solchen Situation nicht doch einfach den Versuch machen, dieses unerprobte Mittel anzuwenden, nun nicht gerade, an den Schwächsten, dem Todkranken und dem zum Tode Verurteilten, sondern mit Einwilligung anderer an anderen?

Nur, so eindrücklich dieses Beispiel ist, Herr Rössler, geben Sie nicht Steine statt Brot, wenn Sie sagen, redet mal miteinander, dann ist alles nicht so schlimm? Dann übernehmen die anderen, ich spitze es jetzt bewußt zu, dann übernehmen die anderen ein Stück Verantwortung von dir und für dich. Ist nicht letztlich die Verantwortung dieses Arztes doch unteilbar, der sagt: Ich tue es, und ich riskiere es und nehme es auf mich, dann möglicherweise sanktioniert zu werden von gesellschaftlichen und staatlichen Instanzen. Ich glaube, daß Beratung hilfreich sein kann, daß aber letztlich doch die unteilbare verantwortliche Entscheidung einzelner das Entscheidende ausmacht.

Kleinsorge: Darf ich eine Verständnisfrage stellen? Wenn wir das Beispiel auf Deutschland übertragen, sehe ich doch gar kein Problem darin, daß zum Beispiel Schwerkranke von dem Arzt mit einem nichtzugelassenen Mittel behandelt wird, von dem der Arzt annimmt, daß es – er hat ja Therapiefreiheit – nützt. Es gibt eine bestimmte Form von Therapiefreiheit, die nicht Forschung ist, oder sehe ich das falsch?

Schreiber: Nein, Herr Kleinsorge, es geht mir in dem Beispiel darum, daß es ohne die Einwilligung geht und daß es das nicht erprobte, gefährliche Mittel ist. Ich würde sagen, in der Notstandssituation darf man dann beim Kranken, der damit einverstanden ist, auch das ganz unerprobte Mittel anwenden, wenn es die letzte Chance ist. Aber dann bitte mit der Einwilligung dieses Betroffenen und auf diesen Betroffenen bezogen. Da wäre ich ganz Ihrer Meinung. Aber Herr Rössler hat das Beispiel sehr viel härter und sehr viel genereller formuliert, und um diese Problematik geht es mir.

Rössler: Es geht mir ganz gewiß nicht um eine Sozialisierung von Verantwortung, die es auch gar nicht geben kann, da sie dem Begriff „Verantwortung" widerspricht. Es gibt für diese Entscheidungen, die in diesem Beispiel auftauchen, zwei Rahmenbedingungen, die sich gleichsam als Voraussetzungen von selbst verstehen: Das ist einmal das Recht, und das ist zum anderen die Ethik, die ohnehin gilt. Das ist ja nicht so, daß alle ethischen Fragen in jedem ethischen Diskurs neu aufgerollt werden müssen. Deshalb habe ich ja auch gesagt, der ethische Diskurs bezieht sich auf die Entscheidung gerade nicht von Grundsatzfragen, sondern auf die Entscheidung konkreter Einzelfälle. Und das sind die Fälle, die im doppelten Rahmen des gültigen Rechts und der gültigen Ethik als Ermessensfragen offen sind. Ich meine damit, um das nochmal ganz klar zu sagen, nicht eine Veränderung der Verantwortungsstrukturen im Krankenhaus. Wer Verantwortung trägt, das steht dort fest, und es ist nicht Gegenstand von Ethikkommissionen zu sagen, wer dort Verantwortung trägt. Wie die Verantwortung dessen, der Verantwortung trägt, wahrgenommen werden kann, dazu soll dieses Verfahren helfen. Er soll sich dessen versichern, was sich über die zufällige individuelle Meinung hinaus, von der er selbst in solchen Ermessensfragen ausgehen könnte, im Diskurs mit anderen ergibt.
Nun muß man freilich die Dinge noch etwas komplizieren. Ich glaube, der Unterschied, den dieses Beispiel uns nicht so deutlich vor Augen führte, zwischen der amerikanischen Auffassung von Recht und Ethik und der deutschen Auffassung spielt hier

deshalb eine Rolle, weil die beiden sich begegnen und in gewisser Weise schon überlappt haben. In Amerika gilt eine andere Prioritätenliste für die ethischen Prinzipien als bei uns. Um es auf einen Begriff zu bringen, in Amerika gilt das Prinzip der Selbstbestimmung, der Autonomie des Individuums mehr, und bei uns steht das Prinzip der ärztlichen Verantwortung für den Patienten höher. Infolgedessen wird uns aus Amerika ein mittelalterlicher Patriarchalismus vorgeworfen.

Hartmann: Herr Zöcklers Frage ist doch die, wie praktizierende Ärzte sich unter den Bedingungen, unter denen wir jetzt zwei Tage sprechen, einigermaßen im Gleichgewicht halten können. Dazu haben Sie also einen Beitrag versucht. Ich komme aber nochmal auf den Schluß des Referates von Herrn Zöckler zurück. Da sind wir ihm bisher auch etwas schuldig geblieben, und ich fordere Sie ein bißchen heraus, es ist ja nicht das erste Mal, daß ich das tue. Sie verhüllen ja, ich weiß nicht warum, die Tatsache, daß Sie Theologe und Christ sind. Und ich könnte mir vorstellen, daß Ihre Idee von einer Art Kollektivierung – so habe ich das auch verstanden, genau wie Herr Schreiber – im Grunde daher stammt, daß Sie von der Funktion von Gemeinde ausgehen, die in schweren Stunden eines Menschen zumindest eine tragende soziale Figur sein kann. Wenn Sie das so begründen würden, was Sie meinen, dann könnten wir das sicher alle akzeptieren. Solange Sie aber diesen Untergrund verhüllen und nicht offenlegen, werden Sie genau auf die Kritik stoßen, die Herr Schreiber angebracht hat. Jetzt war es Herausforderung genug!

Spinner: Die Gerechtigkeitstheorie, dieses Arrangement, bezieht sich darauf, daß die Spielregeln ausgehandelt werden, und das sind allgemeine Prinzipien, nicht konkrete Fälle. Außerdem ist da quasi ein analytischer wesentlicher Trick. Der Trick besteht darin, auszuschalten, daß die Beteiligten ihrem eigenen Interesse folgen. Ich gehe davon aus, daß jeder Beteiligte seine eigene Position in der Gesellschaft und die Konsequenzen seines Handelns nicht kennt. Infolgedessen steht er gar nicht in Versuchung, zu seinen eigenen Gunsten die Entscheidung irgendwie zu manipulieren. Ihr Beispiel ist das genaue Gegenteil. Es soll nicht diskutiert werden über allgemeine Prinzipien, sondern über konkrete Fälle, und es besteht, soweit ich das sehen kann, keinerlei Möglichkeit, das eigene Interesse und das Wissen um die eigene Position in diesem sehr subtil auszutarierenden Arrangement auszuschalten. Noch ein letzter Einwand: Ihr Beispiel ist, glaube ich, in sich inkonsistent. Es wird eine Notsituation geschildert. Das bedeutet, es muß unter Zeitdruck entschieden werden. Ein ethischer Diskurs erfordert Zeit, beides ist praktisch miteinander unvereinbar. Entweder machen Sie einen ethischen Diskurs, und das setzt voraus, Sie haben eine entspannte Problemlage, und Sie können die Sache ausdiskutieren ohne extremen Zeitdruck, oder Sie haben die Notsituation, und da gilt eigentlich das Wort, das in der Politik umgeht: Der Ernstfall, die Notsituation, ist die Stunde der Exekutive, in diesem Falle dann des Arztes.

Rössler: Ich wollte zeigen, daß es eine verbreitete und in der Praxis überaus wirksame Grundlegung für diese Fragen gibt, die nicht die unsere ist, die mit unserer Tradition nicht ohne weiteres in Übereinstimmung zu bringen ist und nach der, jedenfalls in vielen uns schon sehr nahen und nahe verwandten Bereichen aber verfahren wird. Ich habe das also nur hinzugefügt, um es zu komplizieren. Ich will mich darauf nicht berufen. Ich will mich nun freilich auch nicht berufen auf spezielle nicht allgemein zugängliche religiöse Grundlagen für die Ethik. Nach meiner Überzeugung ist es gar die Lehre der Religion, die ich vertrete. Daß es eine Ethik gibt, die jedem, gleich wie er zum Christentum steht oder nicht, dasselbe abverlangt. Und daß das Leben in dieser Welt unter Gesichtspunkten geregelt werden muß, die für alle, seien sie Christen oder Heiden, dieselben Grundlagen und dieselben Herausforderungen bietet. Dem zugrunde liegt Luthers Lehre von den beiden Reichen. Im Reiche dieser Welt sind wir alle gleich, und da gilt das Gesetz, vor allem etwa das Gesetz, du sollst nicht töten. Und damit haben wir uns auseinanderzusetzen. Die Christen sind nicht besser in der Lage, das Leben in dieser Welt zu regeln als die Nichtchristen. Wir haben alle die gleichen Instrumente dafür, das ist die Auffassung Luthers

252

gewesen, und deshalb beispielsweise ist es nach dieser theologischen Einsicht ein Irrtum zu meinen, Christen wüßten besser als andere, was dem Frieden dient und was ihm nicht dient. Denn der Friede in dieser Welt ist eine Sache, die durch das Gesetz geregelt werden muß.

Luther ist der festen Überzeugung gewesen, daß die Menschen das Gesetz brauchen, weil sie eben nicht gut sind. Weil sie böse sind, brauchen sie das Gesetz, eine Meinung, die man, glaube ich, gut übernehmen kann, auch ohne deshalb Theologe werden zu müssen oder sein Verhältnis zur Kirche zu wandeln. Ich will sagen, die Ethik und was damit zusammengehört, muß sich plausibel machen lassen auf dem Boden von Erfahrungen, die wir alle teilen, ob wir daraus die Folgerungen ziehen, ein näheres Verhältnis zum Christentum auszubilden oder nicht.

Hartmann: Ich habe Sie ja nicht nach einem Kanon christlicher Ethik gefragt, sondern Sie haben mehrfach das Verfahren in den Vordergrund gestellt. Mir war diese Ebene zu rational für einen Theologen.

Rössler: Also dieses Maß an Schuld muß ich dann wohl auf mich nehmen. Ich will natürlich nicht leugnen, daß es da Beziehungen geben kann, über die zu reden sicher sich lohnte.

Hartmann: Warum sagen Sie „kann" und nicht „soll"? Das will Herr Zöckler doch wissen. Ich vertrete jetzt gewissermaßen mal als Anwalt Herrn Zöckler.

Rössler: Ich glaube, gerade wir Theologen sollten ein Interesse daran haben, uns der Kälte der Sekularität auszusetzen.

Hartmann: Aber nicht bis zur Vereisung!

Kleinsorge: Herr Rössler, Sie haben gesagt, daß Ihr ethischer Diskurs sich nicht auf Grundsatzfragen bezieht, sondern auf den Fall an sich. Aber wie ist es jetzt, wenn grundsätzlich eine Entwicklung beginnt, was geschieht denn da? Wir haben ja schon das Beispiel der Gentechnologie. Erst wurden Beschlüsse gefaßt und ein Konsens geschaffen, und nach zwei oder drei Jahren sah es schon wieder ganz anders aus. Glauben Sie, daß es am Anfang einer solchen Entwicklung nicht immer sinnvoll sein sollte, auch etwas Grundsätzliches aufzustellen?

Rössler: Der Grundsatz kann für bestimmte Gruppierungen der konkrete Fall werden, mit dem Sie sich auseinandersetzen.

Schadewaldt: Ich habe noch eine Frage, Herr Schreiber. Können Sie etwas über das berüchtigte höhere Rechtsgut sagen, das uns Mediziner ja immer wieder bei diesen Grenzsituationen so beschäftigt? Muß man nicht, und da komme ich auf Herrn Hartmann zurück, bei diesem höheren Rechtsgut die Substanz der ja überrationalen Bindung auch mit einbringen, oder kann man das völlig und radikal davon lösen?

Schreiber: Das ist eine Frage, die Anlaß für ein weiteres umfängliches Referat geben würde. Zusammenfassend könnte man sagen, daß die Rechtsordnung den sogenannten rechtfertigenden Notstand auf dem Prinzip kennt, das das Handeln zu berechtigten Zwecken befugt, nun untergeordnete Glieder zu verletzen, wenn das eine Gut das andere deutlich überwiegt. Das ist das Prinzip des rechtfertigenden Notstandes. Aber das soll bei der Konkurrenz von Leben gegen Leben etwa und anderer Konkurrenz von Rechtsgütern nicht gelten, und es gibt eben häufig kein derartiges Gütergefälle, und hier weicht die Rechtsordnung dann aus. Das ist sicher eine ganz weise Sache, bei solchen Konflikten Leben gegen Leben oder nicht generell zu rechtfertigenden Konfliktsituationen, auf Strafe zu verzichten. Man verlegt das Problem dann in die subjektive Ebene und entschuldigt, aber lösen kann das Recht diese Konflikte nicht, und ich würde warnen, in allem aus einer Rechtsgüterabwägung die Lösung herauszuholen. Oft sind es eben konkurrierende Güter gleichen Ranges oder jedenfalls Güter, zwischen denen kein unterschiedlicher Rang festgestellt werden kann. Da bleibt dann eben, wie es etwa gegenüber dem Gewissens- und Überzeugungstäter auch vielfach gefordert wird und geschieht, die Anerkennung der verantwortlichen Entscheidung, dessen der in eine solche Situation kommt wie der Arzt im Falle von Herrn Rössler. Den nun dann staatlich zu sanktionieren, wäre wohl falsch, weil er gar nicht anders konnte als so oder so zu handeln. Das ethische und rechtliche Dilemma, in das er kommt, soll ihm später nicht angelastet werden.

Kleinsorge: Herr Schreiber, Sie haben uns ja eingangs erklärt, daß ja auch das Recht ein offenes System ist, das einem ständigen Wandel unterzogen ist. Und wir denken immer, da wollen wir nun endlich etwas Endgültiges und Konkretes sehen.

Hartmann: Die Lage entspricht ja der: Im Zweifel für dieses Rechtsgut und für den Träger dieses Rechtsgutes. Der Zweifel bleibt aber doch, auch beim Richter, hoffe ich. Das heißt auch, er muß aus der Verhandlung rausgehen mit dem gleichen Gefühl wie wir, etwas schuldig geblieben zu sein. Oder fühlt sich der Richter exkulpiert? Was heißt denn „im Zweifel für", jetzt meinetwegen für den Angeklagten oder für dieses Rechtsgut? Ist denn mit der Entscheidung des Richters sein Zweifel vorbei? Das würde ich ganz gerne mal wissen.

Schreiber: Sie haben ganz recht, wenn der Richter das Recht und das Feld seiner Verantwortung richtig versteht, dann müßte er ständig sehen, daß auch er etwas schuldig bleibt, und ich glaube, daß es vielen Richtern auch tatsächlich so geht, selbst wenn sie es nach außen nicht zugeben. Also normativ stimme ich Ihnen völlig zu, faktisch ist es sicher unterschiedlich, und das macht sicher in der Tat manche Schwierigkeiten zwischen Ärzten und Juristen aus, wobei ich freilich anmerken möchte, daß auch viele Ärzte ihre Gewißheiten haben, die uns Juristen andererseits beunruhigen.

Schölmerich: Herr Hartmann, wenn ich Sie recht verstanden habe, haben Sie gesagt, daß die Natur das Gleichgewicht erhalten möchte und daß unsere therapeutischen Bemühungen das Ziel hätten, die Chance zu geben, daß das Gleichgewicht erhalten wird. Nun ist natürlich die Beurteilung dieser Frage im Prinzip sehr schwierig. Es gibt ja immer wieder Fälle, wo die Prognose offen ist oder wo wir keine Kriterien für eine klare Prognose haben, daß wir therapieren müssen, um zu wissen, ob irgendwann die Chance des Gleichgewichtes wieder besteht. Also die Entscheidung muß früher fallen, und Sie müßten dann allenfalls Ihre These im Verlauf der weiteren Beobachtung irgendwann wirksam werden lassen und sich entscheiden, ob Sie weiter therapieren wollen oder nicht. Das ist ein Problem, das sich in der Intensivmedizin immer wieder stellt, weil Sie einfach nicht wissen, was aus einem konkreten Einzelfall wird, so daß Sie im Zweifel immer sehr viel mehr tun, als Sie im Licht des späteren Ablaufs eigentlich getan hätten.

Hartmann: Mit der Zunahme unseres Wissens hat unser Vorherwissen nicht zugenommen, sondern es ist eine große Kluft zwischen Wissen und Vorherwissen eingetreten. Genau daher kommt unsere Unsicherheit, daß Wissen und Vorherwissen nicht in Übereinstimmung stehen.

Schölmerich: Das ist für den Medizinjournalisten ganz interessant. Das ist eins der Probleme in der Intensivmedizin. Wir stehen immer wieder vor der Frage: Soll man therapieren, soll man nicht therapieren? Wir wissen nicht, wie die Prognose sein wird in vielen Fällen, sagen wir bei 80 Prozent aller Fälle. Bei 20 Prozent ist es übersehbar, und dann kann man Entscheidungen treffen. Man wird also im Zweifel immer therapieren müssen, und dann kommen von diesen 80 Prozent der Fälle 60 Prozent in eine Phase, wo es im Grunde nicht indiziert gewesen wäre. Das sind dann die Fälle, die in der Presse als künstlich verlängertes Sterben usw. dargestellt werden. Das ist ein ganz elementares Problem, gerade in der Intensivmedizin, und da fehlen uns einfach prognostisch zuverlässige Kriterien. Wir sind dabei, Kriterien zu sammeln und Profile zu erstellen, die uns eine bessere Aussage gestatten, aber das ist ein sehr langwieriger und schwieriger, vielleicht im Endeffekt gar nicht definitiv lösbarer Prozeß.

Kanzow: Damit sind wir wieder an dem Punkt, den wir schon besprochen haben, nämlich eine Wertung vorzunehmen. Wenn wir von Gleichgewicht sprechen, ist das auch eine Wertung, denn wir wissen ja nicht, auf welcher Ebene sich das Gleichgewicht abspielt, und da ist die Spannbreite von einem biologischen Dahinvegetieren bis zu einer hochgeistigen Nochteilnahme am Leben außerordentlich groß. Insofern hilft uns die Vokabel vom Gleichgewicht der Natur nicht sehr viel weiter, weil auch immer wieder Wertungen da hereinkommen, und die Wertungen begründen dann wieder Entscheidungen.

Hartmann: Ich möchte auf Herrn Kanzow mit dem Beispiel der Behandlung akuter Leukämie antworten. Hier besteht die Krankheit darin, daß ein Ungleichgewicht zwischen der Bildung weißer und roter Blutkörperchen besteht – ich sage es jetzt auf deutsch, Herr Hausmann. Und die Argumentation der Hämatologen ist zu recht: Wir müssen die Population bösartiger Zellen zurückdrängen, damit die anderen wieder ihre Chance haben. Und in der Tat, was wir Remission nennen, ist, diesem Knochenmark wieder die Chance eines erträglichen Gleichgewichts zu geben. Das Problem besteht darin, daß die Zytostaticatherapie in der Auswahl der Zytostatica, in der Dosis und in den zeitlichen Abständen so gesteuert wird, daß genau dieses Ziel erreicht wird, daß dieses Knochenmark sich als System wieder ins Gleichgewicht setzen und für eine gewisse Zeit darin halten kann. Und das kann man jetzt auf die ganze onkologische Therapie ausdehnen, nur dieses Beispiel legt im Augenblick so nahe, was ich mit Gleichgewicht meine. Dieses Knochenmark hält sich halt für ein oder zwei Jahre wieder in einem erträglichen Gleichgewicht, das wir dann als bedingt gesund bezeichnen können.

Kanzow: Herr Hartmann, ich greife das Beispiel auf. Man kann sogar jetzt nicht nur für zwei Jahre, sondern bei der kindlichen emphatischen Leukämie, soweit wir das im Augenblick beurteilen können, auf Dauer dieses Gleichgewicht wieder herstellen. Da fällt mir ein persönliches Erlebnis ein. Als ich Assistent bei Schulten in Merheim war, kurz nach dem Krieg, hatten wir in der Klinik, da diese ein hämatologisches Zentrum war, viele Kinder mit akuten Leukämien zu betreuen. Und damals kam neben der zunächst nur möglichen Hilfe durch Bluttransfusionen die Behandlung mit Purinethol (?) auf. Die

Kinder starben nach kurzer Zeit alle, das heißt, sie lebten noch einige Wochen bis allenfalls Monate länger, als sie gelebt hätten, wenn wir das nicht getan hätten. Und dieses Leben bis zum endgültigen Tod war schrecklich. Das hat uns und mich als jungen Arzt schließlich dazu bewogen, zu Schulten zu sagen, wir söllten das lassen, denn das wäre eine solche Quälerei, ein Kind, das benommen wegen der Anämie ins Krankenhaus kam, durch Bluttransfusionen wieder in einen Bewußtseinszustand zu bringen, um es dann wellenförmig langsam zugrunde gehen zu lassen, mit Nasenbluten und Blutungen aus dem Mund und aus dem Urogenitaltrakt und aus dem Darm.

Es war also wirklich fürchterlich. Wenn sich damals meine Meinung, die sicher aus meiner Sicht begründet war, durchgesetzt hätte, hätten die weiteren Bemühungen nicht dazu geführt, daß wir heute eine große Zahl der Kinder heilen können. Insofern liegt da also auch eine Wertung drin, die bei mir damals zu einem Stillstand geführt hätte. Ich meine, man wird eben nie ohne Wertungen auskommen können, und zu glauben, man könne den Arzt entlasten, indem man ihm irgendwelche Sozietäten an die Seite stellt – von den Basiswerten, auf denen wir alle ruhen, abgesehen – hilft uns nicht. Wir werden durch unser Handeln immer wieder in die paraphrasierte Situation des Halbgottes in Weiß, des Herrschers über Leben und Tod geführt, und da hilft mir meiner Ansicht nach auch diese an sich sehr einleuchtende Begründung „ins Gleichgewicht bringen" nicht. Denn dieses „ins Gleichgewicht bringen" hängt von meinen Wertvorstellungen über Gleichgewicht ab, und wenn ich einen Menschen mit einer cerebralen Blutung behandele und nicht an der Blutung oder an den ganz schnell auftretenden Folgen einer Pneumonie sterben lasse, um ihn dann als einen cerebralen Krüppel weitervegetieren zu lassen, dann weiß ich nicht, ob das eine gute Wertung war. Ich habe dann vielleicht auch wieder ein biologisches Gleichgewicht erzielt, aber ob es ein humanes Gleichgewicht gewesen ist, kann ich gar nicht voraussagen.

Neuhaus: Ein wesentlicher Fortschrittsgesichtspunkt der modernen Medizin ist ja die Präventivmedizin. Wenn Sie jetzt einem Patienten mit innerem und äußerem Wohlbefinden vorsorglich etwas empfehlen, was sein Gleichgewicht stört, wäre das ja nach Ihrer Definition eigentlich unärztlich. Sagen wir mal, jemanden der zu dick ist, dem sagen Sie, er soll nicht so viel essen, und jemandem, der viel raucht und das braucht für seine Arbeit und einen Ulcus hat, der soll also seinen Arbeitsplatz wechseln und nicht mehr rauchen und solche Dinge. Das stört ja sein Gleichgewicht. Und als Chirurg interessiert mich das. Bei bestimmten Sachen machen wir ja auch prophylaktische Operationen, zum Beispiel bei Gallensteinen. Das war lange in der Diskussion, ist immer noch in der Diskussion. Das wäre ja auch eine eingreifende Störung eines an sich vorhandenen Gleichgewichts, weil man etwas Schlimmeres verhüten möchte. Das würde aber in Ihren sehr schön aufgebauten Kreis gar nicht hineinpassen.

Hartmann: Doch, das paßt. Gerade in den Fällen ist es nicht so schwierig. Es gibt ja wertferne und wertnahe Gleichgewichte, so will ich mal sagen, oder Ich-ferne oder Ich-nahe Gleichgewichte. In dem Fall, den Sie meinen, Herr Neuhaus, entscheidet letztlich der Patient selbst. Ich stelle ihm also dar, welche Gleichgewichte gefährdet oder gestört sind, und er kann jetzt Prioritäten setzen, und das tut er dann auch in der Regel. Dann sagt er, lieber rauche ich weiter und lebe kürzer. Solche Vokabeln kommen ja dann während der Sprechstunde. Der Punkt erledigt sich dadurch, daß er entscheidet, welches Gleichgewicht ihm wichtiger ist.

Und zu Herrn Kanzow wollte ich sagen, gerade deswegen, weil ich natürlich den Punkt genauso sehe wie Sie, habe ich diesen Versuch gemacht mit dem Begriff „Gesundsein", „bedingtes Gesundsein" mal zu definieren. Der umfaßt natürlich auch das, was Sie meinen. Nur jetzt, wenn wir die Beispiele wählen – Sie haben ein anderes Beispiel als ich – dann mache ich diese Unterscheidung zwischen wertfernen und wertnahen Gleichgewichten. Nicht alle diese Gleichgewichte sind ja mit gleich starken und intensiven Werten allgemeiner Natur oder individueller Natur besetzt. Da müssen wir ja dann unterscheiden, deswegen die Dreidimension, und in Ihrem Falle spielt die Dimension Kranker eine ganz wichtige Rolle.

Neuhaus: Ich möchte gerne noch eins draufsetzen, was vielleicht auch Herrn Hausmann ein bißchen betrifft. Nehmen wir die Krebsvorsorge, zum Beispiel bei dem Knoten in der weiblichen Brust. Es ist doch ganz klar, daß wir Mediziner damit den Frauen eigentlich nicht die Wahl lassen zu sagen, ach das lasse ich jetzt mal, das Knötchen, und das ist mal da und bleibt da auch. Nein, wir haben durch ärztliches Beraten und durch Öffentlichkeitsarbeit sicherlich einen solchen Druck erzeugt, daß wir die meisten Frauen einfach gar nicht mehr in diesem Gleichgewicht belassen. In dem Augenblick, wo wir ihnen also all dieses publizistisch ärztlich-medizinisch vortragen und sie fühlen dieses Knötchen, haben wir ihr Gleichgewicht gestört.

Hartmann: Darauf würde ich nur mit einer ärztlichen Handlungsregel antworten. Ich nehme jetzt mal nicht das Beispiel des Mammakarzinoms, ich kenne Patientinnen, die gesagt haben, ich lasse mich auf gar keinen Fall operieren. Wenn ein Patient kommt und sagt, ich habe Angina pectoris-Beschwerden, dann fragen wir ihn doch, bevor wir ihm den Vorschlag machen, Koronarkatheter einzuführen, würden Sie sich denn, wenn ein positives Ergebnis herauskommt, operieren lassen? Wenn er sagt, nein, auf keinen Fall, dann wird auch nicht der Herzkatheter gemacht. Das ist also eine wertgeleitete ärztliche Verhaltensregel, die in dem Falle eingreift. Wenn eine Patientin zu Ihnen kommt und sagt, ich möchte mich voruntersuchen lassen, und Sie stellen die Frage, würden Sie sich denn behandeln lassen, wenn wir etwas finden, und wenn sie sagt, nein, dann können Sie als Arzt sagen, dann hat es doch eigentlich keinen Zweck, daß ich mich auf diesen Behandlungsvertrag Vorsorgeuntersuchung einlasse.

Neuhaus: Sie ziehen sich jetzt auf Ihre Person als Arzt zurück, aber wir haben ja als Ärztegemeinschaft zusammen mit der Presse letztlich eine Beratung, eine Kampagne anonym gestartet, das ist die gesamte Krebsvorsorge, und da gehen sowohl diese Fragen ein wie auch die Diskussionen um Hackethals Geschichten mit Haustierkrebs und solchen Dingen. Das alles hat ja seine Wirkung, die Sie gar nicht wegdiskutieren können.

260

Und das ist ja ein Teil des Fortschritts der Medizin. Inzwischen gibt es ja auch Leute, die das gar nicht mehr sehen als solchen deutlichen Fortschritt, diese ganze Vorsorgemedizin. Aber ich meine, gerade dieser Fortschritt stört ja doch erheblich bei vielen Menschen, die gar nicht zu Ihnen persönlich als Arzt kommen, das Wohlbefinden, das Gleichgewicht. Und da muß man sich das ja auch überlegen, ob das nicht ein Teil des ärztlichen Handelns ist, der Fehler macht.

Hartmann: Also der Artikel steht in der Hannoverschen Presse, und am anderen Morgen kommt dann eine Frau zu Ihnen. Sie wissen nicht, was sie wirklich will. Vielleicht will sie nur ein Gespräch mit Ihnen über die Beunruhigung, die dieser Artikel in ihr erzeugt hat. Diese Frau können sie nicht einfach auf den Tisch legen und sagen, jetzt untersuche ich Ihre Mamma. Da ist ein wichtiger ärztlicher Schritt übersprungen.

Hausmann: Möglicherweise ist es nur etwas Banales und Marginales, was ich zu dieser Gleichgewichtsdiskussion beitragen kann. Aber es ist ja in der Tat so, daß den Medien vor allen Dingen abverlangt oder zugestanden wird, Mithilfe bei der Gesundheitsaufklärung, bei der Prävention und bei den prophylaktischen Überlegungen zu leisten. Und gerade beim Brustkrebs, das ist schon sehr richtig, was gesagt wurde, da sind die Medien ja auch sehr aktiv geworden in mancherlei Formen. Ob diese Formen immer richtig waren und heute noch allen Ärzten hinlänglich erscheinen, das ist in der Tat eine zweite Frage. Aber das ist, glaube ich, etwas, was man nicht nur an diesem Thema festmachen kann, sondern ganz allgemein. Nehmen wir mal den Dauerbrenner mit den Risikofaktoren, diese wissenschaftliche Diskussion hat sich natürlich auch in den Medien widergespiegelt, was nicht verwunderlich ist. Und die Ratlosigkeit der Experten über die Bedeutung und den Sinn von Krebsvorsorge schlägt sich selbstverständlich in den Medien nieder. Die Journalisten selbst sind gar nicht glücklich darüber, und wenn Sie mir erlauben, bei dieser Gelegenheit auch nochmal auf das Beispiel der Intensivtherapie zurückzukommen: Es ist richtig, daß gerade diese Themen eben wegen der ihnen innewohnenden

Dramatik auch von den Medien immer besonders berücksichtigt werden und in durchaus unterschiedlicher Qualität dargestellt werden. Das wird immer so sein. Und das hängt auch damit zusammen, daß es neben der reißerischen Berichterstattung und neben der rein negativ orientierten Berichterstattung auch eine qualitativ ganz andere Darstellung gibt und daß beides nie zur Deckung gebracht werden kann. Das hängt damit zusammen, daß innerhalb der Medien, und ich glaube, aller Medien, das betrifft die Zeitungen genauso wie die elektronischen Medien, die Wissenschaftsjournalisten oder zumindest die Journalisten, die sich für ein bestimmtes Arbeitsgebiet entschieden haben und das besonders bearbeiten, immer Außenseiter sind. Es gibt keine institutionalisierte Wissenschaftsberichterstattung im allgemeinen. Zumindest ist dies im Hörfunk so, soweit ich das überblicken kann, mit Ausnahme des Süddeutschen Rundfunks, der in Heidelberg eine sehr große Wissenschaftsredaktion betreiben kann. In Berlin und München gibt es auch gut ausgestattete Redaktionen, die es sich auch leisten können, aktuell zu strittigen und kontroversen Fragen verläßliches und gutes Material zu publizieren. Fast alle anderen Kollegen haben große Schwierigkeiten. Das ist etwas, was in diesen ganzen Hintergrund wohl auch mit hineingehört.

Schreiber: Ich glaube, daß durch die Klärung von Herrn Hartmann zum Begriff des Gleichgewichts den Einwänden von Herrn Schölmerich und Herrn Kanzow weit entgegengekommen wird und auch dem, was Herr Neuhaus sagte. Herr Hartmann, Sie verstehen ja Gleichgewicht offenbar nicht naturalistisch als ein sich aus der physiologischen Situation ergebenden Zustand, sondern, wenn Sie den Patienten und die Erwartungen des Arztes mit einbeziehen, dann doch offenbar als ein sehr viel komplexeres Gebilde individueller Präferenzen für den Zustand dieses Gleichgewichtes.

Hartmann: Wir handeln unter einer Prämisse, einer Stellvertreterprämisse. Auch da spielt das Gleichgewicht eine Rolle. Wir rechtfertigen uns zumindest vor uns selbst und den Angehörigen und später auch vor dem Kranken damit, daß wir sagen, wir wollten mit unseren Maßnahmen dem Leben eine Chance geben, sich wieder selbst ins Gleichgewicht zu setzen. Wenn das nicht gelingt, unterläuft das eigentlich nicht die Berechtigung dieser Prämisse. Das ist unser Rechtfertigungsgrund für diese Maßnahme.

Kanzow: Im eigenen Wertespektrum.

Hartmann: In der Hoffnung, daß es das gleiche ist wie das des Kranken.

Gareis: Ich wollte zum Abschluß doch gern nochmal die Öffentlichkeitsfrage ein bißchen ins Gespräch kommen lassen. Herr Hausmann, nach Ihrem Vortrag hatte ich so den Eindruck, die Welt ist eigentlich völlig in Ordnung, und ich dachte mir im stillen, das ist doch sicher nicht so. Bei dem, was sie zuletzt sagten, haben Sie allerdings gesagt, daß es nicht so ist, nämlich, daß wir ja im Grunde genommen in Deutschland viel zu wenig Wissenschaftsjournalismus haben. Muß man nicht manchmal, ich spreche jetzt nicht von dem soliden Wissenschaftsjournalismus, sondern vom allgemeinen Journalismus, muß man nicht hier manchmal die Frage nach der Verantwortung stellen, ebenso wie wir es beim Wissenschaftler auch tun müssen? Muß man nicht manchmal fragen: Ist das Gefühl der Verantwortung bei den Medien nicht in vielen Fällen etwas unterentwickelt?

Hausmann: Die Fragestellung ist sicherlich berechtigt, und die Antwort darauf ist sicherlich sehr schwer. Ich neige natürlich dazu zu sagen, daß es in der Presse ein ausreichendes Maß von Verantwortung gäbe, aber ich sehe natürlich auch tagtäglich Hervorbringungen aus meinem Berufsstand, die dem widersprechen. Das ist schon richtig. Es ist auch so schwierig, etwas zum Berufsbild des Journalisten zu sagen. Es finden sich in diesem Kreise Journalisten, die ein zweijähriges Volontariat gemacht haben, es finden sich Journalisten, die ein Publizistikstudium hinter sich haben, es finden sich Journalisten, die auf dem Praktikantenwege in den Beruf gekommen sind, etwa unter Mithilfe der Robert-Bosch-Stiftung oder ähnlicher Einrichtungen, es finden sich Mannequins, es finden sich Dressmen, es finden sich Maurermeister, es findet sich eigentlich ein ganz repräsentativer Querschnitt durch die Bevölkerung in dieser Masse, die man als Journalisten bezeichnet. Es gibt eigentlich den Journalisten nicht, wie es den Arzt gibt. Daraus, glaube ich, erklären sich schon viele Ungereimtheiten oder scheinbare Ungereimtheiten, aber es gibt natürlich einige institutionelle Grundsätze für die Presse. Und das sind nicht nur die Grundsätze, die der deutsche Presserat vertritt oder nicht vertritt. Es gibt Formulierungen dieser Art auch in den Berufsverbänden, im Deutschen Journalisten-Verband.

Selbstverantwortung des Journalisten, das ist ein ganz großes Wort, das weiß ich, aber es gibt viele Kollegen, auf die das zutrifft und viele, auf die es nicht zutrifft. Werner Höfer hat mal vor Jahren gesagt, er beklagt, daß sein Beruf ausstirbt. Man hat gesagt, daß der Journalismus sich wandelt zur Informationsindustrie, und ich glaube, da ist viel dran. Es ist viel im Umbruch im Journalismus. Es müssen auch neue Wege gefunden werden, vor allen Dingen im Zusammenhang mit den neuen Medien, die auf uns alle zukommen, von denen noch niemand genau weiß, was sie uns bringen werden, wieviele Vorteile, wieviele Nachteile. Sie werden weiterhin den Zustrom nicht gut ausgebildeter Journalisten bzw. Nicht-Journalisten bewirken, und sie werden es nötig machen, daß Journalisten genauso Ethikdiskussionen führen müssen wie das bei den Ärzten oder bei anderen Forschergruppen der Fall ist. Aber ich glaube nicht, daß man generell den Journalisten die Verantwortung absprechen sollte. Das wäre sicher ungerecht, denn das deutsche Pressewesen scheint mir doch, international gesehen, von einem gewissen Rang und insgesamt geachtet zu sein. Und so wie Sie Ärzte ja auch nicht nach den Scharlatanen und Quacksalbern beurteilt werden wollen, glaube ich, kann man die Journalisten auch nicht immer am unteren Pegel messen.

Schadewaldt: Die zahllosen Traktätchen, die ja in der Folge der alten Pestbüchlein... erschienen sind und die ja jetzt auch in Millionenauflage herauskommen, spielen die eine besondere Rolle zwischen der Fachliteratur und der journalistischen, also der Zeitungsliteratur? Wo würden Sie die einordnen? Was macht das Fernsehen? Das ist ja ein neues Medium, hat das die Landschaft der Publizistik ganz wesentlich verändert oder macht es im Grunde nur das gleiche, was Sie vorher mit Schrift und Ton auch schon getan haben?

Hausmann: Ich glaube, das ist unterschiedlich. Ich habe gerade vor wenigen Tagen eine neue, sogenannte Ratgebersendung im Fernsehen gesehen. Eine Kollegin hat sich Experten in das Studio geholt, ein paar Filmeinblendungen gemacht und zum Thema Schlaflosigkeit eine einstündige Sendung gemacht. Anschließend wurden Hörerfragen beantwortet. Das war verfilmtes Radio. Ich habe mit der Kollegin auch schon darüber gesprochen, das ist überhaupt nicht medienlike, und insofern ist das also vom professionellen her nichts Neues. Neu ist, daß eine neue Ecke eröffnet wurde, in der Aufklärung betrieben wird. Das Fernsehen hat, wie Sie alle wissen, bestimmte Reihen, „Bilder aus der Wissenschaft", „Ratgeber Gesundheit", „Praxis-Kurier". Ich weiß nicht, wie das zu bewerten ist, ich bin völlig unkundig, was das Fernsehen angeht. Und die Ratgeberbücher, die Sie ansprachen, das sind überwiegend keine journalistischen Hervorbringungen.

NACHWORT

C. E. Zöckler

Am Ende unseres Gespräches über den Fortschritt soll der Versuch unternommen werden, das zusammenzufassen, was wir gemeinsam erarbeitet haben.

Wir fürchten, daß die Steuerung des sich verselbständigenden Fortschrittes nicht mehr möglich ist. Der Glaube an diesen Fortschritt und die bedingungslose Kapitulation ist ebenso irrational wie die Forderung, ihn wegen der Gefahr für unsere Existenz und für die Humanitas rigoros zu unterbrechen.

Es war unser Ziel, nach Möglichkeiten zu suchen, sich seiner Macht über uns zu entziehen und die Gefahren bewußt zu machen.

Dabei bewegen wir uns im Mittelfeld zwischen den beiden Extremen und sind, wie Herr Rohrmoser sagte, als Ärzte zur Philosophie verpflichtet. Sie erschließt uns einen neuen Raum geistigen Bewußtseins und Entscheidungsmöglichkeiten.

Unsere Gespräche haben verdeutlicht, daß der in der technischen Medizin praktisch tätige Arzt mit Hilfe philosophischer Denkansätze seine Lage begreifen kann. Dennoch: In den Konfliktsituationen der Klinik gelangen wir sehr häufig an jenen Punkt, wo die menschliche Aktivität in die Schuld führen muß. Während der Philosoph in Freiheit denkt, begreift und zum Handeln aufruft, stehen wir dann oft vor unlösbaren Problemen, wenn der Imperativ des Machbaren im Fortschritt uns scheinbar Entscheidungen aufzwingt.

Wir haben einige konkrete Vorschläge gemacht, wie wir diesen Automatismus des Fortschrittes kontrollieren könnten. Dabei blieben wir freilich häufig im Vordergründlichen, wenn es um finanzielle Grenzen und Planung ging.

Einige von uns haben darauf hingewiesen, daß die Eigenverantwortung aus der Abhängigkeit führen könnte und daß schließlich da, wo die Probleme unlösbar werden, die Religion Auswege anbietet.

Es wurde aber auch darauf hingewiesen, daß man vermutlich konkreter werden muß, wenn wir diese Auswege erkennen wollen.

Wenn Gespräche dieser Art eine Wirkung haben sollen, müssen wir Spezialisten uns den Journalisten gegenüber verständlicher machen, die darum bemüht sind, die Fehlurteile in der Öffentlichkeit zu korrigieren.

Wir müssen die Probleme des Fortschrittes der Öffentlichkeit begreiflich machen, einer Gesellschaft, der wir verantwortlich sind und deren Legitimation wir brauchen.

Die entscheidenden Fragen, wo und wie Fortschritt einzudämmen ist, konnten nur zum Teil beantwortet werden. Vermutlich können wir im Augenblick nicht mehr tun, als jeder für sich zu entscheiden: Bis hierher und nicht weiter.

Ich wünsche uns allen die dazu notwendige Weisheit, Hilfe und Zivilcourage.

REFERENTENVERZEICHNIS

Prof. Dr. med. Dr. med. h.c. *H.-E. Bock*
Em. Direktor der Med. Univers.-Klinik Tübingen
Spemannstr. 18, 7400 Tübingen

Prof. Dr. med. *W. Forth*
Institut für Pharmakologie und Toxikologie
Nußbaumstr. 26, 8000 München 2

Prof. Dr. rer. nat. *H. Gareis*
Hoechst AG, Geschäftsbereich Pharma
6230 Frankfurt 80

Prof. Dr. med. *F. Hartmann*
Med. Hochschule Hannover
Karl-Wiechert-Allee 9, 3000 Hannover 61

W. Hausmann
Wissenschaftlicher Redakteur
NDR (Norddeutscher Rundfunk)
Rudolf-von-Bennigsen-Ufer, 3000 Hannover

Prof. Dr. med. *A. Herz*
Max-Planck-Institut für Psychiatrie
Kraepelinstr. 2, 8000 München 40

Prof. Dr. med *U. Kanzow*
Rheinstr. 50, 5650 Solingen-Ohligs

Prof. Dr. med. *H. Kleinsorge*
Paul-Martini-Stiftung
Bilhildisstr. 2, 6500 Mainz

Priv.-Doz. Dr. med. *P. Neuhaus*
Med. Hochschule Hannover
Karl-Wiechert-Allee 9, 3000 Hannover 61

Prof. Dr. theol. Dr. med. *D. Rössler*
Evangelisch-Theologisches Seminar
Hölderlinstr. 16, 7400 Tübingen 1

Prof. Dr. phil. *G. Rohrmoser*
Ordinarius für Sozialphilosophie,
Universität Stuttgart-Hohenheim
Auf dem Haigst 29a, 7000 Stuttgart 70

Prof. Dr. med. *H. Schadewaldt*
Institut für Geschichte der Medizin
Moorenstr. 5, 4000 Düsseldorf

Prof. Dr. med. *P. Schölmerich*
Em. Direktor der II. Med. Univers.-Klinik und Poliklinik Mainz
Weidmannstr. 67, 6500 Mainz

Prof. Dr. jur. *H.-L. Schreiber*
Juristisches Seminar der Georg-August-Universität
Nikolausberger Weg 9a, 3400 Göttingen

Prof. Dr. med. *E.R. de Vivie*
Klinik für Thorax- und Herzgefäßchirurgie
der Universität Göttingen
Robert-Koch-Str. 40, 3400 Göttingen

Prof. Dr. med. *C.E. Zöckler*
Chefarzt der Chirurg. Klinik am Zweckverband-Krankenhaus
4970 Bad Oeynhausen